Q&A: COMPREHENSIVE
SUPPORT FOR PEOPLE WITH EPILEPSY

てんかん支援 Q&A

― リハビリ・生活支援の実践

編著
谷口 豪　西田拓司　廣實真弓
GO TANIGUCHI　TAKUJI NISHIDA　MAYUMI HIROZANE

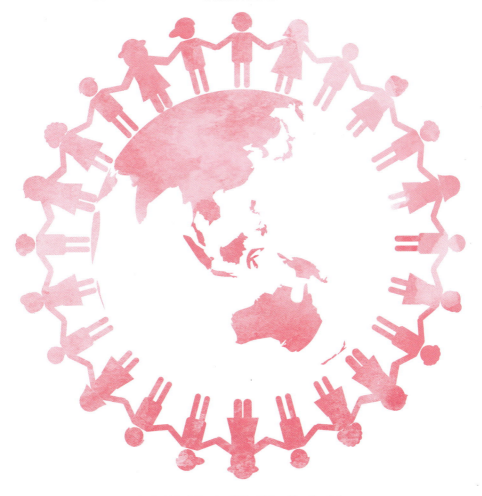

医歯薬出版株式会社

This book was originally published in Japanese
under the title of :

TENKANSHIEN Q&A
– RIHABIRI・SEIKATSUSHIEN-NO ZISSEN

(Q&A : Comprehensive Support for People with Epilepsy)

Editors :

TANIGUCHI, Go et al.

TANIGUCHI, Go
  Assistant Professor
  Department of Neuropsychiatry
  The University of Tokyo Hospital

© 2018 1st ed.

ISHIYAKU PUBLISHERS, INC.
  7-10, Honkomagome 1 chome, Bunkyo-ku,
  Tokyo 113-8612, Japan

執筆者一覧

■ 編者

谷口　豪		東京大学医学部附属病院精神神経科
西田　拓司		国立病院機構 静岡てんかん・神経医療センター精神科／リハビリテーション科
廣實　真弓		帝京平成大学健康メディカル学部言語聴覚学科

■ 著者（執筆順）

谷口　豪	編者欄に同じ
西田　拓司	編者欄に同じ
谷川　由夏	元・医療法人福智会 すずかけクリニック
福智　寿彦	医療法人福智会 すずかけクリニック
野村　茉莉	元・医療法人福智会 すずかけクリニック
茂木　太一	防衛医科大学校精神科学講座
村田　佳子	埼玉医科大学病院神経精神科・心療内科
寺田　清人	国立病院機構 静岡てんかん・神経医療センター神経内科
藤岡　真生	東京大学医学部附属病院精神神経科
曽根　大地	ユニヴァーシティ・カレッジ・ロンドン神経学研究所
持田　智之	東京大学医学部附属病院検査部
辻　富基美	和歌山県立医科大学医学部神経精神医学教室
西村　亮一	国立病院機構 静岡てんかん・神経医療センター精神科
大谷　英之	国立病院機構 静岡てんかん・神経医療センター小児科
池田　仁	国立病院機構 静岡てんかん・神経医療センター神経内科
臼井　直敬	国立病院機構 静岡てんかん・神経医療センター脳神経外科
國井　尚人	東京大学医学部附属病院脳神経外科
今井　克美	国立病院機構 静岡てんかん・神経医療センター臨床研究部
石原　詠子	国立病院機構 天竜病院栄養管理室
熊田　真記	元・国立精神・神経医療研究センター病院看護部
出渕　弦一	東京大学医学部附属病院精神神経科
池田　浩子	国立病院機構 静岡てんかん・神経医療センター小児科
森田　好海	新宿神経クリニック
渡辺　雅子	新宿神経クリニック
春名　令子	国立病院機構 名古屋医療センターリハビリテーション科
兼本　浩祐	愛知医科大学医学部精神科学講座
瀬戸　淳子	帝京平成大学健康メディカル学部言語聴覚学科
杉山　修	国立病院機構 静岡てんかん・神経医療センター発達支援室
廣實　真弓	編者欄に同じ
笠井　良修	国立病院機構 静岡てんかん・神経医療センター心理療法室
鈴木　健之	国立病院機構 静岡てんかん・神経医療センターリハビリテーション科
中岡健太郎	愛知県精神医療センター精神科
原　稔枝	国立病院機構 静岡てんかん・神経医療センター看護部
石原己緒光	国立病院機構 静岡てんかん・神経医療センター看護部
田尻　浩	国立病院機構 静岡てんかん・神経医療センター看護部
山﨑　陽平	国立病院機構 静岡てんかん・神経医療センターリハビリテーション科
浪久　悠	国立精神・神経医療研究センター病院精神リハビリテーション部
田所ゆかり	愛知医科大学病院精神神経科
伊東　安奈	医療法人福智会 福智クリニック
藤川　真由	東北大学病院てんかん科
長田　英喜	国立病院機構天竜病院リハビリテーション科
矢野　健一	東京大学医学部附属病院リハビリテーション部
漆畑　暁子	国立病院機構 静岡てんかん・神経医療センターリハビリテーション科
園田　安希	国立病院機構 静岡てんかん・神経医療センターリハビリテーション科
堀　友輔	国立病院機構 静岡てんかん・神経医療センター医療福祉相談室
原　ますみ	医療法人福智会 すずかけクリニック
市川　暁	国立病院機構 小諸高原病院薬剤科
吉川　理沙	元・医療法人福智会 すずかけクリニック
渡辺　裕貴	医療法人天仁会 天久台病院
根岸　典子	国立精神・神経医療研究センター病院医療連携福祉相談室
小山　愛	医療法人福智会 就労移行支援事業所くうねる
永田　朝美	元・医療法人福智会 すずかけクリニック

推薦の辞

　本書は，てんかんのある人や，てんかんのある子どもとその家族を支援するために，医療関係者が何をしたらよいのか，どのようにするべきかを，豊富な資料とともに，やさしく説明している．生活のさまざまな場面を想定した解説は，極めて具体的，実践的であり，これから支援をはじめようとする人，これまで情報が乏しく悩んでいた人，よりよい支援を模索していた医療人に，すぐに役立つ内容である．類書は非常に少なく，てんかん医療を進めていくうえで力強いパートナーになってくれるだろう．

　本書のなかに，"多職種連携を目指す際によく陥りやすい体制は「多職種分業」です"という一文がある．支援者が医療の目標や介入経過を共有し，情報交換を通じて，それぞれの職種の役割と機能を理解することが肝要であり，そしてそのプロセスが医療者，ひいては病気のある人の教育につながる．これが，分業の対極にある多職種協業である．てんかんの包括医療は，まさにこの協業のうえに成り立つものである．

　14の職種にわたる52人が，57の質問に答え，16症例について協業した経緯を記した本書は，読むだけでもとても面白い．しかし本書は，診察室での医療から，てんかんのある人を外の世界に連れ出し，彼らが生活の場でてんかんに取り組み，問題を解決し，よりよい生活へと歩んでいくのに寄り添う．そのための工夫と道しるべを随所にちりばめた，人による医療の優れた案内書である．

　てんかんの医療にかかわるすべての人にお薦めしたい．

国立病院機構 静岡てんかん・神経医療センター院長
井上　有史

はじめに

　てんかんは，私たち臨床家が出合うことの多い疾患です．てんかんについての学問，てんかん学の教科書はとても厚い教科書です．それは，てんかん学が長い歴史をもち，多くの研究者，多くの臨床家がたゆまぬ努力をしてきたことの証左です．

　一方，いざ，てんかんのある人や子どもを支援しようとしたときに，参考になるような具体的な方法が記された書籍が少ないことは，驚きと言わざるをえません．てんかんのある人への支援には，多職種が係ります．また支援には，医療だけでなく，行政や福祉，教育に携わる人々が関係します．てんかんのある人や子どもを「はじめて」「支援しよう」とした誰かが一人で悩んだときのお手伝いができるような書籍を出版できたらと思い，私たちは本書を企画しました．はじめての人だけでなく，すでにてんかんの支援をしている誰かが，次の誰かに支援のバトンタッチをしようとしたときに，どのような対応が必要なのか悩んでいるかもしれません．あるいは今以上によりよい支援ができないかと悩んでいる人がいるかもしれません．本書はそのようなさまざまな場面で，手にとっていただける書籍を目指しています．

　このような思いから書かれた本書ですから，読者の皆さんが興味をもったページから読み始めていただければよいように構成されています．そのため，一部内容が重複しているかもしれません．最初から読み進んでいただくと，てんかん支援の A to Z，すなわちてんかん診断からてんかんリハビリ・対応法まで学べると思います．

　本書を通して読者の皆さんとチームを作り，てんかんのある人や子どもへの支援の輪を広げていけることを執筆者一同，心より願っています．

2018 年 5 月

編者　谷口　　豪
　　　西田　拓司
　　　廣實　真弓

目次

推薦の辞 iv
はじめに v

第1章 てんかんの支援総論 ... 1

- **Q1** てんかんとはどのような病気ですか？ 2
- **Q2** てんかんの治療はどのように行われますか？ 4
- **Q3** てんかんリハビリにはどのような特徴がありますか？ 6
- **Q4** リカバリーとはどのようなことですか？ 8

第2章 てんかんの基礎知識 ... 11

- **Q5** てんかんの原因にはどのようなものがありますか？ 12
- **Q6** てんかんは遺伝しますか？ 14
- **Q7** てんかん発作にはどのようなものがありますか？ 16
- **Q8** てんかんはどのように分類されますか？ 19
- **Q9** 症候性てんかんと特発性てんかんの違いは何ですか？ 22
- **Q10** てんかん発作以外の症状にはどのようなものがありますか？ 24
- **Q11** 心因性非てんかん性発作（PNES）とは何ですか？
  PNESはどのように診断・治療が行われますか？ 28
- **Q12** てんかんの治療は何科で行われますか？
  セカンドオピニオンはどのようにすればよいですか？ 30
- **Q13** 医師や看護師と連携する際に知っておくとよい医学用語，略語にはどのようなものがありますか？ 32

第3章 てんかんの医学的検査 ... 39

- **Q14** 脳波検査はどのように行われますか？ どのようなことがわかりますか？ 40
- **Q15** 画像検査にはどのようなものがありますか？ どのようなことがわかりますか？ 42
- **Q16** 抗てんかん薬の血中濃度はどうして測るのですか？ 45

第4章 てんかんの治療 ... 49

- **Q17** 抗てんかん薬にはどのようなものがありますか？ いつ治療を開始しますか？ 50
- **Q18** 抗てんかん薬の減薬と断薬で気をつけることはありますか？ 52
- **Q19** どのようになれば発作が抑制されたと考えられますか？
  いつ治療を終了しますか？ 54
- **Q20** 小児のてんかんで，抗てんかん薬はどのように選択されますか？ 56
- **Q21** 成人のてんかんで，抗てんかん薬はどのように選択されますか？ 58

- Q22 抗てんかん薬の副作用にはどのようなものがありますか？ …… 60
- Q23 てんかんの外科治療はどのように行われますか？ …… 62
- Q24 脳梁離断術，VNSはどのように行われますか？ …… 64
- Q25 食事療法はどのように行われますか？ …… 66

第5章 てんかん発作時・発作後の対応　69

- Q26 病棟でてんかん発作が起こった場合，どのように対応すればよいですか？ …… 70
- Q27 てんかんのある人が一般病棟に入院した場合，看護師はどのような工夫をすればよいですか？ …… 72
- Q28 リハビリ中にてんかん発作が起こった場合，どのように対応すればよいですか？ …… 74
- Q29 学校でてんかん発作が起こった場合，どのように対応すればよいですか？ …… 76
- Q30 自宅でてんかん発作が起こった場合の対応を，家族にどのように指導すればよいですか？ …… 78
- Q31 保護帽とはどのようなものですか？ …… 80

第6章 てんかんのリハビリ　83

- Q32 てんかん発作時・発作後の高次脳機能障害（言語・記憶障害を中心に）にはどのようなものがありますか？ …… 84
- Q33 小児の発達はどのように評価・介入をしますか？ …… 87
  - ●症例 …… 91
- Q34 成人の高次脳機能障害はどのように評価・介入をしますか？ …… 94
  - ●症例 …… 99
- Q35 医療スタッフはてんかん外科手術前後にどのような検査・支援を行いますか？ …… 101
- Q36 思春期のてんかんのある人にはどのような問題がありますか？ …… 103
- Q37 てんかん病棟で看護師はどのような工夫をすればよいですか？ …… 105
  - ●症例 …… 109
- Q38 疾病教育はどのように行いますか？ …… 112
  - ●症例 …… 115
- Q39 ストレスマネージメントはどのような目的で，どのように行いますか？ …… 118
  - ●症例 …… 121
- Q40 易怒性のある人にはどのような介入を行えばよいですか？ …… 124
  - ●症例 …… 126
- Q41 うつ状態の人にはどのような介入を行えばよいですか？ …… 129
  - ●症例1 …… 131
  - ●症例2（薬物療法以外で） …… 133

Contents

- Q42 家族支援はどのように行いますか？ どのようなことを意識すればよいですか？ ‥ 135
  - ●症例 ………………………………………………………………………………… 139
- Q43 心理士はどのように評価・介入をしますか？ ………………………………… 142
- Q44 OTは患児にどのように評価・介入をしますか？ …………………………… 146
- Q45 OTは患者にどのように評価・介入をしますか？ …………………………… 148
- Q46 STは患児にどのように評価・介入をしますか？ …………………………… 150
- Q47 STは患者にどのように評価・介入をしますか？ …………………………… 153
- Q48 PTはどのように評価・介入をしますか？ …………………………………… 156
- Q49 多職種連携（チーム医療）はどのように行うとよいですか？ ……………… 160
  - ●事例1 ……………………………………………………………………………… 163
  - ●事例2 ……………………………………………………………………………… 166
  - ●事例3 ……………………………………………………………………………… 169
  - ●事例4 ……………………………………………………………………………… 172
  - ●事例5 ……………………………………………………………………………… 174

第7章 てんかんの生活支援　　179

- Q50 決められた通りに服薬しない患者にはどのように指導を行うとよいですか？ ……… 180
- Q51 生活リズムが乱れている患者にはどのように指導を行うとよいですか？ ………… 182
- Q52 てんかんのある人も子どもを産むことができますか？ ……………………… 184
- Q53 どのような福祉サービスを利用できますか？ ………………………………… 186
- Q54 就労したい人が利用できる制度や支援機関はありますか？ ………………… 189
- Q55 進学・復学の支援はどのように行うとよいですか？ ………………………… 191
  - ●症例 ………………………………………………………………………………… 194
- Q56 就労支援はどのように行うとよいですか？ …………………………………… 196
  - ●症例 ………………………………………………………………………………… 198
- Q57 てんかんのある人は運転できますか？ ………………………………………… 200

索引 …………………………………………………………………………………… 204

第1章 てんかんの支援総論

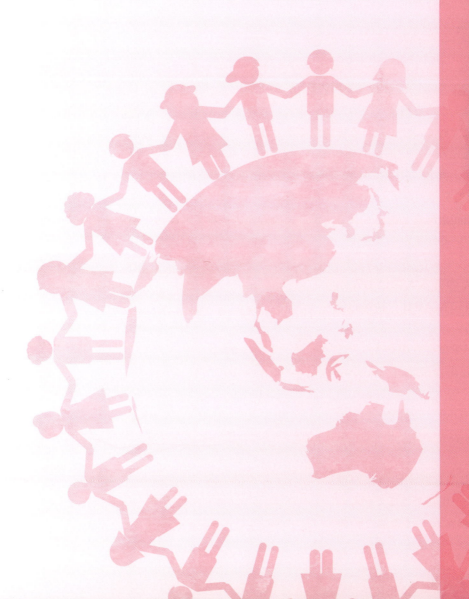

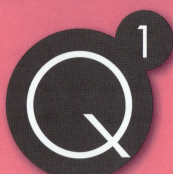

Q1 てんかんとはどのような病気ですか？

A

1｜てんかん発作を起こす慢性の脳の病気です

まず，「てんかん発作」と「てんかん」という用語はきちんと区別して用いる必要があります．脳の神経細胞のリズムが乱れて過剰に脳が興奮して起こる症状が「てんかん発作」です．神経細胞は脳でさまざまな役割を担っているので，全身にけいれんが生じたり，意識がなくなったりします．そして，「てんかん発作」という症状を繰り返す慢性の疾患が「てんかん」です．脳血管障害，頭部外傷，脳炎や中毒性および代謝性の疾患などに伴った急性期の「発作症状」は，急性症候性発作や機会発作，状況関連性発作などと呼ばれ，「てんかん発作」を反復する慢性疾患である「てんかん」とは区別されます[1]．

2｜よくある病気の一つで，多くの人は発作はコントロールが可能です

およそ100人に1人，つまり人口の約1％の人がてんかんを患っています．したがって，てんかんはよくある病気の一つに属するといえます．また，年齢や性別や国を問わず，どのような人でもてんかんになる可能性があります．先進国における研究によると，てんかんは特に乳児期・小児期に発病が多く，その後発病率は下がりますが，55歳以降では再び発病率が上昇し，70歳以降の有病率（てんかんの治療を続けている人が人口に占める割合）は1％を超えることがわかっています[2]（図1）．超高齢社会を迎えているわが国でも同様の傾向があると推測されますが，実際の臨床現場でも高齢になって発症するてんかんが増えている印象があります．

3｜発作以外にもいろいろな問題を伴うことが少なくありません

てんかんのある人にはてんかん発作以外にも，身体・精神的合併症，あるいは心理社会的問題が伴うことが少なくありません．これらの問題がときにはてんかん発作以上にてんかんのある人の生活の質（QOL）や日常・社会生活に大きな影響をおよぼすこともあります[3]．

てんかんの診断や治療法が進歩した結果，現在ではてんかんのある人の80％近くは適切な治療がなされると，てんかん発作は完

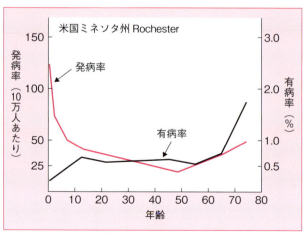

図1　てんかんの発病率および有病率：年齢別[2]（文献2より一部改変）

全に消失もしくは日常生活にほぼ影響をおよぼさないレベルまでコントロールが可能といわれています[4]．しかしながら，てんかんのある人の精神的合併症（うつや不安，発達障害，知的障害など）や心理社会的問題（就学，就労，運転免許，結婚，出産など）にはまだまだ解決すべき問題も残されています．そのため，てんかんの定義も1974年の世界保健機関（WHO）の定義がもっぱらてんかん発作について述べていたのに対して，2005年の国際抗てんかん連盟（ILAE）と国際てんかん協会（IBE）の定義では，てんかん発作によってもたらされる生物学的・心理学的・社会的影響にまで拡大されているのが注目されます（図2）．

つまり，今日のてんかん診療とは，単に発作のコントロールを目標とするだけではなく，「てんかんのある人が，てんかんが理由で制限されることなく，その人らしい充実した人生，生活を送れること」を目標とすべきです．

その実践のためには，多職種チームによる包括的支援が必要です．てんかんの包括的支援とは，①てんかん発作だけでなく発作以外のさまざまな問題（身体・精神的合併症，心理社会的問題など）や困難に対して，②多職種がそれぞれの専門性を生かしつつ，協力して，③継続的にてんかんのある人が充実した人生，生活を送れるように支援していくことなのです．

1974年WHOの定義	2005年ILAE/IBEの定義
さまざまな成因によってもたらされる慢性の脳疾患であって，大脳ニューロンの過剰な発射から由来する反復性の発作（てんかん発作）を主徴とし，それに変異に富んだ臨床ならびに検査的表出が伴う．	てんかん発作を起こし続ける素因と，神経生物学的，認知的，心理学的および社会的影響により特徴づけられる脳の疾患である．てんかんの定義のためには少なくとも1回のてんかん発作がなければならない．

WHO：世界保健機関，ILAE：国際抗てんかん連盟，IBE：国際てんかん協会

図2　てんかんの定義は以前と変わってきている

おすすめの参考文献

- 中里信和：「てんかん」のことがよくわかる本．講談社，東京，2015．
- MOSES企画委員会 監修，井上有史，西田拓司 訳：MOSESワークブック—てんかん学習プログラム．クリエイツかもがわ，京都，2010．
- 松浦雅人，原　恵子 編：てんかん診療のクリニカルクエスチョン200 改訂第2版．診断と治療社，東京，2013．

（谷口　豪，医師）

Q2 てんかんの治療はどのように行われますか？

1｜てんかんの治療

てんかんはてんかん発作を主症状としますが，てんかん発作以外にも身体面，認知面，心理面，社会面にさまざまな問題（併存障害）を示します．てんかん発作は外傷や溺水など生命に対するリスクをもたらします．また，てんかん発作，併存障害はともに患者の活動や社会参加に制限・制約をもたらし，患者のQOLを低下させます．これら問題を考慮してんかんのある人に支援を提供することが，てんかんの治療です．てんかんの治療は以下のように5つに分けて考えるとわかりやすいです（図1）．

1）医学的治療

てんかん発作や併存障害に直接介入する治療で，薬物治療，外科治療，食事療法などが含まれます．てんかんの治療を行うにあたって，適切な医学的治療が行われていることが前提となります．医学的治療はその効果，つまり発作を止めることが重要なのですが，それとともに副作用が認知面や身体面に影響することがあるため，十分に注意を払う必要があります．

2）リスク管理

てんかん発作は外傷や溺水など生命に対するリスクをもたらします．てんかん発作のリスク管理には外傷などの予防から発作時の対応などが含まれます．リスクを減らすための予防と対応が必要な一方，リスクを過大評価すると患者の制限・制約を不必要に増やすことになります．てんかん発作と環境に合わせた適切なリスク評価と管理を行うことが重要です．

3）生活指導・患者教育

てんかんは長期にわたる慢性疾患のため，患者自身が病気について理解し対処できるようになることが重要です．そのために個別，あるいは集団での生活指導，患者教育が行われます．その内容は，医学的側面から日常生活・心理社会的側面にいたるまで多岐にわたります．

4）リハビリ

てんかんのリハビリテーション（リハビリ）は，てんかんのある人が自立した生活を送り，就労するための社会

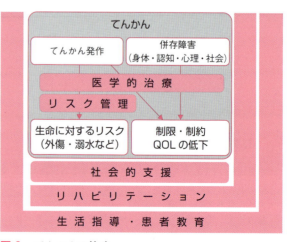

図1　てんかんの治療

生活技能を習得することを主たる目的としていました．しかし，最近はそれに加えて，患者がてんかんの正しい知識を習得し自己管理を行うことをサポートすること，心理的なサポートを行うこと，神経心理学的（高次脳機能）リハビリ，スポーツへの参加を支援することなども含まれると考えられています[5]．てんかんのある人は，そもそも社会生活技能を習得していなかった人も多く，新たにそのような技能を得る必要があることから，「リハビリテーション」より「ハビリテーション」という用語が適切であるともいわれています．

5) 社会的支援

てんかんのある人が日常生活，社会生活を行ううえで，さまざまな社会的資源や制度を利用することができます．そのために適切な専門的アドバイスを行うことが重要です．

2｜てんかんの包括医療

てんかんの治療を行うには，「包括医療」が重要であるといわれています．包括医療は2つの視点で考える必要があります．一つは多職種，多診療科，多施設の連携による多元的（学際的）な支援，もう一つは患者のライフサイクルを考慮した生涯にわたる継続的な支援です（図2）．

1) 多職種，多診療科，多施設の連携による多元的（学際的）支援

てんかんは，てんかん発作に加えて身体面，認知面，心理面，社会面にさまざまな問題を示し，前述のように医学的治療だけではなく，リスク管理，生活指導・患者教育，リハビリ，社会的支援など，さまざまな医療・支援が行われる必要があります．これは医師だけで行えるのもではなく，看護師，薬剤師，作業療法士（OT），理学療法士（PT），言語聴覚士（ST），心理士，発達指導員，ソーシャルワーカーなど，多職種が連携して行われます．また，小児科，精神科，神経内科，脳外科，放射線科，歯科，整形外科，産婦人科など診療科間の連携，さらに，診療所，総合病院，大学病院，てんかん専門病院，学校，福祉機関，行政機関，雇用機関など施設間の連携も重要になります．

2) ライフサイクルを考慮した継続的支援

てんかんは幼少期から高齢期まであらゆる年代で発病することがあります．また，慢性疾患であるため，てんかんのある人は人生のなかでライフサイクル特有の問題に直面することになります．たとえば，就学，就労，結婚，妊娠・出産，運転免許，家族との死別など，てんかんが影響する可能性のある問題は多岐にわたります．てんかん発作やてんかんという病気がその人の生活・人生にとってどのような意味があるのかを考慮しながら，本人・家族に適切なアドバイス，カウンセリング，支援を行っていく必要があります．

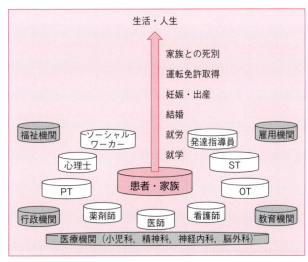

図2　てんかんの包括医療

（西田拓司，医師）

Q3 てんかんリハビリにはどのような特徴がありますか？

1｜てんかん発作に対するリハビリ

てんかんリハビリには，発作コントロールのための治療とリハビリが同時に開始され，並行して継続的に行われることで効果を発揮するという特徴があります．治療とリハビリが並行して行われるべきなのは，薬物療法や外科的療法だけでなくリハビリ自体も発作を抑えることにつながっており，両者が相補的な役割を果たすためです．

日中の活動時間帯における意識消失や転倒を伴う発作症状は，日常生活を送るうえで大きな制約となります．これらによって生じるリスクを最小限にするには，適切な薬物療法を継続することや，転倒の恐れがある場合には保護帽を装着することにより外傷を防ぐなど，安全を保つ工夫をすることが必要です．また，睡眠不足や服薬忘れは発作の出現リスクを高くするため，規則正しい生活と活動リズムの安定も欠かすことができません．当事者の努力に任せるだけでなく，家族や支援にかかわるスタッフが協力して配慮したり，見守る環境を作ることで，服薬の習慣づけや少しの支えで大きなケガを防ぐことが可能となります．てんかんリハビリは，まず当事者が社会生活を送るうえでのニーズを見立て，環境調整を図ることから始まります．

2｜社会参加のためのリハビリ

てんかんリハビリは，単純に発作に対するアプローチだけを意味するわけではありません．なぜなら，発作がコントロールされていない状態でも日常の社会生活を送らなければならないからです．また，社会のなかではてんかん自体が十分には知られておらず，偏見の目にさらされたり仕事を解雇されてしまったりするという現状があります．発作の有無にかかわらず，社会で生きていくうえで困難を抱えている人に対しては，そのための支援をすることが必要になります．

当事者のライフステージやライフスタイルによって，てんかんリハビリのニーズはさまざまな形で現れてきます．通院や服薬の負担，学校生活や就職，運転免許取得の問題，妊娠や出産の問題，さらには個人のアイデンティティの確立や，偏見・スティグマの問題など，ニーズはさまざまです．こうした課題に直面している人が壁を乗り越えるために支援をする際には，医学的側面だけでなく精神的な苦痛や社会的制限を緩和することに焦点をあてることが大切です．

たとえば，社会的な不適応を伴っている場合には，精神科デイケアや精神科訪問看護指導など，社会資源の導入を考えます．生活リズムの改善や社会的スキルの獲得，高次脳機能・認知機能の改善，集団でのコミュニケーションの練習，ひきこもりの改善，就労への移行などを目的とした多職種によるサポートを受けることで，治療と生活の場を本人にと

ってより充実したものにすることができると考えられます．また，当事者同士のサポート（ピアサポート）が活発な場に参加することで，自分が周囲から支えられるばかりでなく，他者を支える立場にもなりうるという体験をすることも人生の充実につながります．

一方，社会には適応できていても，生きにくさを感じている当事者もいます．職場や学校で周囲がてんかんへの知識を十分にもたないために業務や学校行事に必要以上の制限が加えられている人や，本人や家族が妊娠や出産への不安をもっているために家庭生活に支障を感じている人などです．これらの問題を抱えた人に対しても，周囲に正しく疾患やその対処法を説明できる力を習得させたり，適切な情報提供をすることは，本人が困難な状況を打開するうえで役立つと思われます．このような取り組みも，てんかんリハビリの一環として位置づけることができます．

以上のように，てんかん治療においては発作コントロールを目的とした治療の開始時から，当事者のおかれた状況に合わせて，環境調整を行いながらリハビリも始めることが望ましいと考えられます．その際には，発作の消失を目指すことはもとより，発作がある段階でもどのように社会生活を送っていくのかという目標を定めて，生じた問題点について環境調整を一つひとつリハビリの手法で改善，解決していくことが重要です．

当事者が望む生き方ができるようになるためには，当事者自身による努力だけでなく，周囲からの理解や支えも欠かせません．てんかんリハビリは，当事者の意思に沿って，当事者自身が望む生き方や希望を実現するために行うものです．

当事者の主体性を重視し，疾患の治療を超えて人生そのものを支えていくうえでは，「リカバリー」という概念を理解しておくことが必要です．「リカバリー」については，Q4（8頁）で詳しくふれたいと思います．

おすすめの参考文献

- 兼本浩祐：てんかん学ハンドブック 第3版. 医学書院, 東京, 2012.
- チャールズ・A・ラップ, リチャード・J・ゴスチャ 著, 田中秀樹 監訳：ストレングスモデル リカバリー志向の精神保健福祉サービス 第3版. 金剛出版, 東京, 2014.
- 村瀬嘉代子：心理療法と生活事象 クライエントを支えるということ. 金剛出版, 東京, 2008.

（谷川由夏，精神保健福祉士／福智寿彦，医師）

Q4 リカバリーとはどのようなことですか？

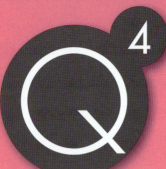

「リカバリー」とは，1990年代以降，欧米の精神障害リハビリの中心的な概念として認識され，後に日本の精神医療にも取り入れられるようになった概念で，「人が精神疾患からもたらされた破局的な状況を乗り越えて成長するという，その人の人生における意味と目的を発展させること」[6]を意味します．症状や障害に直面した人がそれらに圧倒されずに，症状をコントロールし，自分らしい生き方を選択し，人生を充実させていく過程であるといえます．たとえば，「てんかん発作があるから仕事はできない」のではなく，「てんかん発作はあるが，仕事に就きたい」と思う人に対して，てんかん発作がありながらも仕事に就くためにはどうすればよいかをともに考えることがリカバリーです．リカバリー後，仕事に就き，規則正しい生活を送り，適度な緊張感のある生活をして，結果的にてんかん発作が減少した事例もあります．

同じてんかんという疾患を抱えていても，発作の様態や病歴，患者の年齢，性別，生活状況などは一人ひとり異なります．てんかんになると，発作だけでなく，いつ発作が起こるかわからないという不安や，自分がてんかんであると他者に開示したときの反応，その後の対人関係，社会での生き方に不安をもつことがあります．そうした不安から，自分の行動にブレーキをかけてしまう人もいれば，学校や職場など自分が所属するコミュニティでてんかんであることを開示できず，一人で悩み，疎外感を抱く人もいます．この背景には，てんかんが珍しくない疾患であるにもかかわらず，てんかんに対する社会の理解が進んでおらず，偏見が根強く存在しているという現実があります．てんかんのある人の支援にかかわる人は，こうした現実をよく理解しておく必要があります．

それでは，リカバリーとは具体的にどのようなものなのでしょうか．Raginsによると，リカバリーとは次の4つの段階からなるといわれています[7]．

1｜希望（hope）

自分の将来について希望の感覚をもつことがリカバリーの第一段階です．希望がなければ，積極的に行動する可能性も失ってしまいます．希望や目標が実現可能かどうかではなく，実現のために何ができるのかをイメージすることが重要です．将来について，本人だけでなく，家族や支援者も「てんかん発作があるからできない」と考えてしまいがちですが，挑戦する勇気が十分にないだけなのです．てんかん発作があったとしても，本人が勇気をもって"やりたい"と思うのであれば，支援者はその人の可能性を信じ，具体的なビジョンを思い描けるように支援をしていきます．

2｜エンパワーメント（empowerment）

第一段階の希望や具体的目標を実現するために，自分の能力と可能性に気づき，信じるようになる段階です．エンパワーメントされるためには，目標の実現に必要な情報を手に

入れること，自ら決定する機会をもつ必要があります．支援者は，情報や選択肢を提供した後はその人の主体性を尊重し，本人に選択してもらいます．人は疾患をもつと自分の弱さや失ってしまったものにとらわれ，自分の能力や可能性に気づくことができなくなりがちです．そのとき，本人を励まそうとする支援者もいますが，それは厳密にはエンパワーメントとはいえません．その人が本来もっている力（ストレングス）や可能性に支援者が気づき，その人自身で自分の能力を伸ばすことができるようサポートしていくことがエンパワーメントなのです．

3｜自己責任（self-responsibility）

将来の具体的な目標をもち，エンパワーされた人は，自分の生活に自分で責任をとらなければなりません．新しいことやリスクのあることに挑戦すること，失敗から学ぶことで責任を負っていくのです．支援者は，本人が新しいことに挑戦しようとすると負荷の重さや病状の悪化などを危惧し，挑戦を止めようとすることがあります．リカバリーでは，失敗を挑戦の終了とは捉えません．失敗から学び，挑戦を続けていきます．しかし，失敗を覚悟のうえで挑戦することはたやすいことではありません．支援者はその人と十分な信頼関係を築いたうえでサポートしなければなりません．

4｜社会的役割（social role）

リカバリーのためには，疾患があるということを抜きにして，有意義な役割をもつ必要があります．リカバリーのための希望やエンパワーメント，自己責任は，労働者や地域の一員，親としてなど，自分が所属する地域コミュニティにおける普通の役割のなかで発揮されなければなりません．社会的役割をもつことで，それまで「何かをしてもらう側」だった人が「何かをしてあげる側」になることができます．支援者はその人を「患者」としてのみ見るのではなく，さまざまな役割をもった「個人」として見る必要があります．

支援者は，てんかんのある人を目の前にすると，発作頻度や重症度に目を奪われて社会で生きている「個人」という面を見過ごしてしまいます．しかし，それでは支援者が「患者」という役割を押しつけていることになり，その人の自立を妨げます．また，その人自身や家族が「患者」という見方にとらわれていることもあります．支援者は上記のようなリカバリーの概念に沿って，その人がその人らしい人生を送ることができるように本人や家族を支援していくことが望まれます．

筆者が最近経験したなかには，てんかんに付随する精神症状により長年ひきこもりとなっていた男性が，スタッフの励ましと本人の努力によって30代にして初めて就職を遂げたという例もあります．その人のもつ力を信じられず後押しできなければ，あるいは病状悪化を恐れて挑戦することを避け続けていたら，人生は切り拓かれていなかったでしょう．リカバリーの考えを支援者が理解しているか否かで，その人の人生は大きく変わってしまうのです．

おすすめの参考文献

- Mark Ragins：A Road to Recovery. Mental Health Association in Los Angeles Country, 2002（前田ケイ 監訳：ビレッジから学ぶ リカバリーへの道 精神の病から立ち直ることを支援する．金剛出版，東京，2005）．

（野村茉莉，臨床心理士／福智寿彦，医師）

文献

1) 日本てんかん学会:てんかん専門医ガイドブック―概念・定義・有病率・発症率. 診断と治療社, 東京, 2014, pp2-4.
2) Hauser A et al:Incidence of Epilepsy and Unprovoked Seizures in Rochester, Minnesota: 1935-1984. *Epilepsia*, **34**:453-458, 1993.
3) 西田拓司:てんかん. ガイドライン外来診療2014. 日経メディカル開発, 東京, 2014, pp539-541.
4) Simon S:Handbook of Epilepsy Treatment. Wiley-Blackwell, West Sussex, UK, 2010, pp1-5.
5) EUCARE:European white paper on epilepsy. *Epilepsia*, **44**(Suppl 6):1-88, 2003.
6) 田中英樹:リカバリー概念の歴史. 精神科臨床サービス, **43**(4):428-433, 2010.
7) Mark Ragins:A Road to Recovery. Mental Health Association in Los Angeles Country:2002(前田ケイ監訳:ビレッジから学ぶ リカバリーへの道 精神の病から立ち直ることを支援する. 金剛出版, 東京, 2005).

第2章 てんかんの基礎知識

Q5 てんかんの原因にはどのようなものがありますか？

A てんかんの原因は，素因，脳の形態異常，代謝異常，免疫異常，中枢神経系の感染症など多彩で，いまだ原因が特定できないものもあります．先行研究によると，明確な原因が特定されたてんかんの割合は1/3にすぎません[1]．

てんかんは，しばしば脳に障害がある場合に生じます．たとえば，脳卒中の後，脳に傷ができた場合，出産時の酸素不足，脳の発達の障害，外傷後，あるいは腫瘍ができた場合などです．このような原因は，さまざまな検査により見つけることができます．脳にさまざまな病気が存在するために脳が興奮しやすくなるてんかんを症候性てんかんと呼びます．しかし，ほかの多くのてんかんの原因は未知のままです．これらのなかには特発性てんかんと呼ばれ，検査をしても異常が見つからず，生まれたときからてんかんになりやすい傾向をもっているものがあります．また，てんかんは発作型により部分発作と全般発作に分類され，「特発性―症候性」と「部分発作―全般発作」の2軸で4つに分割されます（表1）．

1｜特発性てんかん

特発性てんかんでは，発作を起こしやすい「脳の素質あるいは素因」が原因と考えられており，一般的にその他の発達や運動機能にも異常がありません．新生児期から成人期までどの時期に発作が初発しやすいか，特徴的な発作などにより，いくつかの特発性てんかんの型に分けられます．最近，ごく一部の特殊な特発性てんかんで原因遺伝子が特定されたものもありますが，ほとんどの特発性てんかんは多因子遺伝，つまり多くの素因や外的因子が偶然に一致することにより，発作を起こしやすくなると考えられています．

また，特発性てんかんの一部では，いろいろなイオンチャネル*異常がてんかんの原因になることが明らかになってきました．神経細胞のカリウムチャネルやクロライドチャネルに異常が生じると，興奮性が高まっててんかんを引き起こすと考えられています．これらをチャネル病と呼びます．

2｜症候性てんかん

症候性てんかんでは，さまざまな程度の知的障害や手足の麻痺などが併存することがあります．てんかん発作もこの場合，脳の障害の症状とみてよいと考えられます．

年齢によって発症原因が異なり，小児では先天性の原因が多く，頭部MRIに異常がある例では難治性になりやすいと考えられています．成人では，脳腫瘍，脳血管障害や外傷

---

*細胞の生体膜にある膜貫通タンパク質の一種で，受動的にイオンを透過させるタンパク質の総称です．細胞の膜電位を維持・変化させるほか，細胞でのイオンの流出入も行います．神経細胞など電気的興奮性細胞での活動電位の発生，感覚細胞での受容器電位の発生，細胞での静止膜電位の維持などに関与します．

表1　てんかんの大分類

	特発性	症候性
全般発作	**特発性全般てんかん** 小児欠神てんかん 若年ミオクロニーてんかん　　　など	**症候性（潜因性*）全般てんかん** ウエスト症候群 レノックス・ガストー症候群　　　など
部分発作	**特発性局在関連てんかん** 小児良性ローランドてんかん　　　など	**症候性局在関連てんかん** 側頭葉てんかん 前頭葉てんかん　　　など

*障害の原因が潜んでいる．つまり症候性と思われるが病因を特定できないもの．

表2　てんかん原性病変

①硬化性病変	てんかん原性病変としてもっとも頻度が高い（25％）[3]のは，側頭葉てんかんの原因となる海馬硬化が挙げられる
②先天性・奇形性病変	結節性硬化症，限局性皮質形成異常，異所性灰白質，脳回異常，視床下部過誤腫　など
③腫瘍性病変	神経節膠腫，髄膜腫　など
④血管性病変	脳出血，脳梗塞，海綿状血管腫，脳動静脈奇形，スタージ・ウェーバー症候群　など
⑤外傷性病変	脳挫傷，陥没骨折，脳内異物　など
⑥炎症性病変	脳炎，脳膿瘍，トキソプラズマ症　など
⑦その他	低酸素脳症

性の原因が増加します．海馬硬化は成人の側頭葉てんかんでもっとも認められることが多い病変の一つで，熱性けいれんの既往が関係しているとも考えられています．そのほか，神経細胞遊走障害に起因する皮質形成異常という先天奇形では，異形細胞の出現など細胞構築の量的あるいは質的な差異がそのままてんかん原性の強さに反映していると考えられています．

近年注目されている高齢初発てんかんは，症候性局在関連てんかんが多く，発作型は意識減損を伴う部分発作がもっとも多いです．この発作が認知症と見誤られることも珍しくありません．てんかん症候群では，側頭葉てんかんが多いです．原因は脳血管障害が多く，脳外傷，脳炎，認知症など多岐にわたります．

以上のように，てんかん原性病変（てんかん発作を引き起こす原因になる脳異常）にもさまざまな種類があります（表2）．最近では神経細胞を支えるだけの機能と考えられていたグリア細胞が，てんかん発作の発生に重要な役割をもっていることも明らかになってきています[2]．

おすすめの参考文献

● 兼子　直 編著：てんかん教室　改訂第3版．新興医学出版社，東京，2012．

（茂木太一，医師）

Q6 てんかんは遺伝しますか？

「遺伝」とは，形や特徴（遺伝学では形質と呼びます）が親から子，子から孫へと伝わる現象をいいます．「てんかんは遺伝しますか？」という問いは，「てんかんのある人から生まれた子どもはてんかんを発症しますか？」という意味ですが，てんかんが遺伝するかどうかは，てんかんの原因になった疾患によります．てんかんはさまざまな疾患からなる症候群ですので，一概に遺伝するかどうかを説明することはできず，てんかんの一部の原因によっては遺伝するということになります．

てんかんのある人の子どもが25歳までにてんかんを発症する頻度は4～6％であり，一般人口の1～2％と比較して2～3倍です[4]．ただし，てんかんの原因によってその頻度は異なります．全般てんかんの方が局在関連てんかんより，近親者のてんかん発症危険率が高いといわれています．

1｜てんかんに関連する遺伝性疾患

「遺伝性疾患（genetic disease）」とは，「遺伝（inheritance, heredity）」という現象を担当する遺伝子や染色体の異常によって起こる疾患をいいます．「遺伝性疾患」は「遺伝」する場合と「遺伝」しない場合があり，「遺伝性疾患」という言葉に，親から子に伝わる，伝わらないという概念はありません．どのような疾患であっても遺伝子（遺伝要因）と環境要因の相互作用の結果として引き起こされ，遺伝要因の果たす役割は，相対的に大きいものから小さいものまでさまざまです（図1）[5]．

てんかんに関連する遺伝性疾患は，単一遺伝子疾患（メンデル遺伝病），多因子疾患，染色体異常症などです．

単一遺伝子疾患（メンデル遺伝病）は，1つの遺伝子の異常な変異が原因で発症します．遺伝子の変異は親から引き継ぐ場合と，突然変異で生じる場合があります．対になった遺伝子の一方に変異があると発病する場合を常染色体優性遺伝病，両方の対立遺伝子に変異がある場合のみに発病する場合を常染色体劣性遺伝病，性染色体に変異が生じて発病する場合を伴性遺伝病といいます．単一遺伝子疾患には，進行性ミオクローヌスてんかんや常染色体優性夜間前頭葉てんかんなどがあります．

多因子疾患とは，多因子遺伝により発症する疾患です．多因子遺伝とは，複数の遺伝子と複数の環境要因の相互作用により形質の発現が起こる遺伝現象です．多因子疾患は遺伝性疾患のなかでもっとも頻度が高く，いわゆる「ありふれた疾患」はすべてこの範疇に入るといってよいでしょう[6]．たとえば，糖尿病は一部のまれな例外を除いて多因子疾患であり，インスリン分泌不全やインスリン抵抗性にかかわる複数の遺伝子と，過食や運動不足などの生活習慣（環境要因）が影響して発症します．遺伝を問題にするとき，単一遺伝

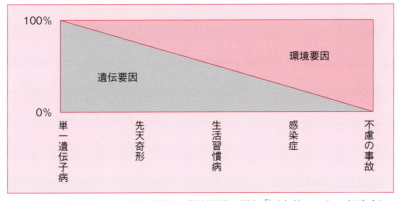

図1 疾患発症における遺伝要因と環境要因の関与[5]（文献5より一部改変）

子疾患を思い浮かべることが多いと推測されますが，単一遺伝子疾患によるてんかんはごくまれであり，多くは多因子疾患によるものといわれています．

染色体異常症とは，染色体の数または構造の異常で生じる疾患をいいます．染色体数の異常は突然変異で生じるため遺伝しませんが，染色体の構造異常は遺伝することがあります．てんかんを合併する染色体異常症には，ダウン症候群，環状20番染色体症候群などがあります．

近年，てんかんの責任遺伝子が次々と発見され報告されています．それらのほとんどが神経細胞に発現するイオンチャネルやイオンチャネル内蔵型受容体を構成する遺伝子ですが[7]，イオンチャネル以外の遺伝子異常も報告されています．

2 | 遺伝についての相談

てんかんが遺伝するかについては，てんかんのある人や家族にとって非常に重要な問題であり，てんかんの多くは多因子疾患であることをふまえ，遺伝という言葉が与える影響をよく理解し，正確な情報を提供することが求められます[8,9]．遺伝子について知ることは，医療的に有益な情報につながる反面，家系全体を診断するということも含まれています．遺伝子診断を検討するときは，遺伝カウンセリングの要点[10]について十分に理解し，必要に応じて臨床遺伝専門医（遺伝に関する専門の知識をもった医師）や遺伝カウンセラー（医療や心理の専門的知識とカウンセリング技術を学んだ専門家）と連携することが重要です．

おすすめの参考文献

- Robert L et al 著，福嶋義光 監訳：トンプソン＆トンプソン遺伝医学 第2版．メディカル・サイエンス・インターナショナル，東京，2017．

（村田佳子，医師）

Q7 てんかん発作にはどのようなものがありますか？

A てんかん発作は「脳の過剰なもしくは同期した，異常神経活動に基づく一過性の徴候・症状」と定義されます[11]．てんかん発作では，この脳の異常神経活動が神経活動を興奮させる，もしくは機能障害を起こすために種々の症状が出現し，また活動の部位や広がりに対応したさまざまな症状が出現します．「発作が両側大脳半球のネットワーク内に起こり，このネットワークが急速に発作に巻き込まれるもの」を"全般発作"，「一側大脳半球だけのネットワーク内に起始し，はっきりと限局する，あるいはそれよりも少し広範に一側半球内に広がったもの」を"部分発作"といいます[12]．これらの発作の分類法で，現在もっとも広く用いられているものは，国際抗てんかん連盟により1981年に作成された分類です（表1）[13]．

1│定型欠神発作

突然開始し突然終了する，意識減損を主体とする発作です．それまでしていた行動を突然中断して動作を停止し，ときに軽く眼球上転もしくはまばたきをし，話しかけても反応せず，歩いていると立ち止まってしまいます．過呼吸などで誘発され，数秒から数十秒持続し，発作後には何事もなかったかのようにそれまでしていた行動を再開します．発作中にぴくつき，脱力，強直，常同的動作，自律神経症状などを伴うこともあります．

2│非定型欠神発作

定型欠神発作に類似した症状ですが，開始と終了が不明確で，ときに発作中でも呼びかけなどの外部刺激に反応することもあります．発作の持続は定型欠神発作よりも長く，分単位となることもあります．

3│ミオクロニー発作

筋肉が瞬間的に収縮する発作で，運動の軌跡は単純で直線的，持続は100 ms以下です．持っているものを放り投げたり，下肢に生じた場合には突然転倒したりします．動きそのものはミオクローヌスと呼ばれる不随意運動と同一ですが，脳の異常神経活動によるもの

表1 てんかん発作の分類[13]

部分発作	全般発作
A：単純部分発作 　A1：運動徴候を呈するもの 　A2：身体感覚あるいは特殊感覚症状を呈するもの 　A3：自律神経症状を呈するもの 　A4：精神症状（高次脳機能障害）を呈するもの B：複雑部分発作 　B1：単純部分性に起こり意識減損に移行するもの 　B2：意識減損で始まるもの C：部分発作から二次的に全般発作に進展するもの	A：欠神発作 　A1：定型欠神発作 　A2：非定型欠神発作 B：ミオクロニー発作 C：間代発作 D：強直発作 E：強直間代発作 F：脱力発作

をミオクロニー発作（てんかん性）と呼びます．群発することも単独のことも，全身性のことも部分的なことも，対称性のことも非対称性のこともあります．意識の減損は伴いません．刺激（視覚や聴覚刺激），運動，思考などで誘発される場合もあります．

4｜間代発作

規則的に反復するミオクローヌスで，毎回同じ筋群が収縮し，2～3 Hz の周期性を示しながら持続します．意識は初期から減損し，自律神経症状を伴い，立っている場合は転倒します．

5｜強直発作

持続的に両側性の筋収縮を呈する発作で，意識は減損します．強直は顔面や体幹にみられ，発作が強くなるにしたがい近位筋（上肢，その後下肢），さらに遠位筋と巻き込まれるようになります．持続は 2～10 秒程度から，分単位となることもあります．睡眠時によくみられますが，刺激で誘発されることもあります．一部の前頭葉てんかんでも両側性の強直を生じますが，この場合は左右が非対称性です．

6｜強直間代発作

両側性に強直し，その後に間代性となる発作で，意識は初期より減損し，自律神経症状を伴います．ミオクロニー発作や欠神発作が先行することもあります．部分発作でも，脳の異常神経活動が両側半球に広汎性となると同様の発作となり，これを二次性全般化発作と呼びます．初期には四肢が屈曲しますが，その後は伸展位強直となります．この後に四肢が徐々に小刻みに震え始め，その間隔がゆっくりとなり間代相に移行します．発作中，呼吸は呼気終末で停止していますが，発作終了とともに吸気から呼吸を再開します．発作中に流涎を伴うことから，発作直後には唾液などの誤嚥に注意する必要があります．

7｜脱力発作

筋肉の緊張が突然低下・消失するもので，姿勢筋に生じると転倒します．転倒はミオクロニー発作や強直発作でもみられ，転倒する発作の総称として失立発作という用語が用いられることもあります．また，筋肉の緊張が保たれた状態で随意運動ができなくなる発作を無動発作といい，区別する必要があります．

8｜単純部分発作

部分発作のなかで，意識減損を伴わないものを指します．てんかん発作で意識が保たれているということは，自覚性と反応性の一方もしくは双方が障害された状態を指しますが，臨床的には，発作が終了した後に発作中の出来事を覚えているかどうかで判断されます．意識が保たれるため，他覚的に評価できる運動・自律神経症状だけでなく，自覚的にしか評価のできない各種の感覚・精神徴候もみられます．

部分発作の症状は脳の異常神経活動の局在に依存します．運動野に局在する場合には運動症状が，感覚野に局在する場合には感覚症状が出現します．また，言語野や頭頂葉連合野に活動が限局する場合には，失語や失算などの高次脳機能の脱落として症状が発現することもあります．失語だけの発作や記銘力障害だけの発作などはてんかん発作として認識されないこともあり，注意が必要です．

9｜複雑部分発作

部分発作のなかで，意識減損を伴うものを指します．手をもぞもぞさせたり，口をぺちゃぺちゃさせたりする自動症を伴うことも多くみられます．意識を減損した状態で会話を

したり，簡単な動作をしたり，歩き回ったりすることもあり，そのような場合には意識が保たれていると誤解されることもあります．

10｜二次性全般化発作

　部分発作でも，脳の異常神経活動が両側半球に広汎性となると全般性強直間代発作となり，これを二次性全般化発作と呼びます．

　編者注：2017年に国際抗てんかん連盟は，てんかん発作とてんかんの新しい分類を公表しました．変更点は日本てんかん学会などの情報を参照ください．本書では，てんかん発作分類およびてんかん分類について，1981年と1989年の国際抗てんかん連盟による分類に基づき用語を統一しました．

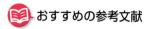 おすすめの参考文献

● 井上有史, 池田　仁 編：新てんかんテキスト―てんかんと向き合うための本―．南江堂，東京，2012.

（寺田清人，医師）

Q8 てんかんはどのように分類されますか？

A てんかんは「てんかん発作を生じるような持続的な病態と，その病態から生じる神経生物的，認知的，心理的，社会的な状態を特徴とする脳の障害で，少なくとも1回のてんかん発作の発現を必要とするもの」と定義されています[11]．てんかんを起こす病態（てんかん原性）は非常に多様なため，その分類法も多様です．そのなかで，現在もっとも広く臨床的に用いられているのは，国際抗てんかん連盟により1989年に作成された分類です（表1）[14]．てんかん原性が脳全体に認められるものを全般てんかん，脳の一部に認められるものを局在関連てんかんと呼びます．また，てんかん原性の背景疾患（てんかんの原因となる基礎疾患）が明らかなものを症候性てんかん，明らかでないものを特発性てんかんと呼びます．そのため，てんかんは，特

表1 てんかん，てんかん症候群および発作性関連疾患の分類（ILAEによる1989年の分類）[14]

1. 局在関連性（焦点性，局在性，部分性）てんかんおよび症候群 　1.1　特発性（年齢に関連して発症する） 　　・中心・側頭部に棘波をもつ良性小児てんかん 　　・後頭部に突発波をもつ小児てんかん 　　・原発性読書てんかん 　1.2　症候性 　　・小児の慢性進行性持続性部分てんかん 　　・特異な発作誘発様態をもつてんかん 　　・側頭葉てんかん 　　・前頭葉てんかん 　　・頭頂葉てんかん 　　・後頭葉てんかん 　1.3　潜因性 2. 全般てんかんおよび症候群 　2.1　特発性（年齢に関連して発症する．年齢順に記載） 　　・良性家族性新生児けいれん 　　・良性新生児けいれん 　　・乳児良性ミオクロニーてんかん 　　・小児欠神てんかん（ピクノレプシー） 　　・若年欠神てんかん 　　・若年ミオクロニーてんかん（衝撃小発作） 　　・覚醒時大発作てんかん 　　・上記以外の特発性全般てんかん 　　・特異な発作誘発様態をもつてんかん 　2.2　潜因性あるいは症候群（年齢順） 　　・ウエスト症候群（乳児スパズム，電撃・点頭・礼拝けいれん）	・レノックス・ガストー症候群 ・ミオクロニー失立発作てんかん ・ミオクロニー欠神てんかん 　2.3　症候性 　　2.3.1　非特異病因 　　・早期ミオクロニー脳症 　　・サプレッション・バーストを伴う早期乳児てんかん性脳症 　　・上記以外の症候性全般てんかん 　　2.3.2　特異症候群 3. 焦点性か全般性か決定できないてんかんおよび症候群 　3.1　全般発作と焦点発作を併有するてんかん 　　・新生児発作 　　・乳児重症ミオクロニーてんかん 　　・徐波睡眠時に持続性棘徐波を示すてんかん 　　・獲得性てんかん性失語（ランドー・クレフナー症候群） 　　・上記以外の未決定てんかん 　3.2　明確な全般性あるいは焦点性のいずれの特徴をも欠くてんかん 4. 特殊症候群 　4.1　状況関連性発作（機会発作） 　　・熱性けいれん 　　・孤発発作，あるいは孤発のてんかん重積状態 　　・アルコール，薬物，子癇，非ケトン性グリシン血症などによる急性の代謝障害や，急性アルコール中毒にみられる発作

第2章　てんかんの基礎知識

発性局在関連てんかん，特発性全般てんかん，症候性局在関連てんかん，症候性全般てんかんの4種類に分類されています．

てんかん原性の背景疾患の存在が想定されるにもかかわらず診断にいたらないときに「潜因性」という用語を用いる場合があり，また，「局在関連」の代わりに「部分」という用語を用いる場合もあります．また，てんかん原性が脳の一部なのか全体なのかが不明な場合や，てんかん原性が全体に存在するが，特にある一部からも独立して発作を生じるような場合（全般発作と部分発作の併発）は，「局在関連性か全般性か決定できない（未決定）てんかん」とします．

この1989年の分類が発表されて以降，分類困難なてんかん症候群が発見され，遺伝子異常によるてんかん症候群の位置づけの問題なども生じるなど，医学の進歩に伴い対応が困難となってきました．そのため，さまざまな分類の改訂案が提案されてきました．国際抗てんかん連盟も2010年に改訂分類案を発表しています（表2）[12]．2010年の分類では，発症年齢別の電気臨床的症候群として種々のてんかん症候群が列挙され，さらにこれまでは単に症候性とされてきたものを「構造的／代謝性の原因に帰するてんかん」として，各種背景疾患別に列挙するようになりました．

表2　てんかん症候群の分類（ILAEによる2010年の分類）[12]

1. 脳波・臨床症候群（発症年齢別）	・全般強直間代発作のみを示すてんかん
1) 新生児期	・進行性ミオクローヌスてんかん
・良性家族性新生児てんかん	・聴覚症状を伴う常染色体優性てんかん
・早期ミオクロニー脳症	・その他の家族性側頭葉てんかん
・大田原症候群	**5) 年齢との関連性が低いもの**
2) 乳児期	・多様な焦点を示す家族性焦点性てんかん（小児期から成人期）
・遊走性焦点発作を伴う乳児てんかん	・反射てんかん
・ウエスト症候群	**2. 明確な特異症候群**
・乳児ミオクロニーてんかん	・海馬硬化症を伴う内側側頭葉てんかん
・良性乳児てんかん	・ラスムッセン症候群
・良性家族性乳児てんかん	・視床下部過誤腫による笑い発作
・ドラベ症候群	・片側けいれん・片麻痺・てんかん
・非進行性疾患のミオクロニー脳症	**3. 構造的／代謝性の原因に帰するてんかん**
3) 小児期	・皮質形成異常（片側巨脳症，異所性灰白質など）
・熱性けいれんプラス（乳児期から発症することがある）	・神経皮膚症候群（結節性硬化症複合体，スタージ・ウェーバー症候群など）
・早発良性小児後頭葉てんかん症候群	・腫瘍
・ミオクロニー脱力（旧用語：失立）発作を伴うてんかん	・感染
・中心側頭部棘波を示す良性てんかん	・外傷
・常染色体優性夜間前頭葉てんかん	・血管腫
・遅発性小児後頭葉てんかん（ガスト―型）	・周産期脳障害
・ミオクロニー欠神てんかん	・脳卒中
・レノックス・ガストー症候群	・その他
・睡眠時持続性棘徐波を示すてんかん性脳症	**4. 原因不明のてんかん**
・ランドー・クレフナー症候群	てんかん発作を伴う疾患であるがそれ自体は従来の分類ではてんかん型として診断されないもの
・小児欠伸てんかん	・良性新生児発作
4) 青年期―成人期	・熱性けいれん
・若年欠神てんかん	
・若年ミオクロニーてんかん	

そのほかにも種々の分類案が提示されてきていますが，1989年の分類を用いることで，それぞれの症例において治療法や予後などがある程度推測できるため，臨床的に1989年の分類が継続的に用いられています．

1 | 特発性局在関連てんかん

てんかんを起こす病態が脳の一部に限局し，その背景となる疾患が明らかでないものが含まれます．この分類に含まれるてんかん症候群は，小児期にだけみられ，ほぼ100％寛解するため，多くの症例では長期にわたる治療は不要です．

2 | 特発性全般てんかん

てんかんを起こす病態が脳全体に生じ，その背景となる疾患が明らかでないものが含まれます．この分類に含まれるてんかん症候群は，主に小児期から若年期に発症し，約80％は適切な薬物治療により寛解するとされています．しかし，成人後に薬物を中断することで再発する症例もあり，そのような場合には継続的な治療が必要となります．また，この分類に属するてんかん症候群は，バルプロ酸（VPA）が有効なことが多いのも特徴です．

3 | 症候性局在関連てんかん

てんかんを起こす病態が脳の一部に限局し，その背景となる疾患が明らかなものが含まれます．ここに分類されるてんかん症候群は，背景疾患が頭部外傷，脳炎，脳血管障害，脳腫瘍などと多様であり，そのために治療方針，予後，合併症状などもさまざまです．成人発症のてんかんの多くはこの分類に含まれ，抗てんかん薬で寛解する割合は50％程度とあまり高くありません．一方で薬剤に対して抵抗性の場合には，てんかん原性病変を外科的に切除する「てんかん外科」の適応がある場合もあります．

4 | 症候性全般てんかん

てんかんを起こす病態が脳全体に分布し，その背景となる疾患が明らかなものが含まれます．ここに含まれるてんかん症候群は薬剤抵抗性のものが多く，また背景疾患が脳全体に障害を起こすこともあり，知的障害，運動機能や高次脳機能の障害などが合併するものも多くみられます．薬剤に対する寛解率は約20％程度であり，薬剤による治療には限界が存在するため，家庭・社会的環境を整えたり，リハビリを行ったりする包括的診療が重要となります．

編者注：2017年に国際抗てんかん連盟は，てんかん発作とてんかんの新しい分類を公表しました．変更点は日本てんかん学会などの情報を参照ください．本書では，てんかん発作分類およびてんかん分類について，1981年と1989年の国際抗てんかん連盟による分類に基づき用語を統一しました．

おすすめの参考文献

- 井上有史，池田 仁 編：新てんかんテキスト―てんかんと向き合うための本―．南江堂，東京，2012．

（寺田清人，医師）

Q9 症候性てんかんと特発性てんかんの違いは何ですか？

現在日常的な診療で用いられているてんかんの分類は，1989年に国際抗てんかん連盟（ILAE）により提唱された分類（以下，1989年分類）[14]に基づいています．この分類では，てんかんを，①病因（特発性か症候性か），②発作の発現様式（全般性か局在関連性か）によって，それぞれ二分します．つまり，てんかんは大きく4つのグループ（特発性全般てんかん，特発性局在関連てんかん，症候性全般てんかん，症候性局在関連てんかん）に分けられます〔Q5の表1（13頁）参照〕．

それぞれのてんかんグループ（てんかん類型）には，たくさんのてんかん症候群が含まれています．たとえば，特発性全般てんかんであれば，小児欠神てんかんや若年ミオクロニーてんかんが，症候性局在関連てんかんであれば，側頭葉てんかんや前頭葉てんかんが含まれます．「あなたのてんかんは，症候性局在関連てんかんの側頭葉てんかんです」というように，てんかんの診断には，てんかん類型の診断（上位分類）とてんかん症候群の診断（下位分類）の両者が含まれます．

それでは，特発性てんかんと症候性てんかんはどのように違うのでしょうか？

1｜症候性てんかんと特発性てんかんの違い

「特発性」とは「原因不明の」という意味で用いられる医学用語です．1989年分類では，特発性てんかんとは，「遺伝素因が推定される以外に背景病因が認められないもの」とされています[12, 14]．一方で症候性てんかんは，「中枢神経系になんらかの障害があると推定されるか，実際に障害があり，その結果として生じるもの」とされており[14]，たとえば，脳血管障害や脳炎，頭部外傷などでもたらされるてんかんが分類されます．中枢神経系，すなわち脳内に病変があるかないかで，てんかんは特発性と症候性に二分されます．

てんかんを病因により二分するという考えは，1989年分類が提唱されるはるか以前から存在しました．なぜこの区分が行われてきたかといえば，病因によって発作の発現様式や経過が異なり，また，発作間欠期の精神神経学的症状と予後も異なったため，それらを予測するのに有用だったからです[15]．そのため，「特発性てんかん」「症候性てんかん」という分類には，脳内の病変の有無だけでなく，その臨床的な特性や，経過，予測される予後などが含まれています．

たとえば，特発性てんかんは，「小児期や思春期に発症し，原則として知的障害や神経学的な異常はみられず，抗てんかん薬による治療によく反応し，治療予後・社会的予後ともに良好であるもの」と説明できます．症候性てんかんのうち，症候性局在関連てんかんは，「成人期に好発し，高齢発症も多い．治療反応性はさまざまだが，難治に経過し外科手術の適応となる場合もある．精神疾患をときに合併し，社会的予後が不良の場合もあるもの」と説明できるでしょう．

症候性全般てんかんは，大枠として，「乳幼児期に発症し，知的障害や神経学的異常を認めることも多い．薬物治療には抵抗を示し，社会的予後も不良であるもの」といえます（当然例外はあります）．ウエスト症候群やレノックス・ガストー症候群が含まれます．

2 | てんかん類型の大枠を理解するメリット

もちろん，この説明は全例に当てはまるものではなく，例外も存在します．しかし，それぞれのてんかん類型の大枠を理解しておくことには大きな意味があります．

その一つは，てんかん類型の大枠を理解することで，てんかんの診断がぐっと身近なものになることです．てんかん症候群は，1989年分類に記載されているだけでも30以上あり，そのすべての臨床像を頭に入れるのは並大抵のことではありません．また，てんかん類型の診断はつくけれどもてんかん症候群の診断はできない，ということもめずらしくありません．てんかん診療の診断体系は複雑ですが，てんかん類型の診断は決して難しくはありません．それぞれのてんかん類型の大枠を理解し，検査と問診で目の前の患者がどのてんかん類型に一番当てはまるかを考えれば，多くは診断可能です．

そして，てんかん類型の診断がつけば，治療方針を立て，ある程度予後も予測することができます．結果，その患者の理解は深まり，十分な支援につながります．これが，てんかん類型の大枠を理解することの，もう一つのメリットです．

すべてのてんかんが症候性てんかんと特発性てんかんに明確に分けられるわけではなく，実際，素因性（特発性てんかん）と器質性（症候性てんかん）の2つの要因が絡み合うてんかんも存在し，特に症候性全般てんかんではこの2つの要因は相互に影響し合っています[15]．また，「症候性と推定されるが病因を特定できないてんかん」は，1989年分類では潜因性てんかんとして特別に分類されています[14]．ただ，これまでに述べてきた通り，特発性てんかんや症候性てんかんを，病因の有無だけによらない，臨床経過に基づくてんかんの分類と考えるなら，混乱を避けるためにも，ひとまず潜因性てんかんを症候性てんかんに含めて整理するのがよいかもしれません．

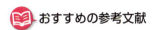

おすすめの参考文献

- 兼本浩祐：てんかん学ハンドブック　第3版．医学書院，東京，2012．
- 久郷敏明：てんかん学の臨床．星和書店，東京，1996．

（藤岡真生，医師）

Q10 てんかん発作以外の症状にはどのようなものがありますか？

A　てんかんの主症状はてんかん発作ですが，それ以外にもさまざまな症状が伴うことがあります．麻痺や失調などの運動障害から内分泌異常，皮膚症状や先天奇形，そして広い意味での精神症状などが挙げられます．また，まれですがてんかんのある人に起こる突然死も報告されています．精神症状は特に幅広く，うつや不快気分といった気分障害から，幻覚・妄想などを伴う精神病症状，知的障害，自閉症スペクトラム障害（ASD）などの発達障害，認知機能障害，パーソナリティや行動の変化，心因性非てんかん性発作（PNES）などが含まれます．必ずしもこのような症状がすべての人に伴うわけではなく，てんかん発作以外に特別何も問題ない人もいれば，組み合わさっていろいろと合併する人もいますので，個々の例について慎重に見極めることが大切です．原因についても，てんかん発作自体によるものから，原疾患によるもの，抗てんかん薬の副作用，偏見や社会的制限など心理社会的要因などさまざまなものが考えられます．ここでは精神症状以外のものを身体症状として一つにまとめ，精神症状については幅広いのでいくつかに分けて説明します．

1 | 身体症状

　精神症状の一部もそうですが，身体症状は特に病因に関連します．脳血管障害や頭部外傷に起因するてんかんの場合は，当然ですが麻痺や半盲などその部位に対応した症状が出現します．脳血管障害と聞くと高齢者を想像するかもしれませんが，周産期や乳幼児期の脳血管障害により，小児期にてんかんを発症することもしばしばみられます．大脳皮質形成異常でも場所と範囲によっては巣症状が出現します．またHHE症候群[*1]やラスムッセン脳炎では片麻痺が生じます．いくつかの神経変性疾患の一群である進行性ミオクローヌスてんかんでは，小脳失調が出るものがほとんどです．小脳失調は抗てんかん薬の副作用により出現することもあるので，何に起因するものなのかよく見極める必要があります．ミトコンドリア病では筋萎縮を起こすことがあります．視床下部過誤腫による笑い発作を伴うてんかんでは，内分泌異常から思春期早発症を起こします．スタージ・ウェーバー症候群や結節性硬化症のような神経皮膚症候群[*2]では，皮膚症状や胸腹部臓器の異常をきたすことがあります．染色体異常や遺伝子異常，まれな代謝疾患などでは先天奇形やその他さまざまな症状を伴います．レノックス・ガストー症候群など一部のてんかん性脳

[*1]「片側けいれん・片麻痺・てんかん症候群」の略で，乳幼児期に発熱を契機にけいれんと片麻痺を呈し，その後てんかんを発症するまれな症候群とされています．

[*2] 神経系と皮膚に病変を有する疾患群で，胎生期の神経堤細胞や間葉系細胞の発生分化異常により生じます．てんかんと関連しやすいものは，結節性硬化症，スタージ・ウェーバー症候群，神経線維腫症1型（フォン・レックリングハウゼン病）などが挙げられます．

症では，さまざまな要因で後々に歩行障害や姿勢の異常が生じることが多くなります．てんかんという疾患単位がさまざまな病態を含んでいて，それゆえ医療者側にも幅広い知識が必要なのがよくわかると思います．それから外科治療の後遺症として麻痺などの身体症状が起こることもあり，手術を行う際には発作消失の利益と合併症のリスクを総合して判断することになります．最後に重要な症状である突然死について説明します．てんかんのある人が突然予測されずに亡くなって検死や剖検でも死因がわからないといったことが，1,000人あたり年間0〜10人に起こり，SUDEP（sudden unexpected death in epilepsy）と呼ばれています[16]．発作に伴う呼吸循環不全などが想定されていますが，はっきりした原因はわかっていません．

2｜精神症状

1）知的障害

精神遅滞と呼ばれることもあります．知的機能の障害で，知能指数（IQ）が大体の指標になります．18歳までに生じるものを呼びますので，一度発達した知的機能が成人後に退行・障害された場合は，厳密には高次脳機能障害もしくは認知症と呼びます．知的障害とてんかんの関係は古くから知られており，知的障害があるとてんかんの有病率が18％程度まで上昇するといわれています[17]．遺伝子や染色体異常によるてんかん症候群やレノックス・ガストー症候群のようなてんかん性脳症で生じることが知られていますが，原因がはっきりしない知的障害も多くみられます．

2）発達障害

てんかんに合併しやすい発達障害として，まずASDが挙げられます．社会性と言語的・非言語的コミュニケーションの障害，興味の限局や常同行動が特徴[18]で，さまざまな呼称がありましたが，現在は重症から軽症まで引っくるめてASDと呼ばれています．なぜてんかんとASDが合併しやすいのかはまだ議論がありますが，発作に伴う神経回路の異常がASDも引き起こす可能性や，何か共通の脳の原因がASDとてんかん発作の両方を引き起こす可能性が提唱されています[18]．後者では脆弱X症候群などが有名です．ほかにも注意欠如・多動性障害（ADHD）とてんかんの合併も多く，特に特発性全般てんかんとの関連がいわれています[19]．てんかんを合併しない発達障害でも脳波異常を伴うことは通常より多く，両者の関係についてはさらなる研究が必要と思われます．

3）認知機能障害・高次脳機能障害

認知機能障害と聞くと，まずは物忘れなどを主体とする老年期の認知症を思い浮かべる人が多いと思います．実際，高齢になるとてんかんを発症するリスクも高まりますし，アルツハイマー病やクロイツフェルト・ヤコブ病など一部の認知症にはてんかんが合併しやすいとされています[20]．一方で高齢者のてんかん発作や発作後のもうろう状態が認知症と間違えられることもあり，注意が必要です．

一方，いわゆる認知症以外にも注意障害，遂行機能障害，喚語困難，エピソード記憶の障害など，さまざまな高次脳機能障害が生じることが知られており，今のところ側頭葉てんかんと前頭葉てんかんでの報告が多くなっています[21]．こういった高次脳機能障害は一見しただけではわからず，評価には詳細な神経心理学的検査が必要なことがありますが，患者の社会適応や後述するパーソナリティ変化とも関連しうる大事な症状の一つです．

最後に健忘症状についても触れておきます．特に側頭葉てんかんの一部で，普段の認知

機能や記銘力は保たれているのに，一部のエピソード記憶だけが抜け落ちることがあります．発作と関連するものもあれば，関連しない部分の記憶が消えることもあり，てんかん性健忘と呼ばれます．一部は長期にわたる忘却促進（ALF）や自伝的遠隔記憶障害を伴います[22]．

4）気分障害

てんかんとうつ病の関係はかなり以前から知られており，てんかんのある人では一般人口のみならず，ほかの慢性疾患と比較してもうつ病の有病率が高いとされています[23]．心理社会的な問題ももちろん関与しますが，それだけでなく，特に側頭葉てんかんでは辺縁系の障害が関与しているとされています[23]．

また，てんかんに伴ううつ状態が一般のうつ病と同一のものかどうかという議論も続いています．非定型的な症状を呈する人が多く，変動性の症状や易刺激性，不安症状などが目立つと報告され，こういった例は発作間欠期不快気分障害（IDD）という名称で独自に区別されています[23]．IDDの一部が発作周辺期にも生じる報告もみられ，今後，定義や治療法などの確立が期待されます．

5）精神病性障害

「精神症状」というと多彩で広い範囲を含みますが，「精神病症状」という場合は，幻覚や妄想あるいは著しい興奮・多動などを指します[24]．てんかんでは精神病症状の合併率が一般よりも高く，発作の前後で起こる発作周辺期精神病と，発作のないときに起こる発作間欠期精神病に分けられます．発作周辺期精神病はさらに，発作そのものが精神病症状である発作時精神病と，発作の群発後に短い清明期を経て一過性の錯乱性精神病を生じる発作後精神病があります．後者は特に10〜15年以上の病歴のある難治性の側頭葉てんかんで出現しやすいとされています[25]．発作に関連して生じるので，可能な限り発作を抑制することが治療の選択肢となります．発作間欠期精神病は数か月以内に収束する一過性のものと持続的な慢性精神病状態がありますが，前者が後者に移行することも報告されています．発作と精神病症状が交代で出現する（発作が減ると精神病状態になる，またはその逆）ことがあり，その場合は交代性精神病と呼ばれます．全般てんかんでも生じることがあり，発作後精神病に比べると必ずしも側頭葉てんかんにかぎらず発症することがあります[26]．またまれですが，てんかん外科手術後に新たに精神病症状を発症することが報告されており，デ・ノボ精神病と呼ばれています[27]．

6）睡眠障害[28]

睡眠障害を精神症状のカテゴリーに入れないこともありますが，本稿ではここで説明します．てんかんのある人における睡眠にも幅がありますが，一般的には中途覚醒が多く，深いノンレム睡眠やレム睡眠が少ないとされています．発作による覚醒の影響がまず考えられますが，発作のない夜でも睡眠の質が悪いことがあります．また，睡眠時無呼吸症候群の合併も一般より多いとされています．睡眠障害は日中の発作やQOLに悪影響をおよぼしうるため，注意が必要です．

7）パーソナリティ変化

てんかんのある人の性格傾向について，古くから宗教的関心や過剰書字を特徴とするゲシュヴィント症候群や粘着性について側頭葉てんかんを中心に提唱されてきました[29]．こういった説を一般化しすぎると不当なレッテル貼りにもつながるため過剰な解釈はよく

ありませんが，一方で一部の患者には独特の認知・行動が認められたり，パーソナリティ障害と診断される人もいます．こういったパーソナリティ傾向については，先に述べた神経心理学的な認知機能の障害や心理社会的な問題も関与していると思われますが，まだまだ未解明な部分が多い分野です．

8）心因性非てんかん性発作（PNES）[30]

てんかん発作に類似する意識消失や不随意運動として失神や睡眠時随伴症などがありますが，心理的要因によって生じる PNES も重要な鑑別疾患です．偽発作やヒステリー発作と呼ばれたこともありましたが，名称に否定的なニュアンスが入るため，現在は PNES と呼ばれます．PNES 自体は非てんかん性のものなので，てんかんのない人に生じるイメージがありますが，てんかんのある人にも起こることがあります．正しい治療につなげるためにも正しい診断が必要ですが，ときに鑑別が困難でビデオ脳波検査を必要とすることがあります．

9）自殺関連行動

てんかんと自殺が関連することは以前から指摘されており，特に側頭葉てんかんではリスクが高まるといわれています[19,31]．精神病症状や抑うつを合併しやすいことや，後述する抗てんかん薬の影響などが関与すると考えられています．

10）抗てんかん薬による精神症状

発作を止めるために服用する抗てんかん薬ですが，一部で副作用としての精神症状を生じうることが報告されています．個々の薬剤の詳細については誌面の都合で書ききれませんが，ここまで説明した抑うつ，精神病症状，認知機能障害，自殺関連行動など，さまざまな症状を惹起する可能性がある[31,32]ので，個々の症状が何に起因するかを考慮する必要があります．

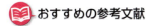
おすすめの参考文献

- Michael R Timble, Bettina Schmitz 編，吉野相英 監訳：臨床てんかん next step ―知的障害・自閉症・認知症から併発精神障害まで．新興医学出版社，東京，2013．

（曽根大地，医師）

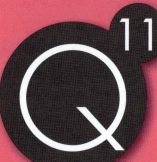

Q11 心因性非てんかん性発作（PNES）とは何ですか？ PNESはどのように診断・治療が行われますか？

A

1 | てんかんの鑑別診断として重要のみならず，ときに両者は合併することがあります

心因性非てんかん性発作（psychogenic non-epileptic seizure：PNES）とは，「てんかん発作と似た症状を示すが，脳波所見やてんかんの根拠となるような臨床所見がなく，背景に心理的要因が示唆される発作」と定義されます．かつては偽発作や擬似発作，ヒステリー発作と呼ばれていましたが，これらの病名はネガティブなイメージを与えかねないため，最近ではPNESという診断名が使われることが多いです．PNESというのはてんかん診療側からの診断名であって，精神医学的には解離性障害や転換性障害，身体表現性障害に当てはまるものと考えられます．

PNESは女性に多く，全体の70〜90％を占めているといわれています[33]が，てんかんとPNESを合併している場合や知的障害とPNESを合併している場合などでは男女差はありません．PNESは小児から高齢者まで，すべての年代で発症しますが，18〜40歳の罹患率がもっとも高いことが知られています[33]．

てんかんセンターに紹介される「難治てんかん」の20〜30％がPNESとの報告もある[33]ように，てんかんの鑑別診断としてPNESは重要です．PNESのある人は正しい診断にたどりつくまでに多くの時間を要し，本来は不必要な抗てんかん薬の治療による副作用に悩み，適切な精神療法が遅れ，QOLが低下してしまうことが少なくありません．

さらに，PNESとてんかんは，ときに合併することがあります．また，てんかんのある人は一般に比べて30倍近くPNESを起こしやすいという報告もあります[33]．以上から，PNES自身は精神症状の範疇に入るものですが，てんかん診療にかかわるすべての支援者にとっても理解しておくべき重要な疾患といえます．

2 | PNESの診断には，発作時の長時間ビデオ脳波検査が欠かせません

発作症状，病歴，脳波所見などから総合的に判断し，PNESと診断します．PNESは，「発作時に閉眼している」「何分も振戦様の両手の震えが続く」「頭を左右に振る動作」「発作が始まったり止まったりを繰り返す」など，てんかん発作としては非典型な症状を示すことが多いです．また，PNESのある人には，心理的ストレスがかかる場面で発作が多く，発作の頻度の割には受傷することが少なく，救急外来受診や入院を繰り返すなどの病歴がみられることも少なくありません．発作間欠時の脳波所見や神経心理学的検査も診断の参考にはなりますが，最終的な診断としてはやはり，長時間ビデオ脳波検査で発作時の脳波を記録することが極めて重要です．

しかしながら，長時間ビデオ脳波検査にも技術的な限界がありますので，PNESの診断が難しいことも少なくありません．そのような場合は，診断を焦らずに精神療法や抗てん

かん薬の中止といった治療的介入をしつつ経過観察し，最終的な診断を確定する必要があります．

3 | PNESの治療は，本人の心理的動揺に配慮しつつ丁寧な病状説明から始めます

　PNESのある人や家族に「てんかん発作ではなくPNES」という診断を正しく伝え，理解して受容してもらうのがもっとも重要なポイントだと思います．PNESという診断に至った根拠，PNESの病状，今後の治療方針などを丁寧に説明していきます．

　長年，「難治性のてんかん」と診断されていた患者にとって，てんかんの診断が否定されることによって今までのアイデンティティが失われ，心理的な動揺が起こることが少なくありません．そのため，PNESという診断を説明し，本人に改めてPNESという診断を受容してもらう場面は，とても丁寧にかつ的確に対応する必要があります．単にPNESという診断を告げるだけではなく，今後の治療の方向性なども伝えるとよいでしょう．さらに，筆者の経験ではこの診断受容の場面に力を入れることで，その後の積極的な精神療法をする必要もなくPNESが止まる患者も少なくありません．PNESの病状説明の場面から治療・支援は始まっているので，医療スタッフもてんかんを専門とする医師とともにその場に同席することが望ましいでしょう．

　丁寧な病状説明の後には，環境調整と精神療法を試みることが次の支援のポイントです．知的障害を伴う場合には前者を，知的障害を伴わない場合は後者を中心に介入していきます．環境調整とは，患者がストレスを感じないでいられる場を設定することで，いうなれば，本人以外の周囲の介助者（家族や施設職員）へのアプローチが重要です．

　一方，知的障害を伴わないPNESの場合は，2009年の日本てんかん学会のガイドライン[33]によると「内省を伴う本格的な精神療法」が有効であると記載されていますが，最近ではそのなかでも特に認知行動療法がPNESには有効であることが証明されています．したがって，PNESのある人の「心因」を深く探っていくというよりも，日々の生活で感じる不安やストレスについて学び，それをうまくコーピングする能力を一緒に身につけていくという精神療法が行われることが増えています．

　これらを具体的にどのように支援していくのかは，PNESのある人の背景も多様ですし，医療スタッフの役割や所属する医療機関のチーム医療体制などによって異なるため，簡単にはいえません．そのため，下記のおすすめの参考文献を参考にオーダメイドの生活支援を続けていくとよいでしょう．

おすすめの参考文献

- 兼本浩祐・他：心因性非てんかん性発作（いわゆる偽発作）に関する診断・治療ガイドライン．てんかん研究，26（3）：478-482，2009．
- Lorna Myers 著，兼本浩祐 監訳：心因性非てんかん性発作へのアプローチ．医学書院，東京，2015．

（谷口　豪，医師）

Q12 てんかんの治療は何科で行われますか？セカンドオピニオンはどのようにすればよいですか？

A

1｜てんかんの治療を行っている診療科

患者が子どもの場合は，かかりつけの小児科医をまずは受診し，治療を開始するのがよいでしょう．それでも，なお発作のコントロールがつかない場合には，日本てんかん学会が認定しているてんかん専門医，もしくは日本小児神経学会が認定している小児神経専門医の資格をもつ小児科医のところに相談に行くのがよいでしょう．てんかん専門医や小児神経専門医は，それぞれ学会のホームページに専門医の名簿が載っているので，そこから情報を得ることができます．

患者が成人の場合は，かかりつけ医に相談するのも悪くはありませんが，成人では専門科ごとに細分化されているため，脳や神経を専門にしている診療科のほうがよいでしょう．具体的には精神科，神経内科，脳外科が当てはまります（図1）．それぞれの科ごとに，各学会が認定する専門医がいます．しかし，これら3つの成人科の専門医だからといって，すべての医師がてんかん診療を得意としているわけではなく，てんかん診療を得意としている医師はむしろ少数派かもしれません．そのため，患者が成人の場合においても，事前に日本てんかん学会のホームページをみて，自宅からアクセスできる精神科，神経内科，脳外科のてんかん専門医がいないかを調べるのがよいでしょう．また，厚生労働省の研究班によって運営されている「てんかん診療ネットワーク」のホームページをみると，てんかん診療を積極的にやっている病院やクリニックの名前を調べることができるので，てんかん専門医が近くにいない場合は，そのような病院・クリニックをまずは受診してみるのもよいでしょう．

子どもの頃にてんかんを発症した人のなかには，成人になっても治療を継続する必要がある場合があります．しかしながら，てんかん専門医は小児科医に比べると成人科の医師の数が足りていないこともあり，なかなか円滑に小児科から成人科への移行（トランジション）ができていません．このトランジションの問題に関しては多くの意見があ

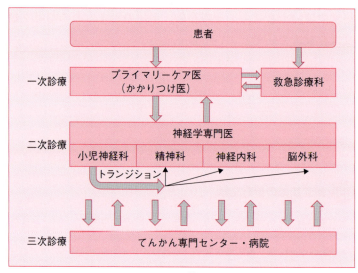

図1　てんかん治療のネットワーク[37]

るので，患者がある程度の年齢になったら，主治医や家族，本人を交えて皆で今後の方針を確認するのがよいでしょう．

てんかん診療の中心を担うのはてんかん専門医なのは間違いありませんが，てんかん専門医のみですべての患者をカバーすることはできません．医療機関が提供できる医療およびその患者に必要な医療をマッチングする必要があると思われ，今後日本でも「てんかん診療ネットワーク」が提案しているようなてんかん診療システムが整備されていくものと思われます[34]（表1）．

表1 日本におけるてんかん診療システム[35]（文献35より一部改変）

一次診療：てんかんのプライマリーケアおよび救急対応
二次診療：神経学専門医によるてんかんのケア ①てんかんの診断と薬物治療 ②脳波およびMRIによる診断
三次診療：てんかん専門医によるてんかんのケア ①発作時ビデオ脳波検査による診断 ②複数の診療科による集学的治療 ③てんかんの外科治療 ④てんかんリハビリテーション

2｜てんかんのセカンドオピニオン

セカンドオピニオンとは，「よりよい治療法を見出すために主治医以外の医師から聞く意見，第二の意見」を意味します．これによって，患者は専門医の意見を聞いて，治療や検査の理解を深めて納得した医療を受けることができます．セカンドオピニオンは専門医から意見を聞くことが目的ですので，現在の主治医に紹介状（情報提供書）を書いてもらい，脳波やMRIなどの画像検査の検査結果などの資料を借りる必要があります[36]．

そのため，必ず事前に現在の主治医にセカンドオピニオンの希望があることを伝えましょう．多くの病院ではセカンドオピニオン外来は保険外診療で全額負担となっていて，料金設定も病院によって違います．また，診察時間もあらかじめ決まっており，通常の外来診療とは異なり，検査や治療を受けることはできません．また，セカンドオピニオン外来はどこの病院でもやっているわけではないので，てんかん専門医のいる病院や各地のてんかんセンターにまずは相談するのがよいでしょう．

セカンドオピニオンでは何を聞きたいか，何を目的にするかによって相談する科を決めるとよいでしょう．たとえば，外科手術の方法に関して詳しく聞きたいのであれば，脳外科のてんかん専門医がよいでしょうし，診断や薬物療法に関して悩んでいるのであれば，年齢によって小児科や神経内科などのてんかん専門医がよいでしょう．合併する精神症状に関しては精神科のてんかん専門医がよいかもしれませんが，小児の発達障害の問題に関してはてんかん専門医にこだわらずに，児童精神科医や発達障害を多く取り扱っている小児科医に相談するのがよいでしょう．

おすすめの参考文献

- 井上有史：てんかんにおける医療連携．精神医学，53：461-467，2011．
- 溝渕雅弘：てんかんのセカンドオピニオン．ともしび，11：3-7，2014．

（谷口　豪，医師）

Q13 医師や看護師と連携する際に知っておくとよい医学用語，略語にはどのようなものがありますか？

A てんかん診療で医師や看護師が一般的に使用する医学用語があります．これらは略語・略号として使用されるものも多くあり，多職種での連携を円滑に行うためにも知っておくと便利です．必ずしも一度に覚える必要はなく，日常臨床で使用している間に自然と覚えられるものです．表1〜3を辞書的に使用してください．用語の意味はほかの章やおすすめの参考文献を参照してください．

表1　てんかん診療で使用される用語，略語（てんかん発作，てんかん症候群）

てんかん発作		
SPS	Simple partial seizure	単純部分発作
CPS	Complex partial seizure	複雑部分発作
sGTC	Secondarily generalized tonic-clonic seizure	二次性全般化発作（二次性全般化強直間代発作）
GTC	Generalized tonic-clonic seizure	全般性強直間代発作
―	Aura	前兆
ES	Epileptic spasms	てんかん性スパズム
EPC	Epilepsia partialis continua	持続性部分てんかん
SE	Status epilepticus	てんかん重積状態
NCSE	Non-convulsive status epilepticus	非けいれん性てんかん重積状態
―	Subclinical seizure	潜在性発作
―	Todd's paralysis	トッド麻痺
―	Ictal	発作時，発作性
―	Preictal	発作前
―	Postictal	発作後
―	Peri-ictal	発作周辺期
―	Interictal	発作間欠時，発作間欠期
てんかん症候群		
ILRE	Idiopathic localization-related epilepsy	特発性局在関連てんかん
SLRE/SPE	Symptomatic localization-related epilepsy/Symptomatic partial epilepsy	症候性局在関連てんかん／症候性部分てんかん
IGE	Idiopathic generalized epilepsy	特発性全般てんかん
SGE	Symptomatic generalized epilepsy	症候性全般てんかん
BECTS	Benign childhood epilepsy with centrotemporal spikes	中心・側頭部に棘波を示す良性小児てんかん
―	Rasmussen症候群	ラスムッセン症候群
TLE	Temporal lobe epilepsy	側頭葉てんかん
MTLE	Mesial temporal lobe epilepsy	内側側頭葉てんかん

FLE	Frontal lobe epilepsy	前頭葉てんかん
PLE	Parietal lobe epilepsy	頭頂葉てんかん
OLE	Occipital lobe epilepsy	後頭葉てんかん
HHE	Hemiconvulsion-hemiplegia-epilepsy syndrome	片側けいれん・片麻痺・てんかん症候群
CAE	Childhood absence epilepsy	小児欠神てんかん
JAE	Juvenile absence epilepsy	若年欠神てんかん
JME	Juvenile myolconic epilepsy	若年ミオクロニーてんかん
WS	West syndrome	ウエスト症候群
LGS	Lennox-Gastaut syndrome	レノックス・ガストー症候群
PME	Progressive myoclonus epilepsy	進行性ミオクローヌスてんかん
SMEI	Severe myoclonic epilepsy in infancy (Dravet syndrome)	乳児重症ミオクロニーてんかん（ドラベ症候群）
LKS	Landau-Kleffner syndrome	獲得性てんかん性失語（ランドー・クレフナー症候群）
CSWS	Epilepsy with continuous spikes and waves during slow wave sleep	徐波睡眠時に持続性棘徐波を示すてんかん
FC/FS	Febrile convulsion, Febrile seizure	熱性けいれん

表2 てんかん診療で使用される用語，略語（病因，検査，治療，その他）

病因		
HS	Hippocampal sclerosis	海馬硬化
FCD	Focal cortical dysplsia	局所性皮質形成異常
DNT	Dysembryoplastic neuroepithelial tumor	胚芽異形成性神経上衣腫瘍
TS/TSC	Tuberous sclerosis	結節性硬化症
―	Angioma	血管腫
検査		
EEG	Electroencephalography	脳波
PS	Photic stimulation	光刺激賦活
PPR	Photoparoxysmal response	光突発反応
HV	Hyperventilation	過呼吸賦活
SP	Sphenoidal electrode	蝶形骨電極
LTM	Long-term EEG/Video monitoring	長時間ビデオ脳波モニタリング
EMU	Epilepsy monitoring unit	てんかんモニタリングユニット
PSG	Polysomnography	ポリソムノグラフ，終夜睡眠ポリソムノグラフ検査
―	Intracranial electroencephalography	頭蓋内脳波
ECoG	Electrocorticography	皮質脳波
―	Spike	スパイク，棘波
Sp-w	Spike and slow wave	スパイク・アンド・ウェイブ，棘徐波
―	Sharp wave	シャープ，鋭波
―	Slow wave	スロー，徐波
ID	Ictal discharge	発作時てんかん性発射
IED, IID	Interictal epileptic discharge	発作間欠時てんかん性発射
SCD	Subclinical discharge	潜在性てんかん性発射
MEG	Magnetoencephalography	脳磁図
MRI	Magnetic resonance imaging	エム・アール・アイ，磁気共鳴画像

SPECT	Single photon emission computed tomography	スペクト，単一光子放射断層撮影
PET	Positron emission tomography	ペット，陽電子放射断層撮影
CT	Computed tomography	シー・ティー，コンピュータ断層撮影
治療		
AED	Antiepileptic drug	抗てんかん薬
AHE	Amygdalohippocampectomy	扁桃体海馬切除術
ATL	Anterior temporal lobectomy	前部側頭葉切除術
－	Corpus callosotomy	脳梁離断術
－	Hemispherectomy	半球切除術，半球離断術
MST	Multiple subpial transection	軟膜下皮質多切術
VNS	Vagus nerve stimulation	迷走神経刺激療法
その他		
SUDEP	Sudden unexpected death in epilepsy	てんかんの突然死
PKC	Paroxysmal kinesigenic choreoathetosis	発作性運動誘発舞踏アテトーゼ
PNES	Psychogenic non-epileptic seizure	心因性非てんかん性発作
PIP	Postictal psychosis	発作後精神病
IIP	Interictal psychosis	発作間欠期精神病
IDD	Interictal dysphoric disorder	発作間欠期不快気分障害
－	Alternative psychosis	交代性精神病
－	Forced normalization	強制正常化
－	de novo psychosis	デ・ノボ精神病（新規精神病）
－	Geschwind syndrome	ゲシュビント症候群
ASD	Autism spectrum disorder	自閉症スペクトラム障害
PDD	Pervasive developmental disorder	広汎性発達障害
ADHD	Attention-deficit/Hyperactivity disorder	注意欠如・多動性障害
LD	Learning disorder	学習障害
ILAE	International League Against Epilepsy	国際抗てんかん連盟
IBE	International Bureau for Epilepsy	国際てんかん協会
JES	Japan Epilepsy Sosiety	日本てんかん学会
JEA	Japan Epilepsy Association	日本てんかん協会（波の会）

表3 抗てんかん薬などの略号

略号	英語名	一般名	商品名®
AZM（AZA）	Acetazolamide	アセタゾラミド	ダイアモックス
BZD	Benzodiazepine	ベンゾジアゼピン系	
CBZ	Carbamazepine	カルバマゼピン	テグレトール
CLB	Clobazam	クロバザム	マイスタン
CZP	Clonazepam	クロナゼパム	リボトリール，ランドセン
CLZ	Clorazepate	クロラゼプ酸	メンドン
DZP	Diazepam	ジアゼパム	セルシン，ホリゾン，ダイアップ坐薬
ESM	Ethosuximide	エトスクシミド	エピレオプチマル，ザロンチン
EHN（EHT）	Ethotoin	エトトイン	アクセノン
GBP	Gabapentin	ガバペンチン	ガバペン
KBr	Potassium bromide	臭化カリウム	臭化カリウム
LCM	Lacosamide	ラコサミド	ビムパッド
LEV	Levetiracetam	レベチラセタム	イーケプラ
LTG	Lamotrigine	ラモトリギン	ラミクタール
LZP	Lorazepam	ロラゼパム	ワイパックス
MDL	Midazolam	ミダゾラム	ドルミカム
NZP	Nitrazepam	ニトラゼパム	ベンザリン，ネルボン
PER（PMP）	Perampanel	ペランパネル	フィコンパ
PIR	Piracetam	ピラセタム	ミオカーム
PB	Phenobarbital	フェノバルビタール	フェノバール，ワコビタール坐薬，ノーベルバール
PHT	Phenytoin	フェニトイン	アレビアチン，ヒダントール
PRM	Primidone	プリミドン	プリミドン
RFN	Rufinamide	ルフィナミド	イノベロン
ST（SLM, SUL）	Sultiam	スルチアム	オスポロット
STP	Stiripentol	スチリペントール	ディアコミット
TPM	Topiramate	トピラマート	トピナ
VPA	Valproate	バルプロ酸	デパケン，セレニカ，ハイセレニン
ZNS	Zonisamide	ゾニサミド	エクセグラン

おすすめの参考文献

- 日本てんかん学会：てんかん学用語集 第5版. 日本てんかん学会，東京，2013.
- 日本てんかん学会：てんかん学用語事典. 日本てんかん学会，東京，2006.

（西田拓司，医師）

文献

1) Hauser WA et al：Incidence of epilepsy and unprovoked seizures in Rochester, Minnesota：1935-1984. *Epilepsia*, **34**：453-468, 1993.
2) 小泉修一：細胞外ヌクレオチドを介した中枢神経系の細胞間情報連絡. 山梨医科学, **22**：27-38, 2007.
3) Lefkopoulos A et al：Magnetic resonance imaging in 120 patients with intractable partial seizures：a preoperative assessment. *Neuroradiology*, **47**：352-361, 2005.
4) 日本神経学会 監修：第18章てんかんの遺伝と遺伝子診断. てんかん治療ガイドライン2010. 医学書院, 東京, 2010, pp142-143.
5) 兼子 直 編著：てんかん教室 改訂第3版. 新興医学出版社, 東京, 2012.
6) 大町和美, 羽田 明：多因子疾患. 別冊遺伝カウンセリングハンドブック. メディカルドゥ, 東京, 2011, pp96-97.
7) 石井敦士, 廣瀬伸一：てんかんと遺伝子異常. 日本臨床, **72**（5）：796-802, 2014.
8) Winawer MR, Shinnar S：Genetic epidemiology of epilepsy or what do we tell families? *Epilepsia*, **46**（10）：24-30, 2005.
9) Pal DK et al：Genetic evaluation and counseling for epilepsy. *Nat Rev Neurol*, **6**（8）：445-453, 2010.
10) 日本医学会：医療における遺伝学的検査・診断に関するガイドライン. 別冊遺伝カウンセリングハンドブック. メディカルドゥ, 東京, 2011, pp411-418.
11) Fisher RS et al：Epileptic seizures and epilepsy: definitions proposed by the international league against epilepsy (ILAE) and the international bureau for epilepsy. *Epilepsia*, **46**：470-472, 2005.
12) Berg AT et al：Revised terminology and concepts for organization of seizures and epilepsies: report of the ILAE commission on classification and terminology, 2005-2009. *Epilepsia*, **51**：676-685, 2010.
13) Bancaud J et al：Proposal for revised clinical and electroencephalographic classification of epileptic seizures. *Epilepsia*, **22**：489-501, 1981.
14) Commission on Classification and Terminology of the International League Against Epilepsy：Proposal for revised classification of epilepsies and epileptic syndromes. *Epilepsia*, **30**：389-399, 1989.
15) 清野昌一：てんかんの概念, 定義. 臨床精神医学講座（全24巻）第9巻 てんかん（鈴木二郎・他編）. 中山書店, 東京, 1989, pp11-19.
16) 日本てんかん学会 編：てんかんと突然死（SUDEP）. てんかん専門医ガイドブック－てんかんにかかわる医師のための基本知識. 診断と治療社, 東京, 2014, pp72-73.
17) Mike Kerr, Penny Blake：知的障害と関連遺伝子疾患. 臨床てんかんnext step―知的障害・自閉症・認知症から併発精神障害まで（吉野相英 監訳）. 新興医学出版社, 東京, 2013, pp15-24.
18) Thierry Deonna, Eliane Roulet-Perez：自閉症スペクトラム障害. 臨床てんかんnext step―知的障害・自閉症・認知症から併発精神障害まで（吉野相英 監訳）. 新興医学出版社, 東京, 2013, pp25-40.
19) Dale C. Hesdorffer, Ennapadam S. Krishnamoorthy：てんかんと精神障害：分類と疫学. 臨床てんかんnext step―知的障害・自閉症・認知症から併発精神障害まで（吉野相英 監訳）. 新興医学出版社, 東京, 2013, pp3-13.
20) Bernd Pohlmann-Eden, Marie-Aline Eden：認知症. 臨床てんかんnext step―知的障害・自閉症・認知症から併発精神障害まで（吉野相英 監訳）. 新興医学出版社, 東京, 2013, pp49-60.
21) Christoph Helmstaedter, Juri-Alexander Witt：前頭葉・側頭葉てんかんの神経心理学. 臨床てんかんnext step―知的障害・自閉症・認知症から併発精神障害まで（吉野相英 監訳）. 新興医学出版社, 東京, 2013, pp99-116.
22) Frank M. C. Besag：てんかん発作に伴う認知行動障害. 臨床てんかんnext step―知的障害・自閉症・認知症から併発精神障害まで（吉野相英 監訳）. 新興医学出版社, 東京, 2013, pp41-47.
23) Marco Mula：発作間欠期不快気分障害. 臨床てんかんnext step―知的障害・自閉症・認知症から併発精神障害まで（吉野相英 監訳）. 新興医学出版社, 東京, 2013, pp89-97.
24) 大沼悌一：てんかん患者における精神病. てんかん学用語事典. 日本てんかん学会, 東京, 2006, pp130-131.
25) 日本てんかん学会 編：発作周辺期精神病. てんかん専門医ガイドブック―てんかんにかかわる医師のための基本知識. 診断と治療社, 東京, 2014, pp291-292.
26) 日本てんかん学会 編：発作間欠期精神病. てんかん専門医ガイドブック―てんかんにかかわる医師のための基本知識. 診断と治療社, 東京, 2014, pp293-294.

27) 南海昌博, 道明智徳：てんかんの術後精神症状. てんかん―その精神症状と行動（「てんかんの精神症状と行動」研究会 編）. 新興医学出版社, 東京, 2004, pp92-98.
28) 加藤昌明：てんかんと睡眠障害. てんかん―その精神症状と行動（「てんかんの精神症状と行動」研究会 編）. 新興医学出版社, 東京, 2004, pp64-69.
29) 松岡洋夫：ゲシュヴィント症候群. てんかん学用語事典. 日本てんかん学会, 東京, 2006, pp76-77.
30) Tanvir Syed, W. Curt LaFrance, Jr.：心因性発作. 臨床てんかん next step―知的障害・自閉症・認知症から併発精神障害まで（吉野相英 監訳）. 新興医学出版社, 東京, 2013, pp133-141.
31) Michael R. Trinmble：抗てんかん薬と自殺. 臨床てんかん next step―知的障害・自閉症・認知症から併発精神障害まで（吉野相英 監訳）. 新興医学出版社, 東京, 2013, pp153-162.
32) 日本てんかん学会編：抗てんかん薬による精神症状. てんかん専門医ガイドブック―てんかんにかかわる医師のための基本知識. 診断と治療社, 東京, 2014, pp295-296.
33) 兼本浩祐：心因性非てんかん性発作（いわゆる偽発作）に関する診断・治療ガイドライン. てんかん研究, **26**（3）：478-482, 2009.
34) 大槻泰介・他：てんかん診療の連携. *Epilepsy*, **7**：7-13, 2013.
35) てんかん診療ネットワークのホームページ. https://www.ecn-japan.com/（2018年2月閲覧）
36) 溝渕雅弘：てんかんのセカンドオピニオン. ともしび, **11**：3-7, 2014.
37) 井上有史・小出泰道："てんかんが苦手"な医師のための問診・治療ガイドブック. 医薬ジャーナル社, 大阪, 2014.
38) 日本てんかん学会：てんかん学用語集　第5版. 日本てんかん学会, 東京, 2013［Q13］.
39) 日本てんかん学会：てんかん学用語事典. 日本てんかん学会, 東京, 2006［Q13］.

第3章 てんかんの医学的検査

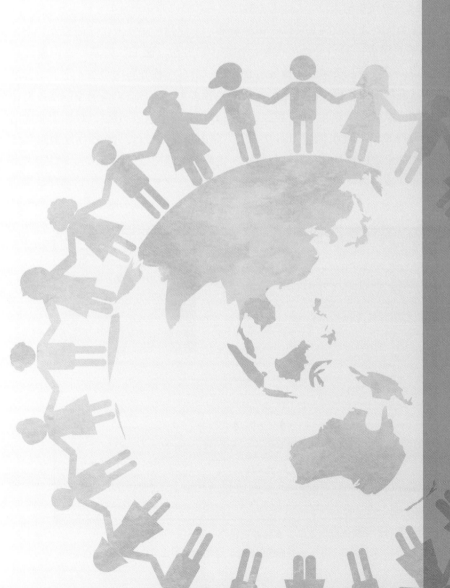

Q14 脳波検査はどのように行われますか？どのようなことがわかりますか？

A　脳波検査は，頭皮上に装着した電極により脳神経細胞の活動により生じる電位の変化を波として記録する検査です．てんかんのある人の脳波には，棘波（spike）や鋭波（sharp wave）（図1）と呼ばれる尖った波や，これらの波に幅広な波が続く棘徐波複合（spike and slow wave complex）と呼ばれる異常波が出現します．これらのてんかん性異常波の検出や出現部位は，てんかんの診断や分類に役立ちます．てんかんはMRIやCTなどの画像検査では異常を認めないことも多いため，脳波検査のような機能検査はてんかんを診断するために非常に重要な検査となります．

　一般的に実施されている脳波検査では，電極装着から記録終了まで1時間程度かかります．ルーチンの脳波検査においては，電極は国際10/20法（図2）に基づく位置に導電ペーストなどを用いて装着します．電極装着が終わったら，検査室内のベッド上で背臥位になってもらい，安静閉眼状態で脳波を記録していきます．異常波の誘発や脳波の変化を確認する目的で賦活試験を実施します．現在広く行われている賦活試験には，開閉眼賦活，光刺激賦活，過呼吸賦活，睡眠賦活があります．開閉眼賦活では，10秒程度開眼してから再び閉眼する動作を数回繰り返し実施します．光刺激賦活では，眼前にストロボスコープを配置し，さまざまな周波数で点滅する閃光刺激を繰り返し提示します．過呼吸賦活で

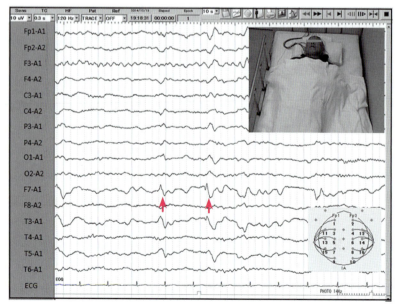

図1　耳朶基準電極導出法による脳波記録の一例
安静閉眼時の脳波記録であり，左前側頭部優位に棘波・鋭波が出現しています（色矢印）．

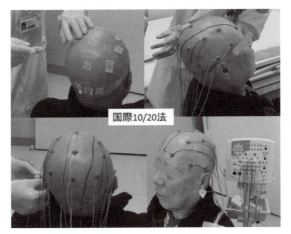

図2　電極装着の様子

は，2〜3秒に1回の速さで深呼吸（過呼吸）を3〜4分間繰り返し，過呼吸終了後も普通の呼吸に戻してから3分以上記録します．睡眠賦活は通常，自然な入眠を待ちますが，入眠困難な患者などでは，必要に応じて催眠・鎮静剤の投薬下で実施されます．睡眠賦活では，可能な限り睡眠第2段階までの睡眠脳波を記録します．

　脳波が記録する電位は基準点を必要とする相対量であり，基準点の決め方は導出法（誘導法）として標準的なものが考案され使用されています．代表的な導出法の一つである耳朶基準電極導出法は，頭皮上に装着した導出電極と耳朶基準電極の間の電位差を記録します．デジタル脳波計の普及により，記録後にさまざまな導出法に切り替えて波形を観察することが可能となっていますが，記録時は患者の状態をリアルタイムで正確に把握し，判読医に正確に伝わるようにするため，適切な導出法を選択して記録することが重要です．脳波検査中は通常，検査室内の患者の様子をビデオカメラなどで観察し記録しています．身体の動きなどにより生じたノイズ（雑音）・アーチファクトの混入が，異常波との鑑別を困難にする場合があるため，記録状況は所見欄への記載やマーカーとして残し，判読医に検査の状況を正確に伝えます．また，脳波検査中に患者がてんかん発作を起こすこともあるため，ビデオ記録は非常に大切です．このようにして脳波検査を実施しますが，てんかんのある人でも明らかな脳波異常を認めない場合や，異常波の出現頻度が低い場合もあり，脳波検査を複数回実施することによって，てんかん性放電の検出率を高めています．

　一般的な脳波検査のほかに，てんかん発作の記録を目的とする長時間ビデオ脳波検査があります．記録はてんかんモニタリングユニット（epilepsy monitoring unit：EMU）に入院し，1〜5日間かけて行われるため，電極が長期間外れないように包帯で固定したうえで，脳波とビデオを同時に記録します．発作が捕えられると，発作時の患者の様子や，発作症候と脳波変化の関連性などが，てんかん分類や焦点診断，心因性非てんかん性発作（PNES）と真のてんかん発作の鑑別などに役立ちます．

おすすめの参考文献

- 所司睦文，小野澤裕也：臨床脳波検査スキルアップ　第2版．金原出版，東京，2017．
- 大熊輝雄：臨床脳波学　第6版．医学書院，東京，2016．

（持田智之，臨床検査技師）

Q15 画像検査にはどのようなものがありますか？どのようなことがわかりますか？

A 近年，脳の画像診断は大きな進歩を遂げています．てんかんの分野でも同様で，主にてんかんの原因を探したり，外科治療の可能性を検討したりするときに用いられます[1, 2]．てんかんの画像検査は大まかに「脳の形態を調べる検査（＝形態画像）」と「脳の機能を調べる検査（＝機能画像）」に分けられ，本稿ではそれぞれに分けて検査を説明していきます．また，説明した検査の特徴を表1にまとめました．

1│形態画像検査

文字どおり，「脳の形」を主に調べる検査です．次に挙げるCTとMRIが該当します．急性期の脳血管障害や悪性腫瘍，脳炎などがないかどうかを初期に確認するために施行されたり，抗てんかん薬で発作が止まらない難治性てんかんのある人に対し原因病変を探して外科治療を検討するときに用いられたりします．みつけられる原因病変としては，皮質形成異常，脳腫瘍，神経皮膚症候群，血管奇形，外傷性変化，海馬硬化，感染性疾患，脳血管障害，神経変性疾患などがあります[2]．画像診断では異常がみつからないてんかんもまだ多くありますが，そういう場合でも一度は形態画像検査で異常がないことを確認しておくことが重要です．また形態画像検査で何かみつかったとしても，それが必ずしも発作の原因ではないことがあります．あるいは，病変の場所によっては手術により治療することが非常に困難なこともあります．個々の例については脳波検査や発作状況などを総合的に判断して治療法を決めていくことになります．

1）CT検査

コンピュータ断層撮影（computed tomography）の略で，放射線を用いた画像検査です．脳のCTは比較的簡便で多くの施設で行うことができ，短時間で終わり，急性期の出血や石灰化を検出しやすいという利点があります．ただ，てんかんの原因を探す際には画像の質がMRIに劣ってしまいます[1, 2]．それでも大きな病変を探すには十分ですし，ペース

表1　てんかんの画像検査

検査法	内容	長所	短所
CT検査	形態画像	迅速に施行できる 急性期出血や石灰化の検出	解像度が低く病変をみつけにくい
MRI検査	形態画像	解像度が高く病変をみつけやすい 被曝がない	撮影に時間がかかり，静止が必要
FDG-PET	糖代謝の測定	焦点の検出力が高い	施行できる施設が少ない 費用が高額になる
脳血流SPECT	脳血流の測定	発作期の脳血流を測定できる	発作間欠期では検出力がやや低い

メーカーが入っていたり長時間の静止ができない患者など，MRIが行えない場合や，救急時など検査を急ぐ場合はCTを行うことになります．

2）MRI検査

磁気共鳴画像（magnetic resonance imaging）の略で，磁気を用いた画像検査です．CTのように被曝することはありませんが，撮影に20～30分の時間がかかり，大きな音がします．MRIは解像度に優れているので病変をみつけやすく，画像検査の中では中心的な役割です．現在のてんかん診療において，脳波とともに標準検査として推奨されています（図1）[1, 2]．身体の中に金属があったり，長時間の静止ができなかったりすると行えないことがあります．MRIに関しては，機械の種類や撮像方法あるいは評価する医師の技量によって，わかることが大きく変わることがあります．2歳以下の子どもの場合は，脳が成長して画像の見え方が変わることもあります．一度MRIを撮って原因がわからなくても，てんかんの専門施設で撮り直すとわかることもありますので，必要に応じて専門施設の受診を検討することが必要です．

2｜機能画像検査

MRIやCTが脳の形をみる検査であるのに対し，機能画像検査では「脳の働き」をみることができます．しかしながら，電気的な働きをそのままみるわけではなく，脳の血流の動きや脳が主に栄養分としている糖分の代謝などを検出します．脳の働きをみることによって，形態画像検査ではわからなかった異常を検出し，発作の原因となっている場所を特定できることがあります．ここでは現在，主に行われている2つの検査について説明しますが，これら以外にも新しい検査がいくつか出てきています．行う機能画像検査の種類やタイミングについては，発作状況やほかの検査の結果などが複雑に関係してきます．

1）PET検査

陽電子放射断層撮影（positron emission tomography）の略で，てんかん分野では脳が

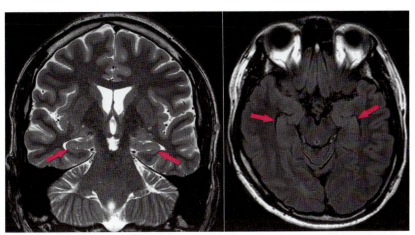

（A）T2強調画像冠状断　　　　　（B）FLAIR画像水平断

図1　MRIによる海馬の描出（健常例）
（A）てんかんでは時に海馬が問題になりますが，特にT2強調画像の冠状断が層構造まで確認しやすいです(色矢印)．施設によってはSTIR画像などが用いられることもあります．この時，海馬の長軸に垂直に撮像されていると評価がしやすいです．
（B）脳脊髄液の信号を抑制したFLAIR画像の水平断では，海馬はこのように見えます（色矢印）．

栄養源にしているグルコース代謝を指標とするFDG-PETという検査が中心となっています[3]．てんかんの原因となっている場所はグルコースの代謝が下がっていることが多いため，それを検出します．原則として発作がない時期（発作間欠期）に核種と呼ばれる特殊な薬を静脈注射して，その後撮影を行います．施行可能な施設が少ない点や費用が高い点が難点ですが，てんかんの焦点を検出する能力は優れています．

2）SPECT検査

単一光子放射断層撮影（single photon emission computed tomography）の略で，主に行われているのは脳血流の分布を測定する脳血流SPECTです．てんかんの焦点では発作間欠期には脳血流が低下し，発作期には脳血流が上昇することが知られています．発作間欠期のSPECTは上記のPETに比べると検出能力が落ちますが，発作期に検査を行うと脳血流の上昇を捉えることができるというほかの検査にはない利点をもっています．発作期の画像から発作間欠期の画像をコンピュータで自動的に引き算するSISCOM（subtraction ictal SPECT coregistered to MRI）画像を作成することもあります[3]．PETと同様に核種を静脈注射した後に撮影を行いますが，特に発作期の検査は注射するタイミングが重要になります．注射できる態勢で何日も待つわけにはいきませんから，発作がおおむね日単位で起こっている患者や，発作が起こるようにあえて抗てんかん薬を減量しないと発作期の検査は事実上行えないという欠点もあります．

　おすすめの参考文献

- 日本てんかん学会 編：てんかん専門医ガイドブック―てんかんにかかわる医師のための基本知識．診断と治療社，東京，2014．
- 松浦雅人，原 恵子 編：てんかん診療のクリニカルクエスチョン200 改訂第2版．診断と治療社，東京，2013．

（曽根大地，医師）

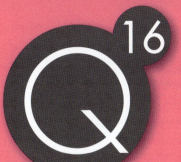

Q16 抗てんかん薬の血中濃度はどうして測るのですか？

てんかん発作は，脳の神経細胞の興奮性が増加する，または，抑制性が低下することにより，神経細胞が異常に興奮することで生じます．抗てんかん薬は，神経細胞の興奮性を抑えるか，抑制性を増強することで，てんかん発作を起こさないように働きます．

1｜薬物血中濃度

抗てんかん薬を投与する際には，副作用の発現に注意しつつ投与量を漸増し，発作が抑制される投与量を見出します．投与量の目安として「参考域の血中濃度」があります．「参考域の血中濃度」は，統計学的に多くの患者でてんかん発作が抑制され，副作用が発現しない血中濃度の範囲です．個人差があるため，すべての患者に当てはまるわけではありません．「参考域の血中濃度」以下でも発作が抑制されていれば，投与量を増やす必要はありません．また，副作用がなければ「参考域の血中濃度」より高い濃度で治療することもあります[4]．このように，抗てんかん薬の投与量は，発作頻度，副作用などを考慮して調節することが重要です．実際に血中濃度測定を行うのは，以下のような臨床上必要性があるときです．

- 抗てんかん薬の効果がみられないとき
- 副作用が疑われるとき
- 服用状況の確認が必要なとき
- ほかの薬剤との相互作用の可能性があるとき
- 妊娠予定，妊娠中，肝障害・腎障害合併

薬物血中濃度は，タンパク結合型と遊離型（タンパク非結合型）の両方を合わせた総濃度が示されています．抗てんかん薬は，血液中でタンパクと結合したタンパク結合型と，タンパクと結合しない遊離型として存在します（図1）．抗てんかん作用を有するのは脳内に移行する遊離型です．タンパク結合型と遊離型の割合を表すタンパク結合率は，抗てんかん薬ごとに異なります（表1）．低タンパク血症，肝障害，腎障害，妊娠中などの状態では，血中濃度が同じでも遊離型の割合が増加し，効果や副作用が増強します．また，抗てんかん薬は併用薬がある場合，相互作用で血中濃度の増減が生じます．投与量を変更していないにもかかわらず，発作頻度の増加や副作用の出現を認めたときは，服用状況や新たな併用薬開始の有無などを確認し，

図1　薬物血中濃度（総濃度）

タンパク結合型（血液内にとどまる）　　遊離型（タンパク非結合型）（脳内へ移行）

表1 主な抗てんかん薬の参考域の血中濃度と薬物動態[4,5]（文献4, 5より一部改変）

一般名	略語	血中濃度（μg/mL）	消失半減期（時間） 成人	消失半減期（時間） 小児	ピーク時間（時間） 成人	ピーク時間（時間） 小児	タンパク結合率（％）	主な代謝部位
フェノバルビタール	PB	15〜25	70〜130	30〜75	0.5〜4	0.5〜2	40〜55	肝 50〜80%　腎 20〜50%
プリミドン	PRM	5〜10	10〜20	4.5〜11	2〜4	4〜6	10〜20	肝 60〜70%　腎 30〜50%
カルバマゼピン[*1]	CBZ	5〜10	10〜26	8〜20	4〜8	3〜6	75〜85	肝
フェニトイン[*2]	PHT	7〜20	L：7〜42　H：20〜70	2〜16　8〜30	4〜8	2〜6	87〜93	肝
ゾニサミド	ZNS	10〜30	50〜70	16〜36	2〜5	1〜3	<50〜55	肝>70%　腎<30%
バルプロ酸[*3]	VPA	50〜100	11〜20	6〜15	2〜4	1〜3	80〜93	肝大部分　腎 1〜3%
徐放製剤	VPA-R		12〜26	6〜12	7.5〜16			
エトスクシミド	ESM	50〜100	40〜60	30〜40	1〜7	1〜4	0〜<10	肝 80〜90%　腎 10〜20%
クロナゼパム	CZP	0.02〜0.07	17〜56	22〜33	1〜4	1〜3	80〜90	肝
ニトラゼパム	NZP	0.02〜0.1	21〜40		1.3〜2.5		86	肝
クロバザム	CLB		17〜49	16	0.5〜2		85	肝
アセタゾラミド	AZM	10〜14	10〜15		2〜4		90〜95	腎
臭化カリウム	KBr	750〜1,250	10〜13日	5〜8日			0	腎
ガバペンチン	GBP	2〜20	5〜9		2〜3		0	腎
トピラマート	TPM	5〜20	20〜30	13〜20	1〜4	1〜3	15	肝 20〜50%　腎 50〜80%
ラモトリギン[*4]	LTG	2.5〜15	15〜30	19	1〜3.5	1〜3	55	肝大部分
レベチラセタム	LEV	12〜46	6〜8	5〜7	0.5〜2	3.3	0	加水分解 27%　腎排泄 66%
ペランパネル	PER		平均 105		0.5〜2		95	主に肝
ラコサミド	LCM		12〜16		0.5〜4		<15	腎

[*1] 半減期はCBZの自己誘導が完了した時点（開始後3〜4週間後）のもの.
[*2] PHTは血中濃度が高いほど半減期が延びる．L；少量（血中濃度5 μg/mL前後），H；（血中濃度10 μg/mL前後）.
[*3] VPAの半減期，ピーク時間は食後服用時のもの．空腹時に服用するとピーク時間は徐放製剤でないVPAでは大幅に短縮し，徐放製剤では1.1〜1.3倍遅くなる．
[*4] 薬疹を防ぐため，LTGの初期量，増量幅，最大量は添付文書の指示にしたがう．
[*5] モノヒドロキシ誘導体での数値．

薬物血中濃度を以前の数値と比較することが重要です．

2｜薬物治療モニタリング

　薬物血中濃度に基づいて，投与量・投与方法を個別に最適化する方法を薬物治療モニタリング（therapeutic drug monitoring：TDM）といいます[6]．抗てんかん薬の薬物血中濃度を評価する際は，体内での薬物動態を知り，服薬時間と血中濃度測定時間との関係を理解することが必要です．薬物を一定投与量，一定投与間隔で経口投与すると血中濃度は徐々に上昇し，最終的に一定の濃度域を上下する「定常状態」に到達します（図2）[7]．定常状態への到達度を判断するには，血中からの薬物の「消失半減期」が重要な因子とな

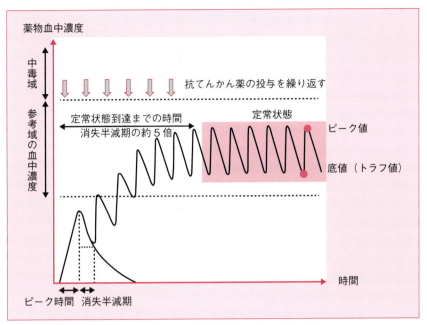

図2 抗てんかん薬の血中濃度の変化[7]（文献7より一部改変）
ピーク時間：薬物摂取から最大血中濃度に達するまでの時間．
消失半減期：薬物濃度が半分に低下する時間．

ります．「消失半減期」とは，薬物濃度が半分に低下するまでに要する時間をいいます．通常は消失半減期の約5倍の時間が経過すると定常状態に到達します．薬物血中濃度は定常状態に達してから測定します．定常状態で一定の濃度域を上下するとき，もっとも高い血中濃度をピーク値（peak level），もっとも低い血中濃度を底値またはトラフ値（trough level）といいます．参考域の血中濃度は底値を基に決められています．治療効果の検討には底値，副作用の検討にはピーク値が有用であり，目的に応じて測定時間を決定します．ピーク値を測定するためには，服薬からピーク時間を経過したときに検査を行います．ピーク時間とは，薬物摂取から最大血中濃度に達するまでの時間で，抗てんかん薬により異なります．低値を測定するためには通常服薬直前に検査を行います．外来診療ではピーク値や低値となる時間に検査を実施することが困難である場合が多いため，服薬時間と検査時間を明記し，その値が日内変動の高い時点か低い時点かを判断して測定結果を評価します．同じ時間に採血をすることで，以前の薬物血中濃度と比較しやすくなります．

おすすめの参考文献

- 日本てんかん学会 編：てんかん専門医ガイドブック—てんかんにかかわる医師のための基本知識．診断と治療社，東京，2014．

（村田佳子，医師）

文献

1) 日本神経学会 監修：第2章てんかん診断のための検査．てんかん治療ガイドライン2010．医学書院，東京，2010，pp17-23．
2) 日本てんかん学会 編：神経画像．てんかん専門医ガイドブック—てんかんにかかわる医師のための基本知識．診断と治療社，東京，2014，pp117-120．
3) 日本てんかん学会 編：機能画像．てんかん専門医ガイドブック—てんかんにかかわる医師のための基本知識．診断と治療社，東京，2014，pp121-126．
4) 日本てんかん学会 編：てんかん専門医ガイドブック—てんかんにかかわる医師のための基礎知識．診断と治療社，東京，2014，pp139-144．
5) 松平敬史・他：新規抗てんかん薬．*Clin Neuroscience*，**35**（7）：855-858，2017．
6) 日本TDM学会TDMガイドライン策定委員会抗てんかん薬ワーキンググループ：抗てんかん薬TDMガイドライン．TDM研究，**30**：53-108，2013．
7) 鈴木小夜：抗てんかん薬の血中濃度モニタリング．臨床検査，**58**（9）：1071-1078，2014．

第4章

てんかんの治療

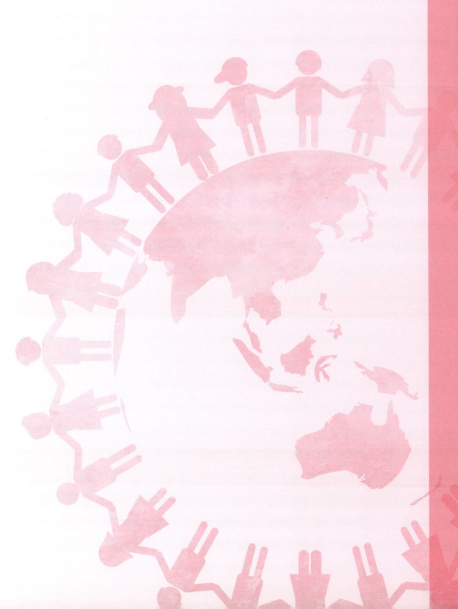

Q17 抗てんかん薬にはどのようなものがありますか？いつ治療を開始しますか？

1 | 抗てんかん薬の治療開始時期

原則は2回目の発作後から開始します．初回の発作では，原則，抗てんかん薬の内服は始めません[1]．ただし，初回の発作時に神経学的異常，脳波異常，てんかんの家族歴があれば，発作が再発する危険性が高いので，治療を開始します．また，高齢者（65歳以上）でも，発作が再発する危険性が高いため，初回発作後に治療を開始することがあります．

初回発作後，5年以内に発作が再発する危険性は35％，2回目の発作後，1年以内に3回目の発作が出現する危険性は73％との報告があります[2]．このため，2回目の発作後から治療は開始するとされています．また，初回発作後に治療を開始した群と治療しなかった群で分けた場合，治療を開始した群で2回目の発作が再発する割合は少ないものの，2回目の発作以降に治療を続ければ両群にはその後の発作抑制率に差がなかったとする報告があります[2]．つまり初回発作から治療を始めても，2回目の発作後に治療を始めても，長期的な発作抑制率は同じというわけです．これらから，2回目の発作後から治療を開始するとされています．

2 | 患者の自己決定の尊重

長期的な治療を決める場面では，病気の性質・治療する期間・薬の副作用などを説明し話し合ったうえで，患者の自己決定を十分に尊重することが大切です．症状の経過，治療の効果の予想，治療の副作用などを情報提供し，患者と話し合いながら，社会背景を考慮に入れて，治療を開始するかどうか決めます．治療をするしないにかかわらず，徹夜など発作につながる要因がある場合は，それらを避けるよう指導します．

3 | 抗てんかん薬の機序と分類

抗てんかん薬にはてんかん発作の予防効果があります．その作用機序[2]は，てんかん焦点部位にある病的なニューロンの過剰発射を抑えて，ほかの部位への伝わりを抑えるとされています．細胞レベルでの作用はNaチャネルの調整作用，Caチャネルの阻害作用，GABAによる抑制増強作用などが研究されています．抗てんかん薬の作用点による効果（表1）では選択的抗焦点性てんかん薬，広域スペクトラム抗てんかん薬，全般的中枢神経抑制薬，抗欠神発作薬に分類できます．

4 | 抗てんかん薬の治療の原則

薬を飲み始めたときに，患者に確認することが3つあります[3]．きちんと飲んでいるか，副作用が出ていないか，発作が軽くなったかです．①きちんと飲んでいるかについて，本人・家族にたずねる以外に，抗てんかん薬の血中濃度も参考にできます．また抗てんかん薬の血中濃度は，投与量を決める指標の1つにもなります．②副作用は飲み始めた初期に

表1 抗てんかん薬の効果別の作用点[2]

効果の特徴	作用点	薬剤名
選択的抗焦点性てんかん薬	選択的 Na^+ チャネル阻害薬	カルバマゼピン（CBZ），フェニトイン（PHT）
	選択的 $HVA-Ca^{2+}$ チャネル阻害薬	ガバペンチン（GBP）
	選択的 GABA 代謝阻害薬	
広域スペクトラム抗てんかん薬	複数の作用点をもつ薬剤	トピラマート（TPM），ラモトリギン（LTG），ゾニサミド（ZNS），バルプロ酸（VPA）
	選択的シナプス小胞タンパク作用薬	レベチラセタム（LEV）
全般的中枢神経抑制薬	選択的 GABAA 受容体活性化薬	フェノバルビタール（PB） ベンゾジアゼピン系（BZD）薬剤
抗欠神発作薬	$LVA-Ca^{2+}$ チャネル阻害薬	エトスクシミド（ESM），ゾニサミド バルプロ酸

出ることが多いため，特に注意が必要です．副作用は薬によって異なりますが，多くの抗てんかん薬にみられるものは，眠気と皮疹など重篤なアレルギー反応です．薬を飲み始める前にあらかじめ，個別の薬の副作用やその対処法について話し合うことが大切です．抗てんかん薬は通常，少量から開始し徐々に増やして維持量*まで増やします．③発作が軽くなったかについて，その判定は薬の維持量まで増量した後で行います．薬を飲む前と比べて，発作の頻度がどうなったか，発作の症状がどうなったかを確認します．加えて，患者自身の効果の実感も大切です．

薬を飲む回数は，多くの抗てんかん薬は1日量を2，3回に分けて飲みます[4]．カルバマゼピン（CBZ）などの眠気がみられやすい薬では，1回の飲む量を減らすため服用回数を増やすこともあります．患者の生活の都合で薬を飲めない時間帯がある場合には，飲む回数を減らす，飲む時間をずらすといった調整も可能です．

薬を飲むタイミングは，食後に飲むよう指導するのが一般的です．これは服用を忘れないことが主な目的なので，起床後，就寝時，食前など，その人がもっとも飲みやすい時間帯であれば食後にこだわる必要はありません．患者の生活スタイルに応じたタイミングに合わせるよう，話し合うことが大切です．

万一，薬を飲み忘れた場合は，1日量を24時間で飲めるように調節して飲むことが大切です．たとえば，1日3回毎食後に飲む予定であった場合，朝の薬を忘れた場合は昼の薬を一緒に飲む，夕の薬を忘れた場合は寝る前に飲むなどです．

---

*薬を飲む量には，初めて飲むための量（初期量）と飲み続けるための量（維持量）があります．通常，抗てんかん薬は副作用を少なくするため，初期量は少量であり，徐々に維持量まで増やします．抗てんかん薬以外の一般的な薬は維持量で飲み始めます．特殊な抗菌薬などは早く効果を発揮させるため，その薬剤の血中濃度が早く参考域の血中濃度に到達するよう初期量が維持量より大きい場合があります．

おすすめの参考文献

- 兼本浩祐：てんかん学ハンドブック　第3版．医学書院，東京，2012．

（辻　富基美，医師）

Q18 抗てんかん薬の減薬と断薬で気をつけることはありますか？

A

1│減薬と断薬を考える理由を理解します

　発作が長期間抑制されている場合には，患者や家族は治療費，副作用，薬物相互作用，胎児奇形，認知機能への影響，日常的な内服への抵抗感など，さまざまな理由から抗てんかん薬（antiepileptic drug：AED）の中止を希望することがあります．特に小児では，予後良好なてんかん症候群が存在することや，抗てんかん薬の長期服用による認知面・行動面に対する副作用を回避するためにも，成人よりも積極的に断薬を考慮することが多いです．

2│断薬を開始する時期の目安を把握します

　日本てんかん学会の成人のガイドライン[5]では，抗てんかん薬の断薬の時期に関する明確な記載はありませんが，小児のガイドライン[6]では，抗てんかん薬断薬前の発作抑制期間は3年以上が目安としています．その他の報告されている研究からは，てんかん発作が2〜3年抑制されていることが抗てんかん薬中止を考慮するにあたっての目安と考えられます．

　脳波異常の存在は再発率を高めると考えられます．日本てんかん学会の小児のガイドライン[6]では，「てんかん症候群分類によらず，2年以上てんかん性異常波がない場合は断薬を考慮する」としています．一方，成人の場合は，「脳波は薬物減量の影響のモニタリングに役立つ」という程度の記載にとどまっています．脳波異常がなくなるまで治療終結を待つと，発作がないのに長期に服薬する不利益があり，あくまでも目安とした方がよいと考えられます．

3│中止後の利益・不利益を把握します

　発作と発作以外の問題に分けて考えてみます．まず発作についてですが，抗てんかん薬中止後の再発は断薬後の2年以内に起こることが多く，この2年を乗り切れば再発の危険はかなり少ないと考えてよいでしょう．次に，発作以外の問題への影響について考えます．眠気や認知機能への副作用は，抗てんかん薬内服中の患者の一般的な有害事象であり，抗てんかん薬中止後に改善することが期待できます．また，費用の負担が少なくなるという利益もあります．その一方でQOLの低さについては，抗てんかん薬中止後も改善しないという報告もあります[8]．また，難治性てんかんのある人の長時間ビデオ脳波検査中の抗てんかん薬減量は，てんかんの突然死（sudden unexpected death in epilepsy：SUDEP）との関連が指摘されています．

　特に成人では，発作再発による心理社会面への強い影響を考慮する必要があります．すなわち，発作の再発により，心理的動揺や周囲の偏見，職業上のキャリアの妨げ，自動車運転免許の取り消しといった不利益を被ってしまう可能性があります．

4│中止後の発作再発の危険因子を把握します

　小児では発作の再発率は，てんかん症候群によって大きく異なります．良性のてんかん症候群の断薬後の再発率はきわめて低いのに対して，症候性てんかんは断薬困難なことが

多いです．なお，若年ミオクロニーてんかんは断薬後の再発率が著しく高く，生涯にわたって治療が必要とする意見が多いです．さらに小児期発症に比べて思春期発症は発作再発の危険性が高いことが知られています．

成人において，日本てんかん学会のガイドライン[5]に記載されている発作再発の危険因子を表1に示します．

表1 発作再発の危険因子[5, 9]

- 発病年齢が高い
- 断薬時の年齢が高い
- 治療開始後の発作反復期間が長い
- 最終発作時の年齢が高い
- 発作頻度，総回数が多い
- てんかん症候群
    症候性てんかん
    若年ミオクロニーてんかん
- 神経学的異常所見がある
- 知的障害がある
- 脳波異常がある
- 抗てんかん薬の数，種類が多い

*若年ミオクロニーてんかんは再発率が高く，断薬の研究において除外項目となっていることが多いため追記しました．

5｜実際に減薬や断薬をしていく方法を把握します

1）断薬をする流れを把握します

日本てんかん学会のガイドライン[5]に記載されている成人における治療終結を決定する流れを以下に示します（小児の場合は，日本てんかん学会のガイドライン[6]に詳しく記載されているので参照ください）．治療終結においては，慎重な検討と十分な話し合い，患者側の意志の尊重が重要視されていることがわかります．

①成人では小児にみられるような，予後良好な症候群はありません．②治療終結を考慮する際には，発病以来の経過を振り返り，発作再発の危険因子を慎重に検討します．③断薬によってもたらされる利益と，発作再発が就労やQOLにおよぼすであろう影響を注意深く比較します．④断薬に関する患者の動機と目標を明確にし，それが現実的であるか否か，リスクを正当化するものであるか否かを，家族も含めて十分に話し合います．⑤最終的な決定は患者と家族にゆだねます．

2）実際の断薬方法を把握します

実際の断薬方法については，日本てんかん学会の小児のガイドライン[6]には記載されていますが，成人のガイドライン[5]には明記はされていません．小児の場合，エビデンスはないものの，1剤ごとに何回かに分けて期間をおいて減量中止することが基本とされています．一方，成人の場合は，「多くの研究では3〜12か月かけて漸減・中止している」という記載にとどまっています．断薬方法について，緩徐な断薬と比較し，急速な断薬の方が再発リスクが高くなるかどうかは報告によって違いがあります．現在のところは緩徐に断薬していく方が無難でしょう．

6｜減薬や断薬中の自動車運転に関して指導します

2010年の日本神経学会のガイドライン[7]には，減薬中の自動車運転に関して，「再発の恐れがない十分な根拠のある場合を例外として，減量する期間および減量後の3か月間は自動車の運転は禁止する」と明記されています．昨今の時勢を考えると，減薬中の自動車運転に関しては慎重な対応が求められるでしょう．

📖 おすすめの参考文献

- 日本てんかん学会ガイドライン作成委員会：成人てんかんの薬物治療終結のガイドライン．てんかん研究．27：417-422，2010．
- 日本てんかん学会ガイドライン作成委員会：小児てんかんの薬物治療終結のガイドライン．てんかん研究，28：40-47，2010．
- 日本神経学会 監修：第11章 てんかん治療の終結．てんかん治療ガイドライン2010．医学書院，東京，2010，pp99-100．

（西村亮一，医師／谷口　豪，医師）

Q19 どのようになれば発作が抑制されたと考えられますか？いつ治療を終了しますか？

A1 2年以上発作が抑制されれば治療が終了できる場合があり，患者ごとに検討します[1]

中学生までに発症した18歳以下の患者の場合，良性のてんかん症候群*では2年間の発作がない期間があれば，断薬を考えます．それ以外の症候群，成人のてんかんでは，発作がない期間が長期間続き断薬できる場合もありますが，その場合には一定の頻度で再発する危険性があり，患者ごとに考える必要があります．発作がない期間が長いほど，再発する危険性が下がります．最後の発作から2年半未満で薬を中止した患者の発作が再発する危険性を1とすると，発作がない期間が3〜5年間では0.7，5〜10年間では0.5，10年以上では0.3以下になります[2]．

発作がない期間以外に，再発する危険性が高いものは，①思春期以降に発症したてんかん，②症候性てんかん，③脳波異常がある，④第一選択薬が効果なく減量開始時に2種類以上の抗てんかん薬を飲んでいる，⑤全般性強直間代発作・ミオクロニー発作がこれまでにあった，⑥神経学的異常があるが指摘されています[1, 2]．これらが抗てんかん薬の中止するポイントです（表1）[10]．こうした事柄を考慮し，患者に合った最善の方法をともに探してくことになります．

抗てんかん薬を継続あるいは中止することで発作がどうなるのか，といった多数例を調査したデータがあります．抗てんかん薬を飲み続けることで6〜7割が1年以上発作のない状態になります．服薬を続けた場合，いったんなくなった発作が再発する可能性が2〜3割ですが，薬を止めた場合はほぼ2倍の割合（4〜6割）で再発します．再発した発作の8〜9割は薬を飲み始めると再びなくなりますが，1〜2割は発作が続きます．発作が再発する時期では7割は抗てんかん薬の減量中に起こり，9割は薬を止めた1年以内にあります（図1）[2]．

抗てんかん薬を中止する場合，減量を開始し中止するまで，少なくとも3か月以上の期間をかけることが多いです．急に中止すると，薬を止めたことによる発作やてんかん発作重積状態

表1 抗てんかん薬中止のポイント[10]

1. てんかん・てんかん症候群の確定
2. 病因・神経学的異常・知的障害がない方がよい
3. 発作の回数が少なく，完全抑制までの期間が短い方がよい
4. 発作消失が最低2年間
5. 発作消失年齢：小児期発症ほど中止の可能性が高い
6. 脳波：てんかん性発作波の消失
7. 社会因子の考慮：小児は在学中，女性は結婚・妊娠前
8. 抗てんかん薬は時間をかけて漸減し，脳波をモニター

*中心・側頭部に棘波をもつ良性小児てんかん，後頭部に突発波をもつ小児てんかんのPanayiotopoulos型（早期発症後頭部に突発波をもつ良性小児てんかん），乳児良性部分てんかん，乳児良性ミオクロニーてんかんは，発作が寛解しやすいてんかん症候群とされています．

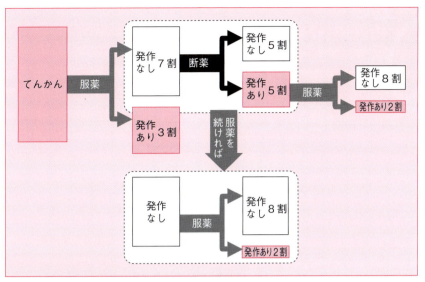

図1 治療効果の見取り図[2]

となる危険があります．特に，フェノバルビタール（PB）やクロナゼパム（CZP）は少量の減量から始めて，ゆっくり中止していくことが大切です．

2｜薬物治療を中止するタイミングは患者の事情に合わせます

　思春期以降の発症では，進学や就労による一人暮らし，結婚，妊娠・出産，子育てといったライフプランと，抗てんかん薬を中止するタイミングを相談します．たとえば，就職前に急に薬を中止して，職場で発作が再発したら健康上の問題に加えて，職場内での問題になってしまう危険性があります．また，妊娠を考えている女性の場合では，妊娠するまでに断薬するのか，変薬するのか，このままの薬を継続するのかなどの話を，家族や医療関係者とあらかじめ相談しておくことが重要です〔Q52（184頁）参照〕．そのうえで，薬を中止する方向になった場合，減量を開始する時期を相談します．

　特に抗てんかん薬を減らしている間の運転は控えるように勧めます〔Q57（200頁）参照〕．薬を減量する期間および減量後の3か月間は自動車の運転はしないように勧めます．ただし，発作が再発するおそれが少ない場合，発作がない期間が長い，これまでに発作の起こった回数が少ない，再発する危険性の低いてんかん症候群，てんかん外科治療後に発作やほかの症状がない場合は，例外となります[10, 11]．

おすすめの参考文献

- 日本神経学会 監修：第3章 成人てんかんの薬物療法．てんかん治療ガイドライン 2010．医学書院，東京，2010，pp24-25．

（辻 富基美，医師）

Q20 小児のてんかんで，抗てんかん薬はどのように選択されますか？

まず生じているてんかん発作を症状や脳波所見に基づいて部分発作と全般発作に分類し，発作の種類に応じて抗てんかん薬を選択します．てんかん発作の分類や発作型に関しては Q7（16 頁），Q8（19 頁）で扱うため，ここではその結果に基づいて一般的に使用される薬剤を表に示します（表1, 2）[12, 13]．第一選択薬として一般的に用いられるのは，部分発作ではカルバマゼピン（CBZ），全般発作ではバルプロ酸（VPA）です．もしこれらの薬を使用しても十分に発作が抑制できなかった場合には，第二選択薬のなかから発作型に応じて次の薬を選びます．またウエスト症候群では ACTH 療法やビタミン B_6 が早期に選択される場合もあります．

抗てんかん薬はできるだけ少量から内服し始め，発作の頻度や副作用の出現に注意しながら増量していきます．発作がコントロールされたら，少なめの量でもその時点での投与量で継続します．一般的に十分な量といわれている量や，副作用が出現してしまう程度まで増量しても効果が得られない場合には，第二選択薬を導入し，一剤目の抗てんかん薬と入れ替えます．その際には先に内服していた一剤目の薬剤を急に中断することは危険なので避け，二剤目の薬

表1 主な抗てんかん薬の小児での使用量[12, 13]

一般名（略号）	主な商品名®	維持使用量（mg/kg/日）	参考域の血中濃度（μg/mL）
バルプロ酸（VPA）	デパケン，セレニカR	10〜50	12〜40
カルバマゼピン（CBZ）	テグレトール	5〜20	4〜12
ラモトリギン（LTG）	ラミクタール	1〜3, *)1〜5 **)5〜15	3〜14
レベチラセタム（LEV）	イーケプラ	40〜60	12〜46
ゾニサミド（ZNS）	エクセグラン	4〜12	10〜40
トピラマート（TPM）	トピナ	3〜9	5〜20
フェニトイン（PHT）	アレビアチン，ヒダントール	3〜12	5〜20
フェノバルビタール（PB）	フェノバール	2〜4	10〜40
エトスクシミド（ESM）	エピレオプチマル，ザロンチン	20〜30	40〜100
クロバザム（CLB）	マイスタン	0.2〜0.8	0.05〜0.3
クロナゼパム（CZP）	リボトリール，ランドセン	0.01〜0.2	0.02〜0.07
ルフィナミド（RFN）	イノベロン	***)体重別	10〜25
ガバペンチン（GBP）	ガバペン	10〜50	2〜20
スルチアム（ST）	オスポロット	5〜10	

*) VPA を併用し PHT, CBZ, PB, プリミドン（PRM）を併用する場合．
**) VPA を併用せず PHT, CBZ, PB, PRM を併用する場合．
***) 4 歳以上．15.0〜30.0 kg：1,000 mg/日，30.1〜50.0 kg：1,800 mg/日，50.1〜70.0 kg：2,400 mg/日，70.1 kg〜：3,200 mg/日

をある程度の量まで増やした後に，一剤目の薬をゆっくり減らしながら中止します．一般的には三剤くらいまで単剤（一種類の薬剤）で順に使用していき，十分な効果が得られなければ複数の薬剤を組み合わせて使用します．

なお，発作の型によっては，抗てんかん薬が合わずにむしろ悪化してしまう場合があります．具体的には，欠神発作はフェノバルビタール（PB），CBZ，ガバペンチン（GBP），強直発作はエトスクシミド（ESM），ミオクロニー発作はラモトリギン（LTG），CBZ，GBP，ドラベ症候群ではCBZ，LTGにより，それぞれ増悪する可能性があります．これらの組み合わせでの使用は，可能なら避けた方がよいでしょう．

表2 発作型に応じた抗てんかん薬の選択例[12, 13]

	第一選択	第二選択
部分発作	CBZ	LTG, LEV, ZNS, TPM, PB, PHT, CLB, CZP
欠神発作	VPA	ESM, LTG, CZP
強直発作	VPA	LTG, RFN, PHT, ZNS, TPM, PB, CLB
強直間代発作	VPA	PB, LTG, LEV, ZNS, TPM, PHT
ミオクロニー発作	VPA	LEV, CZP, CLB

複数の抗てんかん薬を合わせて使用する場合には，眠気が強く出現したり，それぞれの抗てんかん薬の血中濃度が上がりにくくなったり，前述のように発作が悪化する場合もあるため，薬を内服することでかえって発作や全身状態が悪くなっていないか，常に注意する必要があります．数種類の抗てんかん薬を組み合わせて内服しても発作が改善しない場合には，逆に薬の種類を整理して少なくすることを考慮します．

抗てんかん薬は発作に対する効果のほかに，情緒に対し影響を与える場合があります．たとえばCBZ，VPA，LTGは気分安定作用という情緒を安定させる作用を併せ持ちます．なかでもCBZやVPAは気分を落ち着かせる方向で，LTGは落ち込んだ気分を持ち上げてくれる方向で作用することが多いです．一方，ゾニサミド（ZNS）やトピラマート（TPM）では抑うつ気分になったり，指示が入りにくくなったりします．成人では幻覚や妄想が現れたりすることもまれにあります．レベチラセタム（LEV）は情緒が不安定になり，イライラして攻撃的になったり興奮したりする場合があります．PBも小児では同様に多動となったり情緒が不安定になったりする可能性がありますが，成人では眠気が増したり活動性が低下したりします．また，ベンゾジアゼピン系（BZD）に分類されるクロバザム（CLB），クロナゼパム（CZP），ニトラゼパム（NZP）といった薬では眠気が生じやすく，睡眠導入作用を目的に使用される場合もあります．しかし，人によっては多動や興奮といった作用が現れることもあり注意が必要です．

患者のてんかん発作をコントロールし，かつQOLの向上につなげるためには，以上のような特性に配慮し，それぞれの状態に合わせて抗てんかん薬を選択し使用することが重要です．

第4章 てんかんの治療

おすすめの参考文献

- 藤原建樹，高橋幸利 編：小児てんかん診療マニュアル 改訂第2版増補版．診断と治療社，東京，2012．

（大谷英之，医師）

Q21 成人のてんかんで，抗てんかん薬はどのように選択されますか？

A わが国で使用しうる抗てんかん薬は20種類を超え，これからも増えていくことでしょう．薬の選択肢が多いことはよいことで，患者に「ベストな薬」がみつかる可能性が高いということです．よく効いて副作用がないというのが治療の理想ですが，20種類を超える薬のなかから，「発作抑制効果」が期待でき，「副作用が少ない薬剤選択」をするにはどうすればよいのでしょうか．

1│てんかん発作型・てんかんのタイプに基づいた薬剤選択

まず，「発作抑制効果」という点から述べます．前提として，てんかん発作の種類（発作型）やてんかんのタイプ（てんかん類型，てんかん症候群）について正確な診断ができていることが必要です．この発作型やてんかんのタイプに基づいて有効な薬の候補を選びます．あるいは避けるべき薬が想定されることもあります．発作型は部分発作と全般発作に大別できます．部分発作と全般発作では選ぶ薬が異なります．最初に使用すべき薬（第一選択薬）として，従来から部分発作にはカルバマゼピン（CBZ），全般発作にはバルプロ酸（VPA）とされてきました．全般発作には欠神発作やミオクロニー発作などの種類があり，VPA以外に欠神発作ではエトスクシミド（ESM），ミオクロニー発作ではクロナゼパム（CZP）も有効です．さらに，てんかんのタイプによっては有効性が高く，優先的に考慮すべき薬があります．

一方で，特定の背景疾患やてんかん症候群では避けるべき薬があります．たとえば，進行性ミオクローヌスてんかんではフェニトイン（PHT）やCBZ，ミトコンドリア病ではVPA，ドラベ症候群ではCBZなどが避けるべき薬とされます．

このような選択すべき薬剤の優先順位について，各国のてんかん学会や神経学会，国際抗てんかん連盟などがガイドラインを作成しています．さらにてんかん診療の専門家がどのような薬剤選択をするかという調査をまとめたエキスパートオピニオンや，さまざまな研究・症例報告などがあります．それぞれ一長一短があり，その有用性や限界を考慮して利用します．

2│副作用に基づいた薬剤選択

次に，「副作用が少ない薬剤選択」について述べます．副作用には用量依存的な副作用と各薬に特有の副作用があります．主に薬の選択に影響をおよぼすのは後者です．考慮すべき項目として，1)体質特異的な副作用，2)合併症・併存症への悪影響，3)併用薬剤との相互作用があります．

1）体質特異的な副作用

患者の体質が薬と相性が悪いために起こる副作用です．薬疹が代表的な副作用です．薬疹が出やすい人にはCBZやラモトリギン（LTG）の優先順位が下がるかもしれません．逆に薬疹の出にくいVPA，レベチラセタム（LEV），ガバペンチン（GBP），ベンゾジア

ゼピン系（BZD）薬剤などの優先順位が上がります．

2）合併症・併存症への悪影響

　精神症状のある人には，ゾニサミド（ZNS）やトピラマート（TPM），LEVの優先順位は下がります．VPAやGBPでは体重が増えることがありますので，肥満のある人への優先順位は下がるかもしれませんが，ときに体重減少が起こるTPMやZNSはむしろ好都合な場合があります．

3）併用薬剤との相互作用

　同時にほかの薬剤を服用する場合，相互作用は無視できません．脳梗塞の予防のためにワーファリンを服用している場合，ワーファリンの効果を抑えてしまうCBPやPHTよりも相互作用のない薬，たとえばLEVが選択されるかもしれません．抗てんかん薬を併用する場合にも相互作用がしばしばあります．併用する場合は作用機序が異なる薬剤を組み合わせた方が有効性は高く，似た作用機序の薬剤を併用すると副作用が出やすい傾向があります．代謝（分解）酵素を誘導する薬剤は，同じ酵素で分解される薬剤の血中濃度を下げてしまいます．LTGはCBZと併用すると分解が早くなり，血中濃度が上がりにくくなります．一方で相性のよい併用もあります．LTGはVPAと併用すると分解が遅くなって血中濃度が上がりやすくなり，さらに相乗効果により有効性も高まります．

　このように副作用のプロフィールは薬剤選択に大いに影響をおよぼします．

3｜その他の要因

　患者の年齢や性も薬剤選択に影響します．

　高齢者では，薬剤の分解や排泄が遅いため身体に残りやすく，血中濃度が高くなって副作用が出やすい傾向があります．また，同じ濃度でも若い人より副作用が出やすいです．したがって，できるだけふらつきや眠気といった副作用が少ない薬剤を選びます．また，高齢者はほかの薬剤を服用していることが多いため，それらとの相互作用が少ない薬剤選択が望ましいです．高齢発症のてんかんでは，GBP，CBZ，LEVなどが推奨されています．

　若年女性では，将来の妊娠・出産をふまえて，胎児への悪影響ができるだけ少ない薬剤選択を考慮します．胎児に奇形（口唇裂，口蓋裂，心奇形，神経管欠損，尿道下裂など）が生じる確率は抗てんかん薬の種類によって異なります．各種ガイドラインでは，VPAは奇形率がほかの薬剤よりも高いため，避けるべき薬とされています．しかし，薬の種類だけでなく投与量も関係しますので，これも考慮する必要があります．

　そのほか薬剤選択に影響する因子として，保険適用上の制約，剤形，費用，患者のアドヒアランスなどがあります．すべての薬が単剤使用を認められているわけではありません．また，いわゆる新薬は概して高価です．錠剤が服用できない患者や，1日3回の服用は無理な患者もいるでしょう．このようなさまざまな観点から総合的に薬剤を選択します．

おすすめの参考文献

- 日本てんかん学会 編：てんかん専門医ガイドブック—てんかんにかかわる医師のための基本知識．診断と治療社，東京，2014．

（池田　仁，医師）

Q22 抗てんかん薬の副作用にはどのようなものがありますか？

A　どのような薬にも副作用はあるので，抗てんかん薬に特に副作用が多いということはありません．抗てんかん薬による副作用には，用量依存性の副作用と非依存性の副作用がありますが，長期服用に伴って出現する代謝系の障害にも注意が必要です．小児における学習・認知機能におよぼす影響は，患者のQOL向上のためにも十分な配慮が必要となります．概して，単剤治療に比べて多剤併用の弊害が大きいことが知られています．各薬剤ごとの主な副作用を表に示します（表1）．

1｜用量依存性の副作用

抗てんかん薬は脳細胞の興奮を抑える薬であるため，眠気，めまい，眼振，複視，平衡障害などの中枢神経症状を認めます．これらは服薬量の調整や就寝前の服用に変更することなどで緩和できることもあります．また嘔気，食欲低下などの消化器症状も一般的です．フェニトイン（PHT）は高容量では集中困難，傾眠，錯乱，せん妄といった中毒症状がみられることがあります．エトスクシミド（ESM）やゾニサミド（ZNS），トピラマート（TPM）は幻覚・妄想状態がみられる場合があり，レベチタセタム（LEV）やペランパネル（PER）は不快気分や攻撃性の亢進が出現することがあります．フェノバルビタール（PB）は特に小児や高齢者，知的障害のある人には，多動，落ち着きのなさ，攻撃性の亢進がみられることがあります．

表1　主な抗てんかん薬の副作用

薬剤名	主な副作用
カルバマゼピン	発疹，複視，運動失調，眠気，低Na血症，嘔気，造血器障害，肝障害
フェニトイン	発疹，眼振，複視，運動失調，眠気，多毛，歯肉増殖，造血器障害，小脳萎縮
フェノバルビタール	発疹，めまい，運動失調，眠気，認知機能低下，興奮，造血器障害，肝障害
バルプロ酸	胃腸障害，肝障害，振戦，高アンモニア血症，眠気，体重増加，脱毛，膵炎
エトスクシミド	発疹，食欲不振，めまい，眠気，行動異常，集中力低下，造血器障害
クロバザム	眠気，失調，行動異常，流涎
クロナゼパム	眠気，失調，行動異常，流涎
ゾニサミド	食欲低下，体重減少，精神症状，眠気，脱力，発汗減少，尿路結石
ガバペンチン	傾眠，めまい，複視，失調，倦怠感，体重増加
ラモトリギン	発疹，脱抑制，造血器障害，肝障害
トピラマート	傾眠，体重減少，めまい，抑うつ，幻視，発汗減少，尿路結石
レベチラセタム	傾眠，無力感，ふらつき，情緒不安定，興奮
ラコサミド	ふらつき，失調，倦怠感，複視，振戦，悪心，頭痛
ペランパネル	攻撃性，怒り，ふらつき，倦怠感，転倒

2 | 用量に依存しない副作用

投与して間もなく出現する発疹などのアレルギー反応があります．カルバマゼピン（CBZ），ラモトリギン（LTG），PHTを服用する場合，特に重症の薬疹の発現に注意を払う必要があります．薬疹はどの抗てんかん薬にも出る可能性があり，出現した場合は疑われる薬をすぐに中止する必要があります．骨髄抑制，肝障害などもアレルギー性機序でみられることがあります．

2歳以下の乳幼児では，多剤併用下でバルプロ酸（VPA）を投薬すると，突然のけいれんと高熱で発症し，1～2日で急速に進行して昏睡状態に至るライ症候群がまれに出現することがあり，死亡率も高く注意が必要です．

3 | 長期服用に伴って出現する代謝系の障害

PHTによる多毛，歯肉増殖，小脳萎縮はよく知られています．また，PHT，PB，CBZなどの抗てんかん薬は骨代謝に影響をおよぼし，骨塩密度が減少し骨粗鬆症を生じやすい[14]です．このほかに薬によっては，体重増加[15]，食欲低下，体重減少，発汗低下などの副作用が出ることがあります．

4 | 学習・認知機能におよぼす影響

小児では，大量の投薬が原因で引き起こされる眠気や鎮静によって，学業が妨げられることがもっとも頻繁にみられる副作用で注意が必要です．またベンゾジアゼピン系（BZD），PBを代表とする眠気や作業能力の低下をきたす薬剤を投薬することで，突然不機嫌になって暴れるといった逸脱行為が出現する場合もあります．

5 | 妊娠・出産に伴う催奇形性＊の問題

妊娠中の抗てんかん薬の服用は，胎児に奇形が現れる頻度が服用をしていない人よりも2～3倍高いことが知られていますが，基本的には妊娠中も薬の継続が必要です．薬の種類や用量が少ないほど奇形の危険性は減少する[16]ため，妊娠の可能性があるときはできるだけ早く主治医に相談することが大切です．成人の特発性全般てんかんではVPA単剤で発作が抑制される場合，眠気以外の副作用は目立たないことが多いですが，奇形発生率を減らすため投薬量は1,000 mg未満に保ち，VPAを含む多剤併用は避けるべきとされています[17]．高用量のVPAが必要な症例では他剤への変更を検討します．

6 | 高齢者に配慮すべき問題

高齢者では，PHT，PB，BZDなどの薬剤は予備能が低下した脳の機能を大幅に低下させ，日常生活に大きな問題を引き起こすことがあります．副作用が少ない薬剤をできるだけ少ない用量で使用します．また高齢者では，抗てんかん薬以外にもさまざまな薬剤を服用していることが多いため，そのような場合は相互作用の少ない薬剤を選ぶことが望ましいです．

＊ある物質が生命の発生において奇形を生じさせる性質や作用があることを催奇形性といいます．薬剤の摂取がない場合の自然な奇形発生率は3～4％前後とされています．

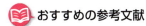おすすめの参考文献

- 兼子 直 編著：てんかんの薬物療法―新たな治療薬の導入後―．新興医学出版社，東京，2010．

（茂木太一，医師）

Q23 てんかんの外科治療はどのように行われますか？

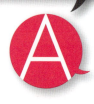

てんかんの外科治療は，発作を止めるだけでなく，QOLの向上を目標としています．手術自体の直接の効果は発作からの解放ですが，QOLの向上を目指すためには手術の後も，てんかんの包括医療のもとに支援を続ける必要があります．外科治療の概要を以下に説明します．

1｜外科治療の適応基準

外科治療のおおまかな適応基準として，脳のなかの限られた場所から発作が起こっていること，薬で発作が抑えられない状態が2年以上続いていること，発作がよくなればQOLがよくなることが期待できること，手術により大きな後遺症が出ないと予測されること，患者や家族が手術の意義をよく理解していることが挙げられます．

逆に，脳の何か所からも発作が出ている場合や，発作が運動，感覚，言語など，脳の重要な働きにかかわるところから出ている場合には，手術するかどうか慎重に考える必要があります．

手術時期については，脳腫瘍のある人や，出生早期から発作が頻発していて発達が障害される恐れのある子どもでは，2年を待たずに早めに手術適応を検討します．

以前は，薬物治療をできる限り行っても発作がよくならない場合の最終手段として手術が考えられてきましたが，診断の進歩とそれに伴う手術成績の向上により，患者によっては早めに手術を行った方がよいとされるようになってきました．すなわち，側頭葉てんかん（海馬硬化を伴う内側側頭葉てんかん）や，限局した器質病変（腫瘍や皮質形成異常など）のある人では，手術で発作がよくなることが多いので，積極的に手術の適応を検討するようになってきました．

2｜手術へのステップ

術前の評価が非常に大切です．まず，ステップ1は入院で，ビデオ脳波同時記録，脳の画像診断（MRI，CT，SPECT，PETなど），神経心理学的検査などを行います．また，精神・心理学的な評価や，生活背景を十分に把握することがとても重要です．

ステップ1の結果を検討し，手術適応があるかどうかを判断します．手術適応ありと判断された患者では，直接切除手術（ステップ3）に進む場合や，慢性頭蓋内脳波記録（ステップ2）を経て，最終的に切除手術に進むかどうかを決める場合があります（図1）．慢性頭蓋内脳波記録とは，脳の表面や内部に直接電極を入れて脳波を調べる検査のことです．

てんかんと大脳の関係は一筋縄ではいきません．発作の原因となる病変が画像診断でみつかるかもしれません．しかし，その周りにはてんかん性の脳波異常は呈するが発作は起こさない場所もあり，さらには脳波異常も発作も起こさないものの，脳の機能低下を示す場所もあります．これらの領域の関係を明らかにし，脳のどこを，どの範囲まで手術した

ら発作が止まるのかを検討するために術前検査を行います.また,術前検査には,術後の後遺症を推定するというもう一つの重要な役割があります.

3｜手術成績

手術適応と手術成績は表裏の関係にあります.すなわち,手術で発作がよくなる可能性の高い人では積極的に手術することを考慮します.一方,手術しても発作がよくなる可能性が低い,あるいは手術による後遺症の懸念が高い人では,慎重に適応を検討します.

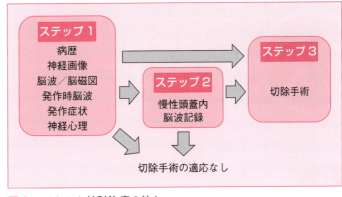

図1　てんかん外科治療の流れ

手術成績について,側頭葉てんかんと,それ以外のてんかん（側頭葉外てんかん）に分けて述べると,側頭葉てんかん,特に内側側頭葉てんかんの手術成績は優れており,約8割の患者が発作から解放されています.側頭葉外てんかんでは,側頭葉てんかんよりはやや劣りますが,MRIで病変がみつかった患者の約7割が発作から解放されています.一方,側頭葉外てんかんでMRIで病変を認めない人の手術成績は思わしくなく,発作から解放される人は5割にも満たないのが現状です.実際に手術するかどうかは,手術でよくなる見込み,悪くなることがないかどうか（大きな後遺症が出ないか）など,手術による得失をよく考えたうえで,判断することになります.

4｜包括医療の重要性

外科治療は発作を止めるだけでなく,究極的にはQOLの向上を目指すものであり,発作がよくなるかどうかという事柄だけでなく,患者個々の全体像をよくみて,外科治療がQOLの向上に結びつくかどうかを,術後に発作がよくならなかった場合も想定して考える必要があります.脳外科医だけでなく,看護師,精神科医,心理士,ソーシャルワーカー,リハビリ関連職種など,多職種のチームによる包括医療を目指しています.手術は治療のゴールではなく,その後も続く治療のなかでの,大きな通過点として位置づけられるものです.術後に発作が再発し,ショックで落ち込むこともあるかもしれません.また,発作がなくなっても,自立した生活を送れるようになるためにカウンセリングや就労支援が必要な人も少なくありません.心理社会的な側面も含めて,術後も継続的に支援が行えるよう心がけることが重要です.

おすすめの参考文献

- 三原忠紘：てんかんの手術の正しい理解.南山堂,東京,2013.

（臼井直敬,医師）

Q24 脳梁離断術，VNSはどのように行われますか？

脳梁離断術もVNS（迷走神経刺激療法）も切除外科の適応とならない難治てんかんに対して，「緩和的」外科治療として行われます．すなわち，発作がなくなる可能性は低いけれども，発作の状態に大きな改善が見込まれる治療です．同じ緩和的治療でも脳梁離断術とVNSでは，その特徴が大きく異なります．

1｜脳梁離断術

脳梁離断術は，転倒する発作（転倒発作）を中心として，その他の全般発作，二次性全般化発作などに対しても行われます．脳梁は左右の大脳半球をつないでいる神経の束で，前後に7〜8cmの長さがあります（図1）．10歳以下の小児では一度の手術で脳梁を全長にわたって離断することが可能ですが（全脳梁離断術），成人では「離断症候群」という後遺症が出るため，前半の離断だけ行ったり（部分脳梁離断術），2回に分けて行ったりすることが一般的です．部分脳梁離断術は治療効果は劣りますが，離断症候群を避けることができます．ただし，成人でも重度の知的障害を伴っていて離断症候群の恐れがない場合は，初めから全脳梁離断術を行うことがあります．離断症候群は，一時的に反応が乏しくなって2週間以内に改善する急性離断症状と，両手を使った動作がうまくできなくなるなどの慢性離断症状に分けられます．脳梁離断術は転倒発作にきわめて有効で，全脳梁離断術では約90％の症例で転倒発作の消失がみられます[20]．転倒してケガをすることがほとんどなくなるため，患者はもちろん，介護者の負担も大きく軽減します．その他の付随的な効果として，小児では，多動の消失や認知機能の改善効果がみられる場合があります[21]．また，脳梁離断術を行ってしばらくすると，脳波異常が左右いずれかに偏在してくることがまれではありません．その場合は，切除による根治が得られる可能性が出てきます．脳梁離断術は5×5cmほどの開頭範囲で安全に行うことができますが，感染や血管損傷など，一般的な開頭手術のリスクを伴います．

2｜VNS（迷走神経刺激療法）

一方，VNSは開頭の必要がない外科治療です．局在関連てんかん・全般てんかん，小児・成人を問わず行うことが可能です．左の頸部と腋窩前方に5cmくらいの切開を行い，頸部の迷走神経に電極を巻き付け，前胸部に4cmほどの刺激装置（パルスジェネレータ）を埋め込みます（図2）．手術時間は短く，術後の回復も早いという利点があります．平均すると，約50％の患者で発作が

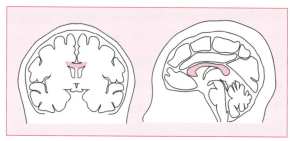

図1　脳梁のシェーマ（左：冠状断，右：矢状断）

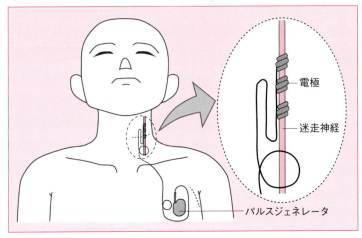

図2　迷走神経刺激装置

半分以下に減る効果が得られます[19]．特に前兆を伴うような二次性全般化発作に顕著な効果を示し，QOL の改善に大きく貢献します．発作抑制効果には即効性はありませんが，刺激装置埋め込みから1〜2年かけて効果が現れてきて，それが長期的に維持されていきます．発作頻度の減少以外にも，発作症状が軽くなり，発作後の回復が早くなります．迷走神経への刺激は，あらかじめ設定しておいた一定の時間（数分）ごとに行われます．これに加えて付属のマグネットを使用することで，任意のタイミングで刺激を行うことができるため，1回の発作ごとに対処することも可能です．最近では，発作時の心拍上昇を感知して自動的に刺激を行う機能をもつ，新しい装置が使用できるようになりました．外来のたびに少しずつ設定を変更していき，最適な条件に設定します．設定条件は，電流の強さ，周波数，刺激時間などいくつかの項目があります．経過中に嗄声，咳嗽，頚部の違和感がみられることがありますが，時間をおくことで和らいでいき，日常生活に支障が出ることはほとんどありません．刺激条件やマグネットの使用状況にもよりますが，パルスジェネレータのバッテリーは3〜5年で使い切ることが多く，そのたびに交換が必要になります．脳梁離断術同様，発作減少以外の付随的な効果として，情緒の安定化や認知機能の改善効果があります[18]．

　両者とも，適切に行われればきわめて有効な緩和的治療となりえます．しかし，あくまで緩和的治療であり，これらの治療によって発作が消失することはまれです．切除可能なてんかん焦点がないかどうかを慎重に検討したうえで選択されるべき治療といえます．安易にこれらの治療を行うことにより，患者から根治できる可能性を奪ってしまうことは望ましくありません．現状では，転倒発作を主体とする全般てんかんに対して脳梁離断術，それ以外の全般てんかんや多焦点性の局在関連てんかん，切除不能部位が焦点である局在関連てんかんに対して VNS が行われることが多くなっています．また，両方を組み合わせることで，さらなる発作抑制効果が得られることも期待されます．

おすすめの参考文献

- 大槻泰介・他編：難治性てんかんの外科治療―プラクティカル・ガイドブック―．診断と治療社，東京，2007．
- 森野道晴：写真と動画で学ぶ てんかんの手術．メジカルビュー社，東京，2013．

（國井尚人，医師）

Q25 食事療法はどのように行われますか？

A　てんかんのための食事療法であるてんかん食の代表はケトン食です．糖質（炭水化物から食物繊維を除いたもの）の摂取を著しく減らすかわりに，脂質を増やした食事（図1）を毎食続けることで，血液中のケトン体という物質を増やします．ケトン体がどのようにしててんかんを改善させるかについては諸説あり，まだ完全には解明されていません．望ましい食材と制限される食材の代表として表1のようなものがあります．料理に使う各食材中の三大栄養素（糖質，タンパク質，脂質）の割合をもとに，料理に使用したグラム数から計算するケトン指数が一定の値（3前後を目標とすることが多い）を維持するように献立を考えます．ケトン指数3になるように調整された特殊ミルク（ケトンフォーミュラ）は病院を通じて入手可能で，溶かして飲む以外にもさまざまな調理に利用可能です[22]．あらゆるてんかん分類，てんかん発作に効果を期待できますが，半数の人で発作が半分以下になるという報告が多いようです．

　2日間ほど絶食してから開始し総カロリーや水分摂取を制限する古典的ケトン食が行われることは最近では少なくなり，絶食期間をおかずに通常食から段階的に1週間程度で移行して総カロリーや水分摂取を制限しない緩和ケトン食がよく用いられています．いずれの場合にも糖質摂取が急激に減るために低血糖になり，ぐったりしたり嘔吐を繰り返す場合があるので一定期間入院して導入することが多く，この期間を利用して家族に調理法を理解・習得してもらいます．尿ケトン体試験紙で2＋以上が続き，血液検査でケトン体が十分に上昇し，日常生活に問題となる副作用がみられないことを確認した後に，退院して自宅でケトン食を続けることになります．

　効果がみられる場合の多くは，食事療法開始3か月後までに何らかの効果が実感されま

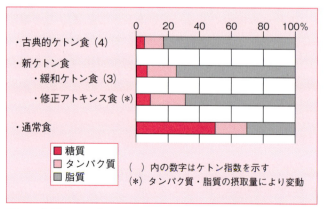

図1　各種ケトン食と通常食における三大栄養素カロリー比

表1　ケトン食における食材選びの目安

望ましい食材	制限される食材
ケトンフォーミュラ	米・小麦等関連
肉，魚，豆腐，卵	米飯，パン
各種食用油	うどん，そば
チーズ	パスタ，ピザ生地
マヨネーズ	小麦粉，パン粉
生クリーム	
葉菜類	根菜類
ナッツ類	市販スナックの多く
オオバコ種皮（サイリウム）	とろみ剤
無糖飲料	糖入り飲料
人工甘味料	砂糖

すので，副作用さえ許せばたとえ効果がなくても3か月間は食事療法を継続したうえで，てんかん発作，脳波所見，認知・行動などの生活面の変化を総合して，長期に継続するか中止するかを決めることになります．ケトン食が有効な場合には2年間は継続することが多く，その後に段階的な中止を試みることも可能ですが，再発リスクへの心配からより長期に継続する場合も少なくありません．ケトン食継続中には，下痢や便秘，発育障害，腎結石，セレンなどの微量元素や脂肪代謝に必要なカルニチンの欠乏など，さまざまな副作用出現の可能性があるので，体調の変化に気をつけるとともに，医師と相談のうえで各種ビタミンなどのサプリを使用することがあります．

ケトン食では使うことのできる食材の制限が厳しく，学童・成人では食べてくれないことも少なくありません．このような場合には糖質摂取のみを体重に応じて10～15 g/日に制限して脂質を多めに摂取する修正アトキンス食にすると，タンパク質の摂取制限がなくなるのでケトン食と比べて肉や魚の摂取を増やすことができ，継続がより容易になる場合があります．

家族や，ほかの子どもと異なる食事をとるのはかわいそうだからといって通常のおやつやお菓子を与えると，血液中のケトン体が低下してせっかくの治療効果が失われることがありますので，決められたもの以外は絶対に与えてはいけません．ケトンフォーミュラを使うとケトン食中でも食べることのできるお菓子を作ることができますし[22]，チーズやナッツ類は糖質の少ないものが多いので，どの種類のものなら何グラムまで食べてもよいかなど，担当の管理栄養士とよく相談しておくとよいでしょう．「カロリーオフ」や「ノンカロリー」という名のダイエット飲料や人工甘味料もありますが，少量の糖質を含む場合があり，多量に摂取するとケトン食の効果が失われる危険がありますので，容器に記載されている成分表を確認して飲み過ぎ・摂り過ぎに注意しましょう．

ケトン食を何年も継続するのは簡単なことではなくつらいこともありますが，それと引き換えに発作が少なくなったり，不意に倒れることが減ったり，認知・行動の改善を伴うこともありますので，安全にケトン食を続けられるように優しく見守りながら，その子どもの将来のためにみんなで力を合わせてサポートしていきましょう．

おすすめの参考文献

- 丸山　博・他：ケトン食の本―奇跡の食事療法―．第一出版，東京，2010.
- Kossoff E et al：The Ketogenic and modified Atkins diets　6th. Demos Medical Pub，USA，2017.

（今井克美，医師／石原詠子，栄養士）

文献

1) 日本神経学会 監修：第3章成人てんかんの薬物療法．てんかん治療ガイドライン2010．医学書院，東京，2010，pp24-26．
2) 兼本浩祐：抗てんかん薬の簡易薬理学．てんかん学ハンドブック 第3版．医学書院，東京，2012，pp262-267．
3) 市川 暁・他：コンプライアンス・日常生活指導．新しい診断と治療のABC 74 神経5 てんかん（辻 貞俊 編）．最新医学社，大阪，2012，pp125-133．
4) 小出泰道，井上有史：てんかんの薬物療法．てんかん診療のクリニカルクエスチョン200 改訂第2版（松浦雅人，原 恵子 編）．診断と治療社，東京，2013，pp167-171．
5) 日本てんかん学会ガイドライン作成委員会：日本てんかん学会ガイドライン 成人てんかんの薬物治療終結のガイドライン．てんかん研究，**27**：417-422，2010．
6) 日本てんかん学会ガイドライン作成委員会：日本てんかん学会ガイドライン 小児てんかんの薬物治療終結のガイドライン．てんかん研究，**28**：40-47，2010．
7) 日本神経学会 監修：第11章てんかん治療の終結．てんかん治療ガイドライン2010．医学書院，東京，2010，pp99-100．
8) Lossius MI et al：Consequences of antiepileptic drug withdrawal: a randomized, double-blind study (Akershus Study). *Epilepsia*, **49**：455-463, 2008.
9) 西村亮一，谷口 豪：抗てんかん薬の治療の終結．精神科，**29**：245-249，2016．
10) 兼子 直，和田一丸：てんかんの薬物療法．臨床精神薬理ハンドブック．医学書院，東京，2003，pp232-243．
11) 日本てんかん学会法的問題検討委員会：てんかんをもつ人における運転適正の判定指針（2001年）．てんかん研究，**19**（2）：140-141，2001．
12) 高橋幸利 編：プライマリ・ケアのための新規抗てんかん薬マスターブック．診断と治療社，東京，2012，pp2-3．
13) Patsalos PN et al：The Epilepsy Prescriber's Guide to Antiepileptic Drugs: RUFINAMIDE, Cambridge University Press, Cambridge, 2010, pp230-237.
14) Sheth RD et al：Effect of carbamazepine and valproate on bone mineral density. *J Pediatr*, **127**：256-262, 1995.
15) Sheth RD：Metabolic concerns associated with antiepileptic medications. *Neurology*, **63**：24-29, 2004.
16) Kaneko S et al：Malformation in infants of mothers with epilepsy receiving antiepileptic drugs. *Neurology*, **42**（suppl）：68-74, 1992.
17) 兼子 直・他：抗てんかん薬による奇形発現の機序に関する研究．てんかん治療振興財団研究年報，**5**：191-199，1993．
18) Clark KB et al：Enhanced recognition memory following vagus nerve stimulation in human subjects. *Nat Neurosci*, **2**：94-98, 1999.
19) Elliott RE et al：Vagus nerve stimulation in 436 consecutive patients with treatment-resistant epilepsy: long-term outcomes and predictors of response. *Epilepsy Behav*, **20**：57-63, 2011.
20) Sunaga S et al：Long-term follow-up of seizure outcomes after corpus callosotomy. *Seizure*, **18**：124-128, 2009.
21) Yonekawa T et al：Effect of corpus callosotomy on attention deficit and behavioral problems in pediatric patients with intractable epilepsy. *Epilepsy Behav*, **22**：697-704, 2011.
22) 丸山 博・他：ケトン食の本―奇跡の食事療法．第一出版，東京，2010．

第5章

てんかん発作時・発作後の対応

Q26 病棟でてんかん発作が起こった場合，どのように対応すればよいですか？

A

てんかん発作の多くは1～3分間で自然にとまるため，焦らずに落ち着いて対応することが大切です．患者の安全確保，発作症状の観察，バイタルサインの確認，てんかん発作による二次的な事故の予防など，必要な処置を施します．これらを一人で行うことは困難なため，てんかん発作を発見した場合は，まず応援を呼びます．不測の事態が起こった場合に危険回避ができるよう患者から目を離さないことが大切です．具体的な対応は発作症状によって異なるため，症状に応じた対処を行います．

1｜全身けいれん発作の対応

てんかん発作により転倒する可能性のある患者の場合はその場に臥床させます．廊下でも構いません．椅子に座っている場合も転落する可能性があるため，同様に対応します．次に周囲の危険物や絡まる危険のあるコード類を除去します．きつい衣類を着用している場合には衣類をゆるめます．けいれん中は呼吸状態が悪化することがあるため，可能であれば酸素飽和度を測定しながら観察します．舌の咬傷を避けるために無理に開口し物を詰めるとかえって歯を折るなどの外傷をきたし，さらに介助者も外傷を負う可能性があるため，口に物を入れないようにしてください．唾液が多量に出た場合や嘔吐した場合には，けいれん終了直後の吸気時に誤嚥を生じる可能性があるため，側臥位にします．けいれん中に無理に側臥位にすると四肢の骨折や脱臼を引き起こす可能性があるため，けいれんが終了し呼吸が開始する直前に側臥位にすることがポイントです．必要に応じて吸引や酸素吸入の処置を施します．けいれんが落ち着いた後にバイタルサインの確認を行います．てんかん発作終了後は四肢が柵に挟まったり転落することを予防するため，保護カバーを付けたベッド柵を設置し，安静を保ち，再びてんかん発作が起こるか経過観察します．心電図モニターを装着すると脈拍の変化や体動による波形の乱れから発作を発見しやすくなります．転倒があった場合には医師の判断でCTやエックス線などの検査を実施し，二次的な外傷の有無を確認します．てんかん発作への備えとして，発作が起こったときの対応を決めておきます．てんかん発作時に使用する物品，薬剤を準備し，医師を呼ぶ必要がある状況などを決めておくことが大切です．

2｜意識障害が主体の発作の対応

自動症や発作後のもうろう状態など，無目的な行動を繰り返す場合があります．介助者は周囲の危険な物を取り除き，患者が歩きまわる場合，後ろを歩くかベルトをもつなどして危険な場所へ行かないように誘導します．無理に行動を制止するとかえって抵抗したり，介助者が暴力を受けたりする危険があります．また，名前を呼ぶ，簡単な質問することで意識状態を確認します．てんかん発作後に本人に質問内容を想起できるか確認するこ

とにより，意識障害が伴っていたかを判断します．

3｜てんかん発作の観察

発作症状の観察は，てんかん診療を行ううえで非常に重要です．発作症状が目に浮かぶように，目撃したことをありのままに表現するとわかりやすいです（表1）．事前に同意を取得している場合は，動画を撮影すると発作症状をより把握することができます．一見するとてんかん発作とわからないような症状を呈することがあるため，あらかじめ病棟スタッフが入院患者の発作症状に関する情報を共有することで，てんかん発作を捉えやすくなります．

4｜医療者としての配慮

てんかん発作中は患者の安全確保や症状の観察だけに集中しがちですが，患者本人は発作症状を周囲の人にみられたくないと感じる場合もあります．そのため，ほかの患者からみえないようにする，もしくは席を外してもらうなどの配慮が必要です．突然てんかん発作を目撃した場合，ほかの入院患者は非常に驚き，不安になったり心配したりします．

表1　発作症状の観察ポイント

1. 発作前
前兆の有／無
睡眠中／覚醒中
誘発因子（光，音，驚愕，不眠，過労）
2. 発作中
①意識：有（呼名反応，指示動作）／無
②運動症状： 　種類：がくがく／つっぱり／激しい動き／びくつき／自動症（口・手・足） 　部位：全身／一側（上肢・下肢・顔）／一定しない 　左右差：左／右／両側 　部位の移動：同じ局在／部位が拡大／当初から全身／部位が変遷 　転倒：ゆっくり／突然
③顔色（チアノーゼ／紅潮／普通）
④眼球の位置と動き（左／右／正中／左右の震え）
⑤持続時間：開始時間と終了時間
3. 発作後
①自覚症状：嘔吐／頭痛／筋肉痛／疲労感／眠気／発作前・中の記憶（想起できるか）
②意識状態：覚醒／意識障害（もうろう状態／興奮・不穏状態／睡眠へ移行）
③その他：指示動作／一側性麻痺／言語障害／失禁
④外傷：有／無
⑤状態確認のための具体的質問例 　イ．名前は何ですか 　ロ．ここはどこですか 　ハ．今日は何月何日ですか 　ニ．これは何ですか（物をみせる） 　ホ．右手を挙げてください（指示動作ができるか）

一見するとてんかん発作とわからない症状の場合には，ほかの人に誤解を招くかもしれません．病名や具体的な症状について他患者に説明することはできませんが，不安や心配がある場合には，安心できるような声かけをし，誤解があった場合には，発作後にその患者がほかの人と元の関係が築けるような介入があるとよいでしょう．また，てんかん発作は患者にとって突然の意識の途切れとして自覚されることが多いため，意識が回復したときに，どのような出来事が起きたのか知らせることで不安の軽減につながります．

おすすめの参考文献

- 川崎　淳 著，日本てんかん協会 編：てんかん発作　こうすればだいじょうぶ―発作と介助　改訂版．クリエイツかもがわ，京都，2014．
- 松本理器，池田昭夫：発作時の緊急対応．ブレインナーシング，25：842-848，2009．

（熊田真記，看護師）

Q27 てんかんのある人が一般病棟に入院した場合，看護師はどのような工夫をすればよいですか？

てんかんのある人は身体疾患や妊娠などを理由に，一般病棟に入院することは少なくありません．その時に病棟スタッフはどのような対応や準備をしたらよいか説明します．

1 | 入院時に患者・家族からの情報収集をしっかり行います

「てんかん＝全身のけいれん発作」「てんかん発作＝緊急事態」というイメージをもっている一般病棟のスタッフも少なくありませんが，これまで他稿でも述べられているように，てんかんのある人の発作症状は多様です．まずその点を理解して，入院時には患者・家族から，発作症状や発作の頻度，発作の誘発因子などの情報収集をしっかり行いましょう．この際，前兆の有無や発作による転倒・受傷の有無，発作後のぼーとした様子・不自然な様子の有無などの情報は特に重要です（表1）．

2 | 各種の「指示」に関して病棟医師や他スタッフと情報共有します

「てんかん発作時」の指示に関しては，より具体的にどのような発作の時にはどのような対応をとったらよいのか病棟医師と確認しておきます（病棟医師はてんかんの主治医もしくは神経系の専門医からあらかじめ情報収集しておく必要があります）．つまり，「ぼーっと意識減損するだけで，けいれんしない発作は経過観察し，一定回数を超えるとジアゼパム錠剤を◯錠内服する」「全身に広がるけいれん発作の場合はジアゼパム坐薬を使用する」など，想定される発作ごとにどのような対応をとるべきなのかを確認しておきましょう．

発作後のもうろう状態で病棟を歩きまわる可能性が高い人への対応に関しては，あらかじめ病棟医師および複数の病棟スタッフと話し合っておくとよいでしょう．他稿でも記載されている通り，発作後のもうろう状態にある人を無理に静止したり押さえつけたりすると激しい抵抗にあうことがあります．この時に大事なのは周囲の危険な物を取り除いて「注意深く見守る」こと，そして意識が回復するまで辛抱強く「待つ」ことです．

さらに，てんかんのある人が一般病棟に入院した際には，さまざま理由で抗てんかん薬の内服ができないことがあるので，「経口摂取不可時」の指示に関しても確認しておきましょう．

3 | てんかん発作を予防するための環境整備をします

入院環境は普段の生活とは大きく異なり多大なストレスとなります．普段はよく眠れている

表1　入院時の情報収集項目

てんかん発作について
どのような発作症状なのか？
前兆はあるのか？
発作の自覚はあるのか？
発作時や発作後に歩きまわったりするのか？
発作で受傷したことはあるのか？
発作の頻度，好発時間，誘発因子は？　など
服薬について
自己管理していたのか？
服薬アドヒアランスはどうなのか？

このような情報収集を直接することで，患者と家族の関係や，患者自身のおおまかな性格や理解度を把握することができます．

人でも入院中は睡眠不足になることは珍しくありません．睡眠不足は多くの人にとって発作の誘発因子となるので，十分な睡眠がとれているのか観察しましょう．長時間の午睡や眠前のスマートフォンの使用・テレビ視聴は良質な睡眠の妨げとなるので注意が必要です．

発作のコントロールにおいては，生活管理はもちろんのこと，内服の継続による抗てんかん薬の血中濃度の維持が非常に重要です．処方忘れ・配薬ミスなどについてはいつも以上に注意しましょう．さらに，てんかんのある人によっては，自宅での服薬管理は家族に任せきりだったということもあるので，自分自身でしっかりと自己管理し内服できるかどうか確認しておきましょう．

4｜てんかん発作が起こったときを想定して環境整備をします

けいれん発作や転倒するような発作の場合は，発作時に受傷しないようにベッド周辺の環境整備をしておきます．ベッド柵はけいれん時に柵へ四肢を挟むおそれがあり，金属製のために転倒時に受傷する可能性が高いので，ベッド柵に保護カバーを装着することで外傷するリスクを軽減することができます．保護カバーがない時には布団やタオルケットなどで代用してもよいでしょう．発作時ないし発作後に歩きまわる可能性が高い場合は，ベッドなどの室内のものを壁側に移動して広い空間を設けることで，転倒などを予防することができます．転倒の頻度が高い場合，発作に伴う受傷歴の多い場合には，本人単独での歩行・移動は危険だと考えましょう．センサーマットの設置や手をつないでの移動介助，持参していれば保護帽の着用が有効です．階段は極力使用せずにエレベーターでの移動を勧めます．自宅同様に，入浴中の発作に伴う事故は大変危険なので，入浴ではなくシャワー浴で清潔を保つことなども病棟生活上での安全性の向上に大きく寄与します．さらに，ジアゼパム坐薬などの発作時に使う可能性の高い薬剤の所在を確認しておくことも発作時の迅速な対応に役立ちます．

5｜てんかん発作時は冷静に対応をします

発作は突然起こりますが，自然に終わり，発作そのものが致命的になることは滅多にありません．まずは騒ぎ立てず，冷静になって対応してください．

具体的な対応や観察のポイントは，他稿に詳しく書いてありますので参考にしてください．

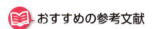

おすすめの参考文献

- 大沼悌一 著，公益社団法人てんかん協会東京支部 編：成人期てんかんの諸問題．ぶどう社，東京，2016．
- 中井久夫，山口直彦：看護のための精神医学 第2版．医学書院，東京，2004．

（出渕弦一，医師／谷口 豪，医師）

Q28 リハビリ中にてんかん発作が起こった場合，どのように対応すればよいですか？

1 | リハビリ開始前のリスク評価と予防

まずは，患者がどのような発作をもっているかをあらかじめ知っておくことが重要です．本人，家族，主治医，看護師，カルテなどから情報を収集します．発作中に意識を失うのか，転倒するのか，歩きまわるのかといった危険な行動パターンがあるのか，発作後の状態，回復までの時間，発作の誘因，発作の頻度，治療の状況（薬の減量中，副作用の有無）などが重要となります（表1）．ドイツで職業適性を判定する際に用いられている発作リスクのカテゴリーでは，「意識障害があり，状況にそぐわない行動をする発作」「転倒し，行動が中断する発作」はリスクが高く，「意識障害があり，転倒せず，行動が中断する発作」「意識障害がなく，転倒せず，行動の持続が障害される発作」「意識障害がなく，転倒せず，自身の行動を制御できる発作」の順にリスクが低くなっています[1, 2]（表2）．「睡眠中のみの発作」の場合はより制限は少なくなります．

具体的な予防策としては，リハビリの送迎時の腕組みなどの送迎介助，保護帽・膝サポーター・腰ベルトなどの着用，クッションや保護材の使用，ひじ掛け椅子の使用，立位作業の禁止，刃物類などの危険物の使用禁止，近位での見守りなどが行われます．また，医療安全レポートやカンファレンスにより，スタッフ間でリスクの情報共有を行うことも有用です．

2 | リハビリ中のてんかん発作の対応

リハビリ中のてんかん発作の対応もてんかん発作の症状によります．「意識障害がなく，転倒せず，自身の行動を制御できる発作」（表2；O）では，特別な処置は必要なく，発作が頻発したりそれ以上強くなったりしなければリハビリを継続することが可能です．「意識障害がなく，転倒せず，行動の持続が障害される発作」（表2；A）では，いったんリハビリは中断しますが，その後再開することが可能です．「意識障害があり，転倒せず，行動が中断する発作」（表2；B）では，発作中は周囲の危険な物を取り除き，近くで見守ります．意識の回復が確認されれば，リハビリを再開することが可能です．「転倒し，行動が中断する発作」

表1　リスク評価のためのてんかん発作の情報収集項目

- 前兆の有無
- 発作中の意識の有無
- 転倒の有無
- 発作中の行動パターン
- 発作後の状態
- 回復までの時間
- 発作が起こりやすい時間帯，状況
- 発作の誘因
- 発作による受傷歴
- 発作の頻度
- 治療の状況（薬の減量中，副作用の有無）

表2　発作のリスクカテゴリー[1, 2]

O	意識障害なし，転倒しない，自身の行動を制御できる（主観的症状のみの発作）
A	意識障害なし，転倒しない，行動の持続の障害
B	意識障害あり，転倒しない，行動の中断
C	意識障害の有無にかかわらず，転倒する，行動の中断
D	意識障害あり，転倒しない，状況にそぐわない行動
N	睡眠中のみの発作

表3 リハビリ中の発作による外傷

年齢	診断	場所	実施内容	発作	元々の対処	外傷	要因
22歳	症候性局在関連てんかん	体育館	PT 運動	二次性全般化発作（カテゴリーC）	—	手指骨折	減薬中 介助に距離
2歳	ウエスト症候群	運動療法室	PT 立位保持訓練	スパスムス（カテゴリーC）	保護帽 クッション	前頭部打撲	発作群発 保護帽不十分
5歳	症候性全般てんかん	作業療法室	OT 座位机上訓練	脱力発作（カテゴリーC）	保護帽	頬部打撲	発作増悪
17歳	症候性局在関連てんかん	運動療法室	PT 立位バランス訓練	複雑部分発作（カテゴリーC）	保護帽 サポーター	足関節捻挫	介助に距離
28歳	症候性局在関連てんかん	屋外（農園）	OT 園芸活動	複雑部分発作（カテゴリーC）	—	手指擦過傷	薬剤調整中
17歳	症候性局在関連てんかん	運動療法室	PT 歩行器歩行訓練	複雑部分発作（カテゴリーC）	—	膝擦過傷 内出血	薬剤調整中
18歳	症候性局在関連てんかん	エレベーター	OT 送迎時	複雑部分発作（カテゴリーD）	—	肘擦過傷	薬剤調整中

（表2；C）は外傷のリスクが高いので，リハビリは中断し，発作時の外傷がないか注意深く確認をします．全身のけいれんを伴う発作の場合は，呼吸しやすいようにベルトやボタンをゆるめます．何らかの外傷がみられる場合は，主治医や看護師に連絡して処置する必要があります．「意識障害があり，状況にそぐわない行動をする発作」（表2；D）では，リハビリは中断し，周囲の危険な物を取り除きます．決して無理に行動制限をせず，近くで見守ります．意識が回復すればリハビリを再開することが可能ですが，意識障害が長引く場合は，主治医や看護師に連絡します．いずれにしても，発作をよく観察し，症状，経過，状況を医師や看護師に正確に報告することが重要です．

参考としてリハビリ中に起こった発作による外傷の例を示します（表3）．外傷の内容は，擦過傷から骨折まであります．

3｜てんかん発作のリスク管理と制限・制約

てんかん発作は外傷，熱傷，溺水などの身体，生命に影響するリスクをもたらします．医療者はこれらのリスクを適切に評価，対応しなければなりません．てんかん発作によるリスクは，てんかん発作と患者のおかれた環境の双方が影響します．たとえば，長時間ビデオ脳波検査のために抗てんかん薬を減らしている患者では，てんかん発作によるリスクが高いため，行動範囲を自室やベッド上だけにするなど十分な制限・制約を行います（図1）．一方，家庭内や職場などの日常生活を送っている患者では，活動や参加の促進のためにもできるだけ制限・制約を少なくすることが望ましいです．したがって，てんかん発作によるリスクを減らしつつ日常生活を送るためには，発作の状況と患者のおかれた環境に合わせた適切な制限・制約を設定する必要があります．

患者が発作を持ちながらできるだけ制限・制約の少ない日常生活を送るには，どのような工夫を行えばよいのかを考えていくことが，てんかんのリハビリの大きな役割の一つといえます．

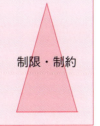

図1 てんかん発作のリスク管理と制限・制約

（西田拓司，医師）

Q29 学校でてんかん発作が起こった場合，どのように対応すればよいですか？

A　学校で発作が起こる可能性がある場合には，突然発作が起こっても慌てないように，あらかじめてんかん発作の症状や頻度，発作の誘因の有無，発作の好発時間，現在の抗てんかん薬の種類，服用量と服用時間，治療状況，発作時の対処などを家族や主治医から情報収集しておきましょう（表1）．そして，てんかん発作による危険や受傷を防ぐために必要な制限や，発作後の活動や作業はどの程度回復したら再開すべきか，家族への連絡方法，どのような場合に家族の迎えが必要かなどについても，家族や患児本人と十分話し合い，決めておくことが大切です．

1 | 発作時の対応

てんかん発作が起こった場合は，いずれの場所で起こっても発作時の介助は同じです．慌てずに安全確保つまり周囲に危険な物があったら取り除いてください．そして，不必要な刺激は与えず，発作症状を見守り，発作の観察をしっかり行います．

けいれん発作の場合には，可能なかぎり安全な状態にして，臥位にします．嘔吐した場合は吐物で窒息する危険性がありますので，顔を横に向け，吐物が口の外に流れ出やすい姿勢にしてください．舌を噛まないようにという配慮から口の中に指や物を入れるのは，窒息の可能性を増し介助者のケガにもつながり，かえって危険ですから絶対やめましょう．個人差がありますが，発作により5分以上けいれんが持続しおさまる気配がない場合や，打撲やケガをしている可能性がある場合には，救急車を呼ぶ必要があります．全身状態に問題はなく，短いけいれん発作や普段と同様の発作が起こっている場合は，救急車を呼ぶ必要はありません．ただし，てんかんのある人のなかには，重積状態（発作が持続して止まらない，何度も発作を反復する）を起こしやすい人もいますので，救急車を呼ぶ判断基準や搬送する病院について，主治医に確認しておくと安心です．

ぼーっとして意識は減損するが倒れない欠神発作や部分発作の場合，周囲の安全を確保しながら観察してください．発作でもうろうとして歩きまわる場合には，決して無理に制止したり抑えつけたりせず，落ち着くまでしばらくそっと寄り添ってあげてください．無理に抑えつけると興奮して抵抗するため危険です．呼びかけて反応をみることは発作かどうかを知るために必要なこともあります．しかし，けいれんと同様，身体を揺さぶるといった強い刺激は不要です．発作の途中から倒れる，あるいはけいれんする場合もありますので，可能であれば座らせるか，臥位にし，より安全な状態にします．意識が完全に戻るまでは，様子を観察して

表1　確認しておくとよい項目

・発作の症状
・発作頻度
・発作の誘因の有無と種類
・発作の好発時間
・抗てんかん薬の種類と服用量
・抗てんかん薬服用時間
・治療状況
・発作時の対処
・発作による活動の制限の有無
・発作後の活動再開の基準
・家族への緊急時連絡方法
・家族の迎えが必要な状態

ください．発作が続く場合の頓服薬の使用については，学校側，家族，主治医の三者で表1をあらかじめ確認しておくのがよいでしょう．内服薬を使用する場合は，意識がしっかり戻っていることを確認してから服薬させましょう．

2｜発作後の対応

発作前の状態に戻っているようであれば元の活動に戻ってもよいでしょう．発作後の頭痛や吐き気などが続いている場合は，保健室に移動して寝かせたほうがよいでしょう．発作後のダメージの程度や次の活動の内容により判断してください．家族と相談し，過度の制限は避けるよう努めます．

学校で発作が起こった場合は，周りの子どもへの配慮も大切です．発作後に患児が不安になったり嫌な思いをしたりしないよう周りの子どもにも同時に対応を行い，できるだけ発作前と変わらない環境を早く作るように心がけましょう．

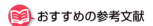 **おすすめの参考文献**

- 井上有史，池田　仁 編：新てんかんテキスト—てんかんと向き合うための本—．南江堂，東京，2012．

（池田浩子，医師）

Q30 自宅でてんかん発作が起こった場合の対応を，家族にどのように指導すればよいですか？

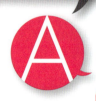

人・場所・状況によって発作への対応は異なります．まずはその患者の発作の症状，発作の頻度，起こりやすい時間帯などを把握し，日常生活において何に注意をすればよいかを患者や家族とともに考えましょう．

1 | 家族がしてしまいがちな誤った行動について指導します

患者の安全を確保しつつ発作症状を観察することが求められますので，まずは慌てずに冷静になることの重要性を家族に指導しましょう．また，家族がやってしまいがちな誤った行動（例：発作のたびに救急車を呼ぶ，けいれん発作の最中に口の中に物を入れる，発作の最中に身体をゆする，抱きしめる，けいれん発作の後のもうろう状態の際に叩いたり大声で起こそうとするなど）に関しても，あらかじめ指導をしておくとよいでしょう．

2 | 全身のけいれん発作時の介助の基本を指導します

まずは患者の安全確保を第一に，周囲に危険な物などがあったら取り除き，ケガなどに注意するよう指導します．歯が折れるなどの危険性が増すので，けいれん発作の最中に口に物を入れないこと，けいれん発作が終われば身体全体を90度回転させ，横向きにして顎を伸ばすこと，唾液などの分泌物は口からできるだけ出すようにして，ちり紙で拭きとってあげることなどを指導します．また，窒息や嘔吐の原因になるので，発作が終わったあとの意識がもうろうとしている間に水や薬を飲ませないようにし，しっかりと意識が戻るまで注意深く観察して待つように指導しましょう．

3 | けいれんにならない発作（複雑部分発作）の介助の基本を指導します

複雑部分発作のときに歩きまわろうとする場合は，無理に抑えたり止めるのではなく周辺の危険な物を除けてぶつからないよう指導します．発作が治まった後，20～30分，まれに数時間にわたって，もうろう状態が続くことがあるので，「ここはどこですか？」「今日は何日ですか？」などの質問をして，意識が回復したことを確認してから平常の生活に戻ってもらうようにしましょう．

4 | 発作時の薬剤投与に関して指導します

てんかん発作の連続した出現を防ぐ目的でジアゼパム坐薬などを使用することがあります．どのようなタイミングで使用するべきなのか，あらかじめ医師や薬剤師に指導してもらうのもよいでしょう．

5 | どのようなときに救急車を呼ぶべきか指導します

①けいれんが5分以上続く場合，②発作の持続時間がいつもより明らかに長い場合，③発作が繰り返し何回も起こり意識が戻らない場合，④頭部を強打したり外傷が目立つ場合は，救急車を呼ぶよう指導しましょう．

6 | 家庭生活のなかで気をつけるべきことを指導します

　自宅でてんかん発作が起こった場合，ときに生命にかかわる事態も起こりうるので，家族や患者に注意すべきことを指導しましょう．

1）入浴

　発作による溺死と熱湯による火傷の危険があります．まず，患者には家族に一言声をかけてから入浴してもらい，家族にも浴室の中の様子に注意してもらうようにしましょう．浴槽の中で発作が起きたら，家族はまず本人の顔が湯につからないようにして呼吸を確保したり，栓を抜き浴槽を空にするなど，何よりも溺水を防ぐよう指導します．入浴中の溺水で毎年日本では複数の人が亡くなっていますので，入浴は生活上もっとも注意が必要といえます（表1）．

2）寝具

　柔らかく埋もれてしまうような枕では発作時に嘔吐物などで窒息する危険があるため，固めの枕を推奨します．発作時に転落の危険があるので，ベッドではなく布団で寝るほうが安全です．

3）たばこ

　寝たばこによる火事で火傷や焼死しないために，また健康のためにもできればたばこを止めてもらいましょう．発作時に火事にならないように，もし喫煙するのであれば必ず誰かが傍にいるときに吸うよう指導します．

4）トイレ

　発作が多いときや，発声のリスクが高いときは，トイレの中から鍵はかけないで，発作の多い男性は座って用を足す習慣を作った方が安全でしょう．

表1　てんかんのある人の入浴中の介護のポイント

シャワーの多用	・沈溺は防げるが転倒にはかえって危険を伴うので，風呂場マットを床面だけでなく側面にも敷く ・介護用シャワーチェアに座らせる
湯船の湯は少なめ	・顔が湯に浸からないように注意する ・浸かる際は，湯栓の上に座らないように心がける
換気しつつ入浴	・体温上昇が発作の誘因となる場合があるため長湯は避ける ・湯に浸かった際は換気に注意する ・冬場は脱衣所も暖かくしておく
見守り	・一緒に入る ・湯船に浸かってる際は介助者は自分の洗髪はしない ・一緒に入らない場合は声かけなどして確認を怠らない
発作時の対応	・ためらわず湯栓を抜く ・発作が終息するまで動かさない ・タオルで身体を拭く

おすすめの参考文献

- Thomas RB et al 著, 松浦雅人 訳：てんかんハンドブック　第2版. メディカル・サイエンス・インターナショナル, 東京, 2004.
- 日本てんかん協会栃木県支部：やさしいてんかんハンドブック　改訂版. 日本てんかん協会, 2011. http://jeat.la.coocan.jp/Guide_PWE/Honbun_V2.pdf（2018年2月閲覧）
- 日本てんかん協会：特集「こどものてんかん」. 日本てんかん協会情報誌　波, 32(9), 2009.

（森田好海，臨床検査技師／渡辺雅子，医師／谷口　豪，医師）

Q31 保護帽とはどのようなものですか？

A てんかんの発作にはさまざまな型があります．そのなかでも転倒を伴う発作のある人にはさまざまなリスクが生じます．前兆のない発作が起こる人は，転倒の際に頭部を殴打するなどの外傷リスクが非常に高くなってきます．したがって，安全に日常生活を送るための工夫が必要となります．保護帽の使用もその工夫の一つです．

てんかんのある人の保護帽というと，以前はボクシングのヘッドギアのようなものが主流で，一目で何らかの障害をもつことがわかるような形状でした．それにより，保護帽を「かぶりたくない」「目立つからいやだ」「夏は中が蒸れて不快」などといった声も多く聞かれました．このような声とともに近年では，ユニバーサルデザインの考え方の普及により，さまざまなデザインの保護帽が作製されています．普通の帽子のようにみえるものもあり，色，形ともに豊富になってきています（図1）．

保護帽の作製においては，既製品からセミオーダー，オーダーメイドがあり，現在の発作の型や，転倒時の受傷部位や強度などを考慮し，専門のスタッフに相談をしながら決めていくことをお勧めします．価格は規格によって異なり，既製品で1万円前後，フルオーダー品は既製品よりも高価となりますが，頭の形に合ったものを作ることができます．また，保護帽の作製にあたり，自治体より「日常生活用具」として補助金の支給も得られる場合があり，約1万円程度の補助が受けられます．金額，内容については各自治体で異なるため確認しておくとよいでしょう．

てんかんのある人がより安全に快適に，そして活動に対して制限をより小さくしてQOLの維持に努めていくためにも，必要のある患者は保護帽を利用をしていくことが大切であるといえるでしょう．

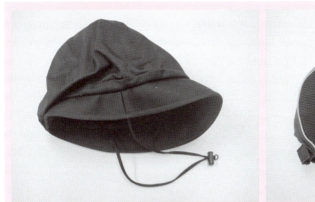 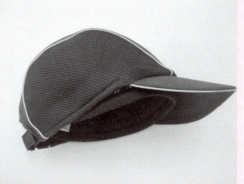

速乾性と耐久性に優れ，日常的に使いやすいデザインの帽子

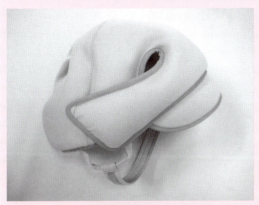 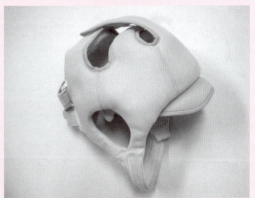

側頭部や後頭部の衝撃吸収を重視した，通気性良好なメッシュ素材の帽子

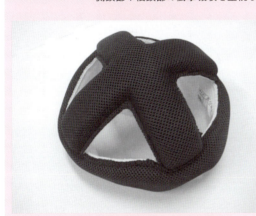 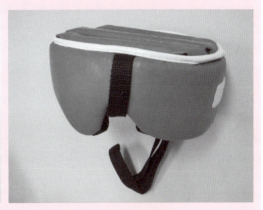

大きな衝撃から頭部を保護することができ，通気性良好で蒸れにくい帽子

図1 さまざまな機能・デザインの保護帽

おすすめの参考文献

- 井上有史，池田 仁 編：新てんかんテキスト―てんかんと向き合うための本―．南江堂，東京，2012．
- 笠井愛美：快適な頭部保護帽，転倒による外傷の予防．Epilepsy, 8(2)：50-52, 2014．

（春名令子，OT）

文献

1) Thorbecke R, Fraser RT：The range of needs and services in vocational rehabilitation. In Epilepsy: a comprehensive textbook, 2 nd (edited by Engel J, Pedley TA), Lippincott Williams & Wilkins, Philadelphia, 2008, pp2253-2265.
2) Thorbecke R, Pfäfflin M：Social aspect of epilepsy and rehabilitation. In Handbook of clinical neurology, vol.108 (edited by Stefan H, Theodore WH), Elsevier, Amsterdam, 2012, pp983-999.
3) 井上有史, 池田　仁 編：新てんかんテキスト―てんかんと向き合うための本. 南江堂, 東京, 2012.
4) 笠井愛美：快適な頭部保護帽, 転倒による外傷の予防. *Epilepsy*, 8 (2)：50-52, 2014.

第6章

てんかんのリハビリ

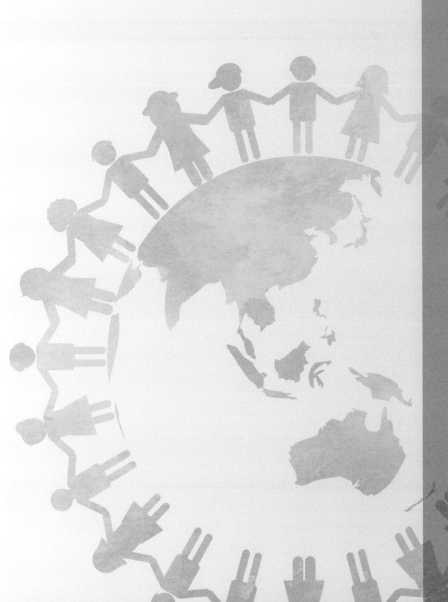

Q32 てんかん発作時・発作後の高次脳機能障害（言語・記憶障害を中心に）にはどのようなものがありますか？

てんかんでみられる神経心理学的症状は，大きくは3つあります．第1はてんかん発作そのものの症状として神経心理学的症状が出現する場合（これをてんかん等価症と呼ぶこともあります），第2はてんかん発作後の一過性の陰性症状として神経心理学的症状が出現する場合，第3はてんかん発作が繰り返されるうちに神経心理学的な徴候が発作間欠期にも残存するようになる場合です．文献に関しては，誌面の都合上，ほとんど触れることができないので，「おすすめの参考文献」を参考にしてください．

1｜てんかん発作そのものの症状として出現する神経心理学的症状

1) 前兆としての失語発作

失語発作は，補足運動野由来の言語停止（speech arrest）と異なり，実際に「音は聞こえるが相手の言っている言葉がわからなくなる」「喋ると言い間違いをする，言い間違いをしそうになる」といった形で訴えられる症状です．典型的には十数秒から数分の持続ですから，神経心理学的な検査バッテリーで調べることはできず，現在でも半世紀前のAlajouanineらによる病歴聴取による判断方法しか実際的には同定する方法はありません．

2) その他の前兆としての神経心理学的巣症状

てんかん等価症状として，神経心理学的症状が出る前兆としては，一側視空間無視，相貌失認，物体失認，他人の手徴候など多岐にわたる症状があります．頻度は低いですが，それと思って問診しなければ気づかれないまま通り過ぎてしまう可能性も高く，見かけよりも多いかもしれません．

3) 言語障害発作重積状態

流暢性と非流暢性の割合は，非流暢性失語がほぼ2倍の頻度です．その内容を検討すると，軽度～中等度の言語理解障害を伴う重篤な言語表出障害，手・顔に限局しマーチを伴わない短時間の部分運動発作，高齢発症，糖尿病などの基礎疾患の存在，発作間欠期の脳波所見の乏しさといった共通点があります．こういった特徴は，てんかん類型としては持続性部分てんかん（epilepsia partialis continua：EPC）に近く，通常の前兆としての失語発作とは生理学的背景が異なります．

4) 言語自動症

言語自動症とは，発作時の発語で，発作後に自分の言語表出に対して健忘が残る場合をいいます．Serafetinidesらは，言語自動症を5つの類型に分けていますが，意識消失発作の最中に出現する狭義の意味での言語自動症は，同一の語句を反復するⅢ型，その場の状況とは無関係なことを喋り始めるⅣ型，感情的・情動的な発言をする（特に怒りと関係することが多い）Ⅴ型の3つです．劣位半球起源の割合が相対的に高いとされます．

言語自動症が主に側頭葉てんかんの症状であるのに対して，意識が保たれたまま，より長時間にわたって同じ語句か語句の断片が反復される発作性パリラリアという補足運動野起源の表面的に似た現象もあります．

2｜てんかん発作後の一過性の陰性症状として出現する神経心理学的症状

発作後言語障害は，複雑部分発作後の言語障害と，右上肢のトッドの麻痺に随伴する言語症状に大別することができます．

1）トッドの麻痺に随伴する言語障害

右上肢のトッドの麻痺[*1]に言語障害が随伴することは，すでに1856年にTodd自身が指摘しています．Mauguiereらの感覚性ジャクソン発作の検討においても，14％強の症例で緘黙か構音障害といった言語症状が随伴したとされており，トッドの麻痺に随伴する言語障害には逆説的ですが，トッドの麻痺なしに感覚性ジャクソン発作に随伴するような症例もあります．

2）複雑部分発作後の言語障害[4]

複雑部分発作後の言語障害を検討するうえでは，意識障害のある人に出現する無関連語性錯語や記号素性錯語など，非失語性呼称錯誤（non-aphasic misnaming）と失語症状を混同しないように注意が必要です．複雑部分発作後の言語障害は，一時，側頭葉てんかんの部分切除術のための術前検査の一環として注目を受けた時期がありました．これらの研究はいずれも優位半球起源の複雑部分発作後に言語検査を行った場合，劣位半球起源の発作と比べると言語障害が観察される割合が高いことを指摘したものです．優位半球起源の複雑部分発作後には，ウェルニッケ失語から音素生成障害を除いたような特異な失語像が散見されます．

3）健忘発作

健忘発作は理論的には，単純部分発作，すなわち，てんかん等価症として健忘が出現するものをいうので，少なくとも純粋健忘発作（pure amnestic seizure）は，2項に分類されるべきです[3, 5]．しかし現実には，複雑部分発作の発作後もうろう状態が言語障害や見当識障害を伴わず，健忘を主な症状として示す場合（postictal amnestic state）の方が頻度は高く，高齢者を中心として健忘発作が群発，あるいは複雑部分発作が併発し，発作と発作の間に記銘力が回復しない時期が遷延して疑似的に認知症様の記憶障害が出現し，初期診断で認知症との鑑別が問題となる症例があり[6, 7]，発作時，発作後，発作間欠期の境界が不鮮明となる場合が少なからずあって，しかもその方が臨床的な重要性が高いため，発作後の項目に入れました．

3｜てんかん発作が反復した結果出現する神経心理学的症状

てんかん発作はきわめて多彩な神経心理学的変化を発作間欠期にも残すことがわかっています．本稿では，臨床的に大きな問題となる側頭葉てんかんでの記憶障害とてんかん性脳症をごく概括的に触れます．てんかん発作の頻度とこうした発作間欠期に出現する神経心理学的な欠損症状は，必ずしも並行して推移するわけではありません．

1）側頭葉てんかんにおける記憶障害

側頭葉てんかんにおいて緩やかな記銘力の障害，すなわち前向性健忘が生じることは古

[*1] 一次運動領野のてんかん発作後に出現する一過性の麻痺．

くから知られていて，発作起始が優位半球にあるか劣位半球にあるかに応じて，言語性の記銘力と視覚性の記銘力がそれぞれより大きく低下することも知られています．病側の海馬の記銘力は，ワダテスト[*2]で明らかになるように，ときにはほぼ廃絶している場合すらあります．

近年，健忘発作を呈する人において，忘却促進（accelerated long-term forgetting：ALF）と呼ばれるいったん記憶したことを忘れてしまう現象が注目されていましたが[2]，こうした忘却促進は，健忘発作を示さない側頭葉てんかんのある人にも，発作頻度・記銘力障害とは独立して一定の頻度で出現することがわかってきました．通常の記憶検査では特に異常を示さない側頭葉てんかんのある人において，数週間のスパンでいったん獲得された記憶が定着しているかを調べると，これが失われている人が一定の割合で存在し，「物忘れ」の訴えの原因となっていることが判明しています．

2）てんかん性脳症，その他

レノックス・ガストー症候群やウエスト症候群が代表的ですが，近年で外界の知覚や刺激に対応していないときに賦活化される default mode network[*3]が，持続的なてんかん放電の結果，不活性化されることが進行性の認知障害と関連しているのではないかという仮説が提出されています[1]．その他，徐波睡眠時に持続性棘徐波を示すてんかん（CSWS）やランドー・クレフナー症候群といった古典的な例と並行して，発語失行を伴う常染色体優性ローランドてんかんなど，神経心理学的症状を主症状とする特異な年齢依存性てんかん症候群も提示されています．

[*2] カテーテルを用いて一側半球のみに麻酔薬を静注し，手術施行後の神経心理学的状態をシミュレーションする検査．

[*3] 個別の認知課題を行っていない時にむしろ活性化される前部帯状回などを核とする神経ネットワーク．

📖 おすすめの参考文献

- 兼本浩祐：てんかん発作性言語症状．失語症研究，12：174-181, 1992.
- 兼本浩祐：てんかんと言語障害．失語症からみたことばの神経科学（高橋 徹・他 編）．メジカルレビュー，東京，1997, pp80-87.
- 兼本浩祐：てんかんと神経心理学的症状．失語症臨床（濱中淑彦 監修，波多野和夫，藤出郁代 編）．金剛出版，東京，1999, pp354-359.

（兼本浩祐，医師）

Q33 小児の発達はどのように評価・介入をしますか？

　小児のてんかんは，発達障害との合併率が高いことが知られています．しかし，てんかん病態による行動特性と発達障害の障害特性の見極めが難しい場合や，てんかん性の機能障害により，自閉症状や不注意や多動などがより顕著に現れることもあります[11]．以上のこともふまえながら，生育歴や生育環境，日常生活の適応状況，検査などの情報をもとに発達について総合評価をし，支援を行います．

1 | 子どもの評価

1）生育歴
　てんかんを含めた現病歴，運動・認知・言語・社会面など各側面の発達歴，既往歴，訓練や教育歴，家族歴，環境などを把握します．

2）日常生活の様子
　日常子どもにかかわっている養育者や関係者からの聞き取りや行動観察から，生活場面での子どもの様子（表1）や集団場面での適応状況，支援ニーズを把握します．そのほか，各種の質問紙法による検査で社会生活に必要な基本的能力を把握することもあります．

3）知的発達水準と発達・能力の個人内差（領域差）
　発達検査や知能検査・認知機能検査を用いて，全般的な発達水準や知的水準，および発達の領域差や能力のアンバランスなどの発達特性・認知特性を把握します．乳幼児期によく使用される発達検査としては，新版K式発達検査などがあります．知能検査としては2歳から適用可能な田中ビネー知能検査Vや，5歳から適用可能なWISC-Ⅳなどのほか，必要に応じてKABC-ⅡやDN-CASなどを実施し，認知特性を把握します．また，感覚や運動，視知覚，言語面など，特定の領域の遅れや特性についてより詳細に把握したい場合は，それぞれの領域に特化した検査で把握します．

4）行動の特異性や困難さ
　社会性やコミュニケーション，行動などに関する特異性や困難さについては聞き取りや観察を行うほか，発達障害が疑われる場合には，障害特性や程度を把握するために，障害に特化した質問紙や評価尺度によるスクリーニング検査を行い（表2），必要に応じてさらに詳細な診断用検査を実施します．

2 | 家庭や所属集団など環境の評価

　家庭や周囲の人との関係や，生活・教育環境，支援ニーズの把握は発達支援に重要です．家族の，子どもの発達状態に対する認識，心理的状態，生活スタイルや子育て観，また，子どもが所属する集団の保育士・教師や友人などとのかかわりや困難さ，保育所や学校での生活・教育環境を把握します．

表1 生活のなかでみられる乳幼児期の発達の諸側面[12-17]

	運動	探索・操作	生活習慣（食事・排泄・着脱など）	社会性	言語理解	言語表出
1か月～	・顔の向きを自分で変えることができる	・手を開いたり閉じたりする		・人の顔をじっと見つめる	・大きな音に反応する	・いろいろな泣き声を出す
2か月～	・うつぶせの姿勢で頭を上げることができる	・手に触れた物を握る		・人の声がする方に向く	・人の声に注意する	・ア、エ、オ、ウのような発声をする
3か月～	・首がすわる	・ガラガラなどを持ち上げようとしても、握って離さない		・人を見ると笑いかける	・人の声のする方に首を回す	
4か月～	・支えてあげると座れる	・ガラガラを握らせると振る		・イナイイナイバーをすると喜ぶ	・母親の声を聞き分ける	・不快な感情を声であらわす
5か月～	・寝返りをする	・ガラガラなどさし出すと、手を出してつかむ		・気に入らないとぐずる		
6か月～	・腹ばいで身体をまわす	・物を一方の手から他方に持ちかえる		・親しみの顔と、怒りの顔がわかる		・要求がある時、声を出して親の注意を引く
7か月～	・一人で座って遊ぶ	・ボタンなど小さな物に注意を向ける		・ほしい物が得られないと怒る	・名前を呼ぶとこちらを見る	・声を出しながら遊ぶ
8か月～	・手だけでハイハイをする物につかまって立っている	・落ちている小さな物をつまみ上げる	・ビスケットなどを手にもって食べる	・人見知りをする		
9か月～	・つかまって立ち上がる	・棒や玩具のハンマーなどで何かを叩く		・親の後追いをする	・親の話し方で禁止などの感情を聞き分ける	・さかんに喃語でおしゃべりをする
10か月～	・つかまり歩きをする	・箱のふたなどを開けようとする	・仰向けでミルク瓶を自分で持って飲む	・拍手など身振りをまねる	・「バイバイ」「おいで」などのことばを理解して行動する	・音声をまねしようとする
11か月～	・座った位置から立ち上がる	・テレビのスイッチを入れたり切ったりする	・コップなどを両手でつかんで口に持って行く	・大人とボールを転がし合って遊べる	・「ちょうだい」と言うと手に持っているものをくれる	・マンマなどと言って食べ物の催促をする
1歳～	・2、3歩一人で歩く	・自動車などを走らせて遊ぶなぐり描きをする積木を2つ積ねる	・スプーンを使い自分で食べようとする	・ほめられると同じことを繰り返す	・「ブーブーどこ？」と尋ねると、そちらの方を見る	・音をまねてそのまま言う（バイバイなど）
1歳3か月～	・片手を持ってあげると階段を登る	・小さな物を瓶に入れたり出したりして遊ぶ	・自分の口元を一人で拭こうとする	・幼い子どもを見ると近づいていく親から少し離れて遊ぶ	・「新聞持ってきて」などの簡単な指示にしたがう	・呼名に「ハイ」と返事をする・絵本を見て、知っている物の名前を言ったり、指さしたりする

第6章 てんかんのリハビリ

年齢	粗大運動	微細運動・描画	生活	社会性	言語・認知
1歳6か月~	・公園のすべり台に登ってすべり降りる ・走る	・積木を3つ以上積み重ねる ・円錯画を描く ・人形を使って遊ぶ	・歯を磨こうとする ・パンツをはかせるとき両足を広げる	・難しいことに出合うと助けを求める ・友人と手をつなぐ	・目、耳、口など身体部分の名称が2つ以上わかる ・物の名前を聞いてその絵を指さす ・語彙が増える
1歳9か月~	・ボールを前に蹴る ・鉄棒にぶら下がる	・砂場でスコップを使って穴を掘る	・排尿後に知らせる	・友人同士で追いかけっこをする	・「もうひとつ」「もうすこし」がわかる ・代名詞（ココ、アッチなど）を使う ・2語文を言う
2歳前半	・椅子などから飛び降りる ・足を交互に出して階段を登る	・まねて遊んでいろいろな物を作るまねをする ・鉛筆で直線を引く	・靴を一人で履く ・服のスナップを自分で外す	・友人の名前が言える ・言い聞かせれば我慢する ・同年齢の子どもと二人で会話ができる	・いろいろ「ナーニ」と聞く ・3語文を言う ・「あの子何しているの？」と尋ねると正しく答える
2歳後半	・三輪車や補助輪付きの自転車がこげる ・片足で2~3秒立つ	・折り紙を半分に折れる ・まねて丸が描ける	・排尿・排便を予告する ・こぼさないで一人で食べる	・「やってはいけない」と言うとやらない ・年下の子どもの世話をしたがる	・自分の姓名、年齢を言う ・2数詞、2語文の復唱ができる ・身近な物の用途がわかる
3歳前半	・でんぐり返しをする ・転がって動いているボールを捕まえる ・ケンケンをする	・はさみで紙を直線に切る ・まねて十字が描ける	・自分でパンツを脱いでおしっこをする ・口をすすぐことができる ・箸が使える	・ままごと遊びで何かの役を演じる ・「やってもいい？」と許可を求める	・自分のことを「ボク」「ワタシ」などと言う ・見聞きしたことを親に話す
3歳後半	・公園のジャングルジムの頂上まで登る ・ブランコの立ち乗りができる	・はさみで簡単な形を切る ・人などを描ける	・自分でパジャマが着られる	・ブランコなどで自分から順番を待つ ・幼稚園や保育園の先生の指示にしたがう	・両親の名前が言える ・きゃ、きゅ、きょなどはっきり発音できる ・色の名称を言える
4歳	・スキップができる	・自動車、花など思ったものをそれらしく描く ・まねて四角が描ける	・自分で大便の後おしりが拭ける ・歯磨きを自分からやる	・かくれんぼで見つからないようにする ・鬼ごっこのルールがわかる ・紅白競技で勝敗がわかる ・ジャンケンで順番を決める	・幼児語を使わない ・昨日のことの話がわかる ・数の概念がわかる（5まで） ・反対語を類推する
5歳	・ボールを数回ドリブルできる ・一人で縄跳びができる	・経験したことをそれらしく絵にする ・まねて三角が描ける	・食事の後片付けを手伝う	・禁止行為をした子どもに注意をする	・単語の定義ができる ・なぞなぞ遊びができる ・5以下の足し算ができる
6歳	・補助輪なしの自転車に乗ることができる	・おり紙で鶴が折れる		・野球遊びなど組織だった遊びができる	・ひらがなのほとんど全部を読む ・何月何日かわかる ・自分の名前をひらがなで書く ・曜日をすべて言える ・3つの数字を逆に言える ・公園へ行く道などを正しく説明できる ・早口ことばが言える

以上の情報を総合し、また、てんかんの発症や治療がどのように発達や行動に関係しているか、経過を追って慎重に見極めながら、知的発達の遅れや発達障害の有無、日常生活上の支援ニーズについて総合評価を行います。

表2 発達アセスメントのための主な検査

検査	適用年齢
発達検査	
乳幼児精神発達質問紙（津守式）[12, 13]	1か月～7歳
KIDS 乳幼児発達スケール[14]	1か月～6歳11か月
新版K式発達検査2001[15]	0歳～成人
遠城寺式乳幼児分析的発達検査法[16]	0歳～4歳7か月
デンバー発達判定法（DENVER II）[17]	0歳～6歳
知能検査・認知機能検査	
田中ビネー知能検査V[18]	2歳～成人
WISC-IV知能検査[19]	5歳0か月～16歳11か月
KABC-II心理・教育アセスメントバッテリー[20]	2歳6か月～18歳11か月
DN-CAS認知評価システム[21]	5歳0か月～17歳11か月
発達障害のスクリーニング検査	
M-CHAT（乳幼児自閉症チェックリスト修正版）[22]	16か月～30か月
PARS-TR（PDD-ASD評価スケール）[23]	3歳～成人期
CARS 小児自閉症評定尺度[24]	幼児～成人
ADHD-RS（ADHD評価スケール）[25]	5歳～18歳
LDI-R（LD判断のための調査票）[26]	小1～中3
社会適応能力の検査	
新版S-M社会生活能力検査[27]	1歳～13歳
ASA旭出式社会適応スキル検査[28]	幼児～高校生
日本版Vineland-II適応行動尺度[29]	0歳～92歳

3｜支援

子どもがてんかんと知的障害・発達障害などを合併している場合には、てんかんの治療経過と知的発達水準・障害特性をふまえた支援が必要です。てんかんの治療経過に伴う発達面・行動面の変化を考慮しながら、さまざまな支援ニーズのなかから優先順位を判断し、子どもの知的発達水準や発達特性・認知特性、障害特性に配慮して、個別や小集団形式での指導を行います。同時に、養育者や家族の心理的側面や子どもの障害への理解や対応についても支援を行います。また、特別な保育・教育ニーズに対し、子どもが所属する保育所や学校などへのコンサルテーションを行い、生活・教育環境を整えていくことも重要です。支援は、子どものライフステージに沿って、てんかん治療にかかわる医療機関と、子どもの発達支援にかかわる訓練・指導機関や保育・教育機関、家庭が密に連携し、状態の変化を見極めながら、きめ細かく継続的に行うことが望まれます[30]。

4｜重度な遅れがある場合の評価と支援

てんかんのあるなしにかかわらず、支援の基本は子どもの現在の発達像を把握することです。しかし重度な遅れがある場合には、発達検査において子どもが検査者からの働きかけや提示された対象に関心を示さないことはよくあります。また、経過をみても、検査項目の合否が以前と変化がないこともあります。しかし、毎日の生活のなかではできることが増えていたり、検査場面でも小さな変化に気づくことがあります。評価に際しては、周囲の人や物に対する一つひとつの行動の厚みや幅がどのように広がったかなど、内的基準をもって丁寧に観察することが大切です。そして人とかかわる力、毎日の経験の積み重ねを通して生活する力を高めていくことを目指して支援を行います。

おすすめの参考文献

- 日本発達障害学会 監修：発達障害支援ハンドブック．金子書房，東京，2012．

（瀬戸淳子，ST）

症例 Q33 小児の発達はどのように評価・介入をしますか？

第6章 てんかんのリハビリ

症例 9歳10か月，男児．診断名：徐波睡眠時に持続性棘徐波を示すてんかん（CSWC），学習障害（限局性学習症：LD）

小学4年生で通常学級に通っていました．てんかん発作は，複雑部分発作（意識がなくなり「うー」と声を出す）と強直発作（全身に力が入り，身体を右側に向ける）がみられました．抗てんかん薬は，エトスクシミド（ESM）とフェニトイン（PHT）の2剤を服用していました．脳波では，左前頭部優位の両側広汎性の棘徐波が，睡眠時に連続して出現していました．CT・MRIは異常がみられませんでした．てんかんは3歳7か月に発病し，現在まで発作は2回しかみられていません．8歳6か月時に精査のため当院に入院し，読み書き障害の診断を受けましたが，薬物調整後に改善がみられたため経過観察となりました．小学4年生（9歳6か月）時に，学習の困難さが持続してみられたことから再入院となりました．

心理発達状況（指導開始前）

WISC-Ⅲ知能検査（WISC-Ⅲ）とITPA言語学習能力診断検査（ITPA）の結果は，**表1**に示した通りです．WISCの動作性検査の「積木模様」は評価点が「1」でした．ITPAの「形の記憶」の言語学習年齢（PLA）は5歳3か月と顕著に低下していました．言語概念や日常事物の細部への着目は優れていましたが，絵や記号の機械的操作，視覚的配列記憶に弱さがみられました．本症例の読み書き障害は，文字認知や文章読解に必要な視知覚および視空間認知能力の弱さが背景にあるものと推測されました．文章完成法テスト（SCT）では，算数（文章読解）は苦手だが漢字は得意と書いていました．解答した文章の書字では間違い（脱字，文字の転倒）が目立っていました．

心理教育学的指導（11か月，合計21回）

指導課題は，形の弁別や無意味な視覚情報の短期配列記憶の理解，空間図式の把握などを目標にして，①「幾何パズル」，②「視覚的短期記憶」，③「空間図形の視写」，認知課題への自信のなさ

表1 心理検査の比較

WISC-Ⅲ	9：10（開始時）	10：9（終了時）
VIQ	94	95
PIQ	71 *	71 *
FIQ	81	82
言語理解	99	99
知覚統合	72	71
注意記憶	88	88
処理速度	80	89

＊：「積木模様」SS（1）

ITPA	9：6（開始前）	10：10（終了時）
全検査PLA	8：10	9：5
ことばの理解	10：6↑	10：6↑
絵の理解	9：10	10：8↑
ことばの類推	10：1	10：1
絵の類推	8：1	9：4
ことばの表現	8：5	7：0
動作の表現	8：9	10：8↑
文の構成	9：0	9：5
絵さがし	10：4↑	10：4↑
数の記憶	7：8	7：4
形の記憶	5：3	6：10（↑：上限）

表2 心理教育学的指導の経過

		指導回数																				
		1	2	3	4	5	6	7	8	9	10	11	12	13	14	15	16	17	18	19	20	21
① 幾何パズル	具象図形の組合せ（6種）	△	○	○	○	○	○	○	○	○	○	○	○	○	○	○	○	○	○	○	○	○
	単純図形の組合せ（6種）	△	△	○	○	△	△	△	○	△	○	○	○	○	○	○	○	○	○	○	○	○
	円形6種	×	×	×	○	×	×	×	○	×	○	△	△	○	○	○	○	○	○	○	○	○
	三角形6種	×	×	×	○	×	×	×	○	×	○	×	△	△	○	○	○	○	○	○	○	○
	四角形6種	×	×	×	×	×	×	×	×	×	○	×	△	×	○	△	○	○	○	○	○	○
	多角形6種	×	×	×	×	×	×	×	×	×	×	×	×	×	×	○	○	○	○	○	○	○
② 視覚的短期記憶	無意味文字列の再生（3文字）	50	75	75	75	100		100		100		50	100		100	100	100		100	100	100	100
	無意味文字列の再生（4文字）	50	33	50	50	75		100		25		50	100		66	83	83		100	100	100	100
	無意味文字列の再生（5文字）	0	0	50	0	50		33		0			20		50	66	50		100	71	100	80
	無意味文字列の再生（6文字）	0	0	0	0	0		0														66
③ 空間図形の視写	縦線（1本）	×	△	×	△	×	△	×	△	△	○	△	△	○	○	○	○	○	○	○	○	○
	横線（1本）	△	×	△	△	△	×	×	×	×	○	×	△	×	△	△	○	○	○	○	○	○
	斜め線（1本）	×	×	×	×	×	×	×	×	×	○	×	×	×	×	△	△	○	○	○	○	○
	斜め線の組合せ（2本）	×	×	×	○	△	×	×	×	×	×	×	×	×	×	△	△	△	△	△	△	△
	T字形（1種）	×	×	×	0	0	×	33	×	0	×	△	20	×	50	66	50	100	100	71	100	80
	T字形の組合せ（2種）	×	×	×	×	×	×	0	×	×	×	×	×	×	×	△	△	△	△	△	△	△
④ ゲーム（ジェンガ、王落としゲームなど）						*	*	*	*	*	*	*	*	*	*	*	*	*	*	*	*	*

行動評価
[評価基準]
落ち着かない
気分が変わりやすい
長続きしない
苦手さを訴える
言語指示にしたがいにくい

薬物
エトスクシミド ━━ 250 mg
━━ 150 mg
フェニトイン ━━ 100 mg

[行動評価]
■ 目立つ
▨ 多少目立つ
□ ない

・ ○…できる、△…少しまたは時々できる、×…できない
・ 各欄の数字は、正答率を示す、*…実施可

を改善するため，④「ゲーム（ジェンカ，玉落としゲームなど）」（4回目以降）を行いました（表2）．指導時間は各課題10〜15分間ずつとし，指導頻度はおよそ隔週に1回で行いました．3課題（①〜③）ともに12回目頃から成績が上昇し，「幾何パズル」は15回目，「視覚的短期記憶」と「空間図形の模写」は18回目以降に正答数が急増しました．行動評価では，「気分が変わりやすい」「苦手さを訴える」が指導中盤（8回目）までみられていました．PHTの増量後は課題成績の上昇と指導課題への達成感や指導者との肯定的な会話が多くなりました．家族とは毎回の指導終了後に，当日の課題成績を報告しつつ，家庭での学習面や生活面の困難さについてアドバイスを行いました．課題成績の向上がみられた後半では，家族からも学習面や生活面に対して自己効力感や活動への積極性といった肯定的な内容の報告が多く聞かれるようになりました．本症例への自己肯定感だけでなく，母親のてんかん治療と積極的な養育に対する育児効能感への賞賛と労いを常に伝えるように心がけました．

心理発達状況（指導終了時）

WISCとITPAの結果は表1の右欄に示した通りです．WISCの動作性検査の「積木模様」は指導終了時も評価点が「1」でした．WISCのIQと群指数はほとんど変化していませんでしたが，ITPAの「形の記憶」のPLAは6歳10か月となり，指導開始前に比べて1歳7か月上昇しました．指導後のSCTでは，算数の苦手さはあるが文章を読めば答えられると書いていました．また，書字の間違いが少なくなりました．

薬物治療と指導経過との関連

主治医と，指導経過中および指導終了後に薬物治療との関連を検討しました．指導期間中，ESMは250 mgを服用していました．課題成績が上昇せず気分のむらや苦手さを繰り返し訴えたため，指導10回目にPHTを100 mgから150 mgに増量しました．増量後は課題成績が徐々に上昇し，行動評価も改善されました．脳波は，指導開始時に比べててんかん性の脳波異常が著明に改善されました．薬物治療による脳波異常の改善に伴い，課題成績の上昇，家庭での学習面の向上や生活面での自尊感情や主体性の向上，母親の育児効能感の高まりなどが認められました．

まとめ

家族からの訴えにより読み書き障害の改善を目指して行った心理教育学的指導，それと並行して行った薬物調整の結果，脳波改善とともに読み書き能力が向上し，教科学習への意欲や自己肯定感が培われました．発達障害（神経発達症）を併存するてんかんのある子どもの発達支援では，今回の症例のようにてんかん治療によるてんかん性の機能障害[31]の改善の可能性が考えられる場合には，医師と積極的に連携し包括的に支援を行うことで薬物治療効果ともに学習能力や人格発達面の向上が期待できるものと考えられます．

（杉山　修，心理療法士）

Q34 成人の高次脳機能障害はどのように評価・介入をしますか？

A てんかんのリハビリでは，多職種チームによる包括的なリハビリが有効です．われわれセラピストは高次脳機能障害の評価の一環として神経心理学的検査を行いますが，これらの検査はどの職種が実施すると決められているわけではなく，医師やST，OT，心理士が担当しています．どの検査をどの職種が担当すると決められていると，チーム内での役割が明確になり，検査を依頼する側はどの検査のときは誰に依頼を出すべきか明確で便利です．一方，複数の職種がそのときの状況に応じて必要な検査を実施するようにしておくと，多職種チームを構成するときに，職種にとらわれず柔軟にメンバーを構成することが可能になるというメリットがあります．

てんかん診療に限らず高次脳機能障害は，神経心理学的検査の結果からだけでは，日常生活に支障をきたしている症状を把握できません．そのため家族や支援者などから情報を収集し，さらに病棟や検査場面で観察した所見を考慮に入れ総合的に評価します．介入は本人だけでなく家族も含め行います．また医療機関だけでなく，行政，福祉との情報共有や連携が必要になります．場合によっては職場や学校との連携も求められます．このように高次脳機能障害だけをとりあげても，てんかん診療の評価と介入は多職種チームで，かつ包括的に行われる必要があるといえます（図1）．

1｜高次脳機能障害の評価のポイント

1）発作時，発作後，発作間欠期の神経心理学的症状の評価

てんかんのある人にみられる神経心理学的症状はQ32（84頁）で説明されている通り，「1．てんかん発作そのものの症状として出現する神経心理学的症状」「2．てんかん発作後の一過性の陰性症状として出現する神経心理学的症状」「3．てんかん発作が反復した結果出現する神経心理学的症状」があります．

てんかん発作時の神経心理学的症状や，発作後の一過性の陰性症状である神経心理学的症状を呈している状況に，われわれセラピストが必ず立ち会うとは限りません．しかし，その場面に遭遇した場合には医師への情報提供者として，正確に症状の記載をすること

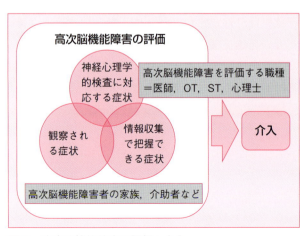

図1　高次脳機能障害の評価と介入

に努めます．このような情報は医師の診断や治療方針の決定に役立つことがあるからです．観察すべきポイントはQ32（84頁）を参照してください．

一方，「3．てんかん発作が反復した結果出現する神経心理学的症状」に対しては，評価，介入することがセラピストには求められます．本稿ではこの発作間欠期の高次脳機能障害の評価と介入について説明します．なお薬剤が原因となって神経心理学的な症状を呈する場合もあるので，検査結果を分析するときにはどのような薬剤が服用されているのかについて情報収集し，総合的に判断するとよいでしょう〔Q22（60頁）参照〕．

2）発作後，どのぐらいの時間をおいて検査をするべきか

発作後どのぐらいの時間が経過してから検査を実施するのが妥当でしょうか．Helmstaedterら[32]は，前頭葉てんかん（FLE）のある人では意識が減損したとしても軽微で，発作が終われば見当識はすみやかに回復しますが，側頭葉てんかん（TLE）のある人では回復に時間がかかると説明しています．

またHelmstaedterら[33]は，てんかんのある人31人（FLEのある人8人，右TLEのある人8人，左TLEのある人15人）と健常者14人を対象に，言語性の記憶課題（15単語を記憶する課題）と，非言語性の記憶課題（9種類の積木の模様を記憶する課題）を実施しました．その結果，見当識回復後の言語性・非言語性の記憶課題に対する反応時間は，FLEのある人群では遅延がありませんでしたが，TLEのある人群では回復までに少なくとも1時間かかったことがわかりました．

以上の結果をふまえると，FLEのある人では発作の影響が軽微ですが，TLEのある人では記憶の検査をするときは，発作後見当識が回復したことを確認した後少なくとも1時間経過してから検査をするというのが妥当だということになります．ただし，これらの研究は対象の人数が少ないため，すべてのFLEのある人やTLEのある人に当てはまるかどうかは定かではありません．検査結果に発作の影響が反映することは望ましくはないため，個別に見当識障害の有無などを見極めることが重要です．

3）検査の目的と検査の選択

神経心理学的検査は総合的な検査から，ある特定の認知機能を測定するものまで多数存在し，検査の選択は必ずしも容易ではありません．てんかん診療でセラピストに評価の依頼が出されるのは，①脳外科の手術前後の評価の場合，②焦点部位に関連する高次脳機能障害の有無を評価する場合，③ある患者の認知機能を継続的に評価する場合が考えられ，その目的にしたがって検査を選択します．

手術前後の評価の場合には，施設ごとに決まった検査バッテリーがあるのが一般的です．手術の部位によって起こりうる高次脳機能障害を想定し，検査バッテリーが組まれています．たとえば，側頭葉の手術前後の評価としては，知能検査，失語症検査，記憶検査〔言語性検査，非言語性検査，日本版ウェクスラー記憶検査（WMS-R）〕，呼称検査，語の流暢性などが考えられます．また前頭葉の手術が検討されている場合には，前述した検査にウィスコンシンカードソーティング検査（WISC）などの遂行機能の検査を実施することもあります．

高次脳機能障害の有無を評価する場合の選択では，焦点部位や器質的な問題がある部位から想定される神経心理学的な症状についての検査を実施します．TLEのある人は知能低下と，記憶障害（優位半球では言語性，劣位側では非言語性）が起こることがあります．

表1 てんかんのある人に用いられる主な神経心理学的検査

検査する機能	検査名	略語	特徴
知能	ウェクスラー成人知能検査	WAIS-Ⅲ	全般的な知能検査
	レーブン色彩マトリックス検査	RCPM	非言語性
	Kohs立方体組み合わせ検査		非言語性
認知機能全般	Mini Mental State Examination	MMSE	スクリーニング
	改訂長谷川式簡易知能評価スケール	HDS-R	スクリーニング
言語機能	Q47（153頁）参照		
記憶	ウェクスラー記憶検査	WMS-R	総合的な記憶検査
	日本版リバーミード行動記憶検査	RBMT	日常生活における記憶の問題を検出
	Rey聴覚性言語学習検査		言語性記憶
	三宅式記銘力検査		言語性記憶
	Benton視覚記銘検査		視覚性記憶
	Rey複雑図形検査		視覚性記憶
ワーキングメモリー	Trail Making Test - B	TMT-B	音韻性ループ，中央実行系の検査
	WMS-R（数唱　順唱）		音韻性ループ
	WMS-R（数唱　逆唱）		音韻性ループ，中央実行系の検査
	WMS-R（視覚性記憶範囲）		視空間性スケッチパッド
	標準注意検査法（PASAT）		音韻性ループ，中央実行系の検査
	標準注意検査法（SDMT）		中央実行系，視空間性スケッチパッドの検査
遂行機能	遂行機能障害症候群の行動評価日本版	BADS	総合的な検査
	ウィスコンシンカードソーティング検査	WCST	セットの変換・保持
	前頭葉機能検査	FAB	
	ストループテスト		
	迷路課題		
	仮名ひろいテスト		
	語流暢性課題		
注意	TMT-A		選択性注意
	TMT-B		選択性注意，注意の配分
	ストループテスト		選択性注意
	標準注意検査法	CAT	総合的な注意検査： ・注意の容量（数唱，視覚性スパン） ・選択性注意（視覚性抹消課題，聴覚性抹消課題） ・注意の変換・分配（SDMT，記録更新課題，PASAT，上中下検査） ・持続性注意（CPT）

（　）内は下位検査名
PASAT：Paced Auditory Addition Test，SDMT：Symbol Digit Modalities Test，CPT：Continuous Performance Test

　FLEのある人は神経心理学的検査に加え，運動面の評価も行います．主な認知機能と検査を表1にまとめました．
　長期間の経過を追う目的で行う場合には，前回の評価から変化がないかどうかを確認するため，毎回同じ検査バッテリーを実施します．ただし，繰り返し同じ検査を実施することで学習効果が生じることを念頭においておく必要があります．小児期から知能や認知機能の発達の経過を追っている場合には，検査の適応年齢の関係で同一の検査を用いること

表2　日本版日常記憶チェックリスト[35]

最近1か月間の生活の中で，以下の13の項目がどのくらいの頻度であったと思いますか．右の4つ（全くない，時々ある，よくある，常にある）の中からもっとも近いものを選択して，その数字を○で囲んでください．	全くない	時々ある	よくある	常にある
1　昨日あるいは数日前に言われたことを忘れており，再度言われないと思い出せないことがありますか？	0	1	2	3
2　つい，その辺りに物を置き，置いた場所を忘れてしまったり，物を失くしたりすることがありますか？	0	1	2	3
3　物がいつもしまってある場所を忘れて，全く関係のない場所を探したりすることがありますか？	0	1	2	3
4　ある出来事が起こったのがいつだったかを忘れていることがありますか？（例：昨日だったのか，先週だったのか）	0	1	2	3
5　必要な物を持たずに出かけたり，どこかに置き忘れて帰ってきたりすることがありますか？	0	1	2	3
6　自分で「する」と言ったことを，し忘れることがありますか？	0	1	2	3
7　前日の出来事の中で，重要と思われることの内容を忘れていることがありますか？	0	1	2	3
8　以前に会ったことのある人たちの名前を忘れていることがありますか？	0	1	2	3
9　誰かが言ったことの細部を忘れたり，混乱して理解していることがありますか？	0	1	2	3
10　一度，話した話や冗談をまた言うことがありますか？	0	1	2	3
11　直前に言ったことを繰り返し話したり，「今，何を話していましたっけ」などと言うことがありますか？	0	1	2	3
12　以前，行ったことのある場所への行き方を忘れたり，よく知っている建物の中で迷うことがありますか？	0	1	2	3
13　何かしている最中に注意をそらす出来事があった後，自分が何をしていたか忘れることがありますか？	0	1	2	3
	得点　／　39点			

ができないという問題があります．この問題を解決するためには，小児期の検査担当者と成人期の検査担当者の連携が不可欠になります．小児であっても実施可能な成人用の検査を導入していくというアプローチも可能です．荏原ら[34]は成人用の検査を小児に実施し，コントロール値の作成を試みています．この知見は小児科と成人科での連携を模索する施設での検査の選択の参考になると思います．

4）神経心理学的検査では把握できない問題の評価

　日常生活でどのような問題が生じているのかを情報収集するためには，問診票を活用します．問診票は目的によって使い分けるとよいでしょう．1つは短時間で主な症状の有無を把握しようとするスクリーニングの目的で行う問診表です．てんかんのある人で起こることが多い記憶障害についての問診表に「日本版日常記憶チェックリスト」[35]（表2）があります．もう1つは所要時間が長くなるというデメリットはありますが，できるだけ多くの症状を見落とさずに介入につなげるための問診票があります．記憶障害だけでなく，その他の高次脳機能障害の症状の有無をチェックするための問診表[36]を活用し，該当する障害についての質問を実施します．

　問診表は患者と家族，セラピストに実施することにより，患者に病識があるのか，家族は障害について理解しているのかがわかります．

2 | 高次脳機能障害の介入のポイント

1）機能障害の回復を目指す

　記憶障害，注意障害などは，障害ごとに訓練法が提案されています．高次脳機能障害の機能訓練については成書を参照してください．機能訓練をすることで障害についての認識を深めることにつながる場合があります．障害についての認識が深まることは，リハビリに対するモチベーションが高まったり，補助手段の活用が可能になるといったメリットがある反面，心理的に落ち込むことにもなりえます．心理面については訓練場面や家庭内での様子について，チーム内で積極的に情報共有することが大切です．

2）日常生活に支障をきたしている症状にアプローチする

　日常生活でみられる問題に対しては，患者の希望をもとに多職種チームでアプローチすることが有効です．たとえば，記憶障害は単独でみられる場合もあれば，注意障害や知能低下などを合併している場合もあります．記憶障害はADLや服薬管理，コミュニケーション〔Q47（153頁）参照〕など，実にさまざまな生活場面に影響をおよぼします．注意障害は易疲労性の原因になり，情報処理能力の低下を招いているかもしれません．その患者の希望が復職であるならば，まずは第1段階のリハビリとしてOTが注意障害を改善させ，作業時間の延長を図ります．それと同時に，記憶障害があっても服薬の自己管理を行えるように看護師とSTが協力し，補助手段を導入するなど，患者と多職種チームが一丸となって問題の解決にあたります．

3）就労，就学など社会参加を支援する

　高次脳機能障害は「みえない障害」ともいわれ，なかなか理解されにくい障害です．てんかんのある人の就労，就学の支援では，てんかんについて職場や学校に説明し病気の理解を深めたうえで，その対応法について説明するとよいでしょう〔Q55（191頁），Q56（196頁）参照〕．ただし，病気や障害についての情報を開示するかどうかは，患者の生活への希望や不安を十分に聞き取り，本人と家族が納得した場合に行います．

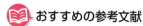 **おすすめの参考文献**

- Helmstaedter C, Witt JA：前頭葉・側頭葉の神経心理学．臨床てんかんnext step―知的障害・自閉症・認知症から併発精神障害まで（吉野相英 監訳）．新興医学出版社，東京，2013，pp99-116．

（廣實真弓，ST）

症例 Q34 成人の高次脳機能障害はどのように評価・介入をしますか？

第6章 てんかんのリハビリ

症例 20代，女性，右利き．診断名：側頭葉てんかん

発達歴に問題はなく，15歳時に夜間睡眠中の発作で発症しました．脳波で右側頭前部に棘波を認めたため，カルバマゼピン（CBZ）の投与が開始されました．発作は，突然意識消失し，口をモグモグさせる自動症を伴う1〜2分の複雑部分発作が週数回みられました．高校卒業後，医療系の学校に進学しましたが，発作が卒業後の仕事に支障をきたすため，セカンドオピニオンを求めて当院を受診しました．精査入院により，右側頭葉内側部に，てんかん原性領域が推定されたことから，外科治療の適応が明らかとなり，21歳時に右選択的扁桃体海馬切除術が施行されました．術後，発作は良好に抑制されています．

術前検査所見

脳波：右側頭前部に棘波が出現，発作時には右側頭部に律動性のてんかん波がみられました．
MRI：右海馬萎縮と高信号が確認され，右海馬硬化の所見がみられました．
FDG-PET：右側頭葉に低代謝域が認められました．
SPECT：右側頭葉内側部に集積低下が認められました．
ワダテスト：言語優位側は左半球と判断されました．

術前の神経心理学的検査 （表1）

側頭葉てんかんのある人には，脳の障害の範囲と程度に応じて，知能の低下や下位項目の解離，記憶障害が起こることがあるため，知能検査に加え記憶検査を実施しました．また，前頭葉機能の低下も起こることがあるため，前頭葉の機能検査も実施しました．

全検査IQは117で「平均の上」の知能水準でした．言語性IQ（127）＞動作性IQ（101）の統計的な有意差が認められますが，動作性IQも正常範囲に保たれていました．群指数については，言語理解（120）と作動記憶（126）の2つに対して，知覚統合（103）と処理速度（100）のそれぞれで，有意低下が認められました．いずれの群指数も正常範囲に保たれていますが，言語概念の理解や操作する能力，聴覚的な短期記憶や注意力に対し，視空間の認知能力，視覚情報を素早く処理する能力が相対的に低下していることが示されました．記憶に関しては，WMS-Rの一般的記憶指標は90でした．正常範囲の成績ですが，WAIS-Ⅲの全検査IQ（117）と比較すると−27であり，本症例の能力内においては，記憶の低下が明らかでした．また，言語性記憶指標（88）＜視覚性記憶指標（105）の有意差が認められており，言語性記憶の相対的な低下が示唆されました．一方，三宅式記銘力検査とBenton視覚記銘検査の成績は正常範囲内であり，問題はみられませんでした．なお，視覚性の偶発学習課題であるRey複雑図形検査については，「本でみたことがある」と既知であったため，視空間認知の評価として模写のみ施行しました．前頭葉機能に関しては，問題はないと考えられました．

術後2年の検査所見

脳波：わずかながら右側頭部にてんかん波の残存が認められました．
MRI：切除腔のみで明らかな異常はみられませんでした．

術後2年の神経心理学的検査 （表1）

　全検査IQは120で「高い」の知能水準でした．術前に比べ，IQ値，群指数ともに著変を認めませんでした．そのため術前同様の，言語性IQ（129）＞動作性IQ（103）の有意差や群指数間の有意差が認められました．依然として，言語概念の理解や操作する能力，聴覚的な短期記憶や注意力に対し，視空間の認知能力，視覚情報を素早く処理する能力が相対的に低下していることが示されました．記憶に関しては，WMS-Rの一般的記憶指標は118で，知能水準と対応したものであり，術前にみられた知能と記憶のバランスの悪さは認められませんでした．言語性記憶指標で著明な改善（88→117）が認められました．遅延再生指標（93）は，正常範囲内ですが，一般的記憶指標（118）に対し有意な低下が認められ，良好な記銘力に対し，記銘学習した素材保持の困難さが示唆されました．三宅式記銘力検査とBenton視覚記銘検査も，術前に比べ成績が上昇しており，記銘力の改善を示すWMS-Rの結果を支持するものになりました．前頭葉機能は，術前同様に問題はないと考えられます．

表1　神経心理学的検査結果

検査名		術前	術後2年
WAIS-Ⅲ	全検査IQ（FIQ）	117	120
	言語性IQ（VIQ）	127	129
	動作性IQ（PIQ）	101	103
	言語理解	120	126
	知覚統合	103	97
	作動記憶	126	130
	処理速度	100	107
WMS-R	言語性記憶	88	117
	視覚性記憶	105	114
	一般的記憶	90	118
	注意/集中力	126	123
	遅延再生	88	93
三宅式記銘力検査	有関係	9-10-10	9-10-10
	無関係	5-8-10	9-10-10
Benton視覚記銘検査	正答数/誤謬数	8/2	10/0
Rey複雑図形検査	模写	36	35
	45分後再生	―	―
語彙流暢性課題	カテゴリー条件（語数/1分）	22-16-17	26-17-14
	頭文字条件（語数/1分）	13-11-7	15-16-6
K-WCST	カテゴリ達成数1回目	6	6
TMT	PartA（秒/エラー数）	17″/0	14″/0
	PartB（秒/エラー数）	30″/0	26″/0
Stroop test	文字の音読（秒/エラー数）	22″/0	18″/0
	色文字の音読（秒/エラー数）	22″/0	18″/0
	色名呼称（秒/エラー数）	22″/0	17″/0
	ストループ（秒/エラー数）	33″/1	29″/2

＊前頭葉に発作焦点が疑われる患者には，「遂行機能障害症候群の行動評価（BADS）」「標準注意検査法（CAT）」「前頭葉機能検査（FAB）」，後頭葉に発作焦点が疑われる患者には，「標準高次視知覚検査（VPTA）」，言語機能の低下が疑われる患者には，「標準失語症検査（SLTA）」「トークンテスト」を追加施行することがあります．

おすすめの参考文献

- 藤田和弘・他：日本版WAIS-Ⅲの解釈事例と臨床研究．日本文化科学社，東京，2011．
- 田川皓一：神経心理学評価ハンドブック．西村書店，新潟，2004．
- 鈴木匡子 編著：症例で学ぶ高次脳機能障害―病巣部位からのアプローチ．中外医学社，東京，2014．

（笠井良修，心理療法士）

Q35 医療スタッフはてんかん外科手術前後にどのような検査・支援を行いますか？

1｜てんかん外科治療の目標

てんかん外科治療の目標は，手術により発作を止めることだけではありません．最終的には，患者のQOLが改善することを目指します．手術をしても発作が止まる可能性が低い，あるいは手術の後遺症による機能障害の可能性が高い患者だけでなく，発作以外の要因でQOLが低下している患者に対しても，日常生活や心身の状態を十分把握したうえで手術の適応があるかどうか判断されます．患者はもちろんのこと，家族もこのことをよく理解し，医療者とともに目標に立ち向かう主体的な姿勢が必要になります[8]（表1）．そのために，医師だけではなく，看護師，ソーシャルワーカー，心理士，OT，PT，STなどからなる医療スタッフの多角的な評価や介入が必要となります．

2｜てんかん外科治療前後の評価・検査

てんかん外科手術前には，多職種が患者の生活状況や身体・精神・認知機能，心理社会的側面を含め包括的な評価・検査を実施します（表2）．なぜなら，てんかんの病因や抗てんかん薬，発作の影響，心理的問題などにより，運動・認知機能の低下や精神症状が認められる場合があるからです[9,10]（表3）．また，てんかんに併存することがある自閉症スペクトラム障害の有無など，てんかん発作以外の問題が隠れていることがあります．それらの問題が日常生活を困難にしてQOLを低下させることがあります．

術前にこれらの評価をすることによって術後の後遺症や各機能の変化を把握することができます．また，術後の後遺症に対する支援などが必要とされる患者は，多職種でカンファレンスを開催し今後の方針を検討します．小児に関しては，表2の検査に加え，

表1 てんかん外科治療が目指すもの[8]

1. 発作を止めることだけでなく，QOLの改善を目指す
2. 発作だけでなくQOLをさまざまな視点から評価すべきである
3. 患者・家族も手術の意義をよく理解していることが重要である

表2 静岡てんかん・神経医療センターにおける各医療スタッフの検査・評価項目

職種	検査・評価項目
看護師	生活習慣，服薬状況・管理，対人関係など
ソーシャルワーカー	生活状況・満足度評価など
OT	上肢機能評価（STEF），注意機能検査（標準注意検査法），遂行機能検査（ロンドン塔），てんかん患者の生活・心理・主観評価（PESOS），その他作業療法評価
PT	身体機能評価（Biodex，CPX，重心動揺計），その他理学療法評価
ST	標準失語症検査（SLTA），口腔機能，構音機能，ITPA言語学習能力診断検査，〈S-S法〉言語発達遅滞検査など
心理士	知能検査（WAIS-Ⅲ，WISC-Ⅳ，田中ビネー知能検査Ⅴ），記憶検査（WMS-R，リバーミード行動記憶検査，三宅式記銘力検査，Benton視覚記銘検査），QOL評価（QOLIE-31P），注意機能検査（TMT），遂行機能検査（BADS）など

その他の認知機能検査や発達検査，身体検査を実施します．術後は術前評価・検査と術後評価・検査との比較を行います．

3｜てんかん外科治療後の介入

術後に後遺症や各機能の低下や精神症状などが認められた場合には，必要に応じて術後早期に医師，リハビリスタッフ，ソーシャルワーカー，保育士などが介入を行います．手術によって運動機能障害が出現した場合，リハビリスタッフが関節可動域の拡大訓練，筋力強化・維持訓練，麻痺の回復訓練，巧緻・協調性訓練，バランス訓練や運動方法の学習などを行い，日常生活に必要な運動能力の改善につなげていきます．認知機能障害に対しては，作業活動を用いた介入や机上課題を用いた直接訓練，記憶障害に対するメモリーノートなど代償手段の獲得訓練を行います[10]．

表3 てんかんに併発する認知機能障害と精神症状

認知機能障害	精神症状
失語症	精神病状態
記憶障害	躁状態
注意障害	抑うつ状態
失行症	不安性障害
失認症	心因性非てんかん性発作
遂行機能障害	発達特性　など
社会的行動障害　など	

その他の手術前後の介入として，てんかんに対する知識が乏しい患者など，てんかんに対して積極的に病気に対して取り組むために患者学習プログラム（MOSESなど）を行います．また，手術を受けた（受ける）患者同士のピアカウンセリングも重要です．てんかん発作が原因の身体・精神機能以外の問題として，自閉症スペクトラム障害を有している患者に対して保育士やリハビリスタッフが発達支援なども行います．

術後に発作が止まった患者だけでなく，発作が残存している患者も，できるだけ自立した生活を送れるように就労支援〔職業適性検査や職場での対人関係の改善のための訓練，職場対人技能トレーニング（JST）〕やカウンセリング，環境調整，サービスの調整，その他服薬指導などの生活準備支援などを行います．患者の発作だけでなく，心理社会的側面を考慮した援助を実施することが重要です．

おすすめの参考文献

- MOSES企画委員会 監修，井上有史，西田拓司 訳：MOSES ワークブック―てんかん学習プログラム．クリエイツかもがわ，京都，2010．
- Michael R Trimble, Bettina Schmitz 編，吉野相英 監訳：臨床てんかん next step ―知的障害・自閉症・認知症から併発精神障害まで．新興医学出版社，東京，2013．

（鈴木健之，OT）

Q36 思春期のてんかんのある人にはどのような問題がありますか？

1 | 思春期のてんかん

　てんかんはあらゆる年齢で発病する病気であり，思春期になって初めててんかん発作が起こることもあります．たとえば，特発性全般てんかんのなかの若年ミオクロニーてんかんは，12〜18歳で発病し，多くの場合，薬物治療により発作は抑制されますが，その後も薬の飲み忘れ，睡眠不足，アルコール摂取などで発作が誘発されやすいことが知られています．思春期の頃は，病気に対する理解や自覚に乏しく，不規則な生活になりがちなため，疾病教育や生活指導が重要になってきます．

　また，乳幼児期や小児期に発病したてんかんが治らずに持続し，思春期まで持ち越すこともあります．このような場合，治療の場が小児科から，精神科や神経内科，脳神経外科などの成人てんかんを担当する診療科へのトランジションが必要となります〔Q12（30頁）参照〕．長年の信頼関係ができている小児科から離れることは，患者にも家族にも大きな不安を与えるため，トランジションが円滑に行われるような連携体制が重要です．

2 | 思春期心性

　思春期は，自らのアイデンティティの確立を模索する過程にあります．この時期の心は自立と依存の間で揺れ動き，些細なことでも感情的になりやすく，気分の落ち込みや不安から，目上の人に反抗的な態度をとってしまったり，時には何らかの行動化を示すこともあります．てんかんのある人の場合，病気があることで生活が制限され，他人に頼らざるを得ないことが多くあります．そのため，自信を得ることができず，過度に依存的になったり，逆に病気を認めたくない気持ちから自信過剰となったりすることもあります．また，社会経験の不足により，対人関係の調整が未熟であることが多く，思春期に適切なサポートが得られないと，成人期に社会参加をする時になって問題が表面化することがあります．

3 | 精神症状

　一般に思春期は精神症状が出現しやすい時期です．てんかんのある人も，不安，抑うつ，幻聴，妄想などの精神症状がみられることがあります．精神症状が出現した場合は，てんかん発作や抗てんかん薬との関連を考慮したうえで，適切な薬物治療，心理的サポート，環境調整が必要になります．そのためには，精神科医による評価・治療に加え，多職種による包括的な支援体制が重要になります．

4 | 発達との関連

　思春期は子どもから大人へと移り変わっていく大切な時期ですが，てんかんが成長・発達に影響をおよぼすことがあります．たとえば，発作の恐れがあるために水泳や余暇活動に参加できない，通院・入院による時間的制約や抗てんかん薬による眠気のため，学習面で十分能力を発揮できない，てんかんがあることを知られること，あるいは十分に理解し

てもらえないことを恐れて友人を作ることに消極的になるなど，身体・心理・社会的な発達を妨げる要因が生じてくることがあります．また，てんかんのある人のなかには，発達障害（自閉症スペクトラム障害，注意欠如・多動性障害，学習障害）の特性をもつ人が多いことが知られています．思春期になると多忙なスケジュールや複雑な人間関係などのストレスを背景に，環境に適応できず，対人関係に対する苦手意識，ひきこもり，情緒不安定，強いこだわりなどの症状が目立つようになり，あらためて出生時から現在までの発達歴を詳細に検討することで，初めて発達障害の診断に至ることがあります．

5｜思春期のてんかんのある人の支援

　思春期のてんかんのある人の支援は，多職種によって包括的に行うことが重要なのは他の年代と同じですが，成人と比べて，より個別の心理的サポートが必要になることが多いです．そのため，特に信頼関係のとれた支援者の存在が重要となります．また，この時期の疾病教育は，その後の発作を抑制し，てんかんとうまく付き合っていくために大変重要で，特別なプログラムによって行われることもあります．たとえば，すでに確立されたてんかんの患者学習プログラムにMOSES（モーゼス）があります〔Q38の症例（115頁）参照〕が，成人向けのMOSESは16歳以上，小児とその家族向けのfamosesは7〜13歳を対象としているのに対し，思春期向けのプログラムがこれらとは別に作成されることになっています．前述のような思春期心性や病気に対する理解・自覚の乏しさのため，この時期の疾病教育には特有の難しさがありますが，その後の安定した経過や社会人としての成長を得るためにもこの時期の疾病教育は大変重要です．

（中岡健太郎，医師／西田拓司，医師）

Q37 てんかん病棟で看護師はどのような工夫をすればよいですか？

第6章 てんかんのリハビリ

A てんかんのある人の入院目的は，診断確定，薬物調整，術前検査など，さまざまです．病棟でまず共通して行うことは，発作症状に加えて，これまでの経過や患者背景，生活・心理・社会面など，より多くの情報を集めることです．病気や発作症状のみに目を向けるのではなく，患者と家族がこれまで歩んできた道のりを知ることで，患者の全体像がみえ，入院生活のなかで，患者にとって必要な援助がみえてきます．入院患者のほとんどは，発作が抑制されず，対処方法もわからず，日常生活に支障をきたすようなさまざまな問題や不安を抱えています．なかには，発作や病気が患者や家族の生活の主体となり過ぎたことで，今まで気づかれなかった障害や問題が，入院生活を通して初めてみえてくることもあります．看護師はそのような状況と問題をいち早く捉え，問題が複雑で多岐にわたるのであれば，問題を整理して包括的に多職種とともに解決していく必要があります．てんかんの多くは慢性的に経過し，発作や障害と長く付き合っていくことになります．診断を受けて治療が順調に進み，発作が抑制されることも大切ですが，病気や障害を抱えながらも，自身でコントロールする力を身につけ，上手に付き合い，自分らしく生活できることが何よりも大切です．病棟では，入院生活のなかで，患者自身が主体的に必要な知識や対処方法を身につけることができるような視点でかかわります．患者自身も，実際の生活場面からこれらの必要性を体感することで，自然と病気への理解が深まり，治療に対しても前向きとなり，気持ちや行動にも変化が表れます．発作や障害を抱えていても，自分らしく生きていくことが大切であると気づけるように，そして自分の足で歩くことができるように，看護師は多方面からアプローチを試み，働きかけ，ときには多職種との連携のコーディネーターとなり，退院後の生活を一緒に考えていきます．

1｜情報収集の充実化

入院時に情報収集用紙を活用し，必要な情報を収集します（表1）．共通のツールがあることで，情報の標準化と時間の短縮化が図れます．また情報が整理されることで患者が抱えている問題もみえやすくなります．患者背景，病気への捉え方，発作で困っていること，学校，仕事，結婚，妊娠，制度の活用など，本人だけではなく家族からも情報を得ることで情報収集の充実化を図り，多面的に患者を捉えます．そして多職種との連携に早期から取り組むことが大切です．

2｜発作観察とリスク管理

てんかん病棟では，もっとも重要な臨床症状である発作を，細かく観察し具体的にわかりやすく記録に残すことが大切です．そのためには，看護師も病気や発作症状を理解し，発作の観察方法を習得することが必要となります．そして観察したことを正しく伝えるこ

とが，診断や治療につながっていることを理解しなければいけません．病棟では，スタッフの技量を均てん化するよう，定期的に勉強会を開催したり，症例カンファレンスを行うなど，臨床現場に沿った取り組みが有効です．記録された患者の発作時のビデオをみることも役立ちます．また，入院生活が安全に送れるように環境調整などのリスク管理を行います．四肢がバタバタと激しく動く発作では，ベッドサイドや家具の角を保護カバーで覆い，受傷を防ぎます．また，ベッド周囲には不要な物をおかないように，患者とともに整理整頓を行います．発作症状の把握のために日中はなるべくデイルームで過ごすように促します．薬の調整などで発作が増え，受傷の危険が高い場合は，移動時は看護師が付き添う，保護帽をかぶる，車椅子を使用するなど，状況に応じて対策を考えていきます．入院生活を安全に送り，さらに退院後の生活に役立つように，治療経過と発作状況を把握しながら，患者の環境調整に努めることも大切な援助の一つです．

表1 情報収集の項目例

- 家族構成
- 家族のなかで，あなたが頼りにしている・いつも相談している人は誰ですか
- 自分の性格をどう思われますか
- 家族からは，どのような性格に思われていますか
  記入者：父，母，他（　　　　　　）
- どのようなことにストレスを感じますか
- 一日の生活状況，自宅での過ごし方（起床，就寝，食事，会社や学校の時間など）を教えてください
- 規則正しく睡眠時間はとれていますか（睡眠剤使用の有無）
- 現在治療中の病気はありますか
- 今まで大きな病気やケガをされたことはありますか
- 喫煙状況（禁煙期間）を教えてください
- 趣味を教えてください
- 興味のあること，大切にしているもの（価値・信念）はありますか
- 現在の仕事，社会活動（デイケア・作業所など），または過去の仕事内容を教えてください
- 入院にあたり，会社や学校にはどのように伝えていますか
- 病気で困っていることを具体的に教えてください（本人・家族）
- 入院に関して医師からどのような説明を受けていますか
- 発作頻度を教えてください
- 自覚できる発作症状を教えてください（自分でわからない点は聞いてお書きください）
- どのようなときに発作が起こりやすいですか
- 今後，病気と上手に付き合っていくうえで，入院中どのようなことが知りたいですか
- 現在利用中の制度を教えてください

3 | 生活指導

1）規則正しい生活

　規則正しい生活は，発作を抑制するうえで大切なことです．なぜなら，睡眠不足や疲労が発作に影響することがあるためです．入院生活では，たとえば朝は6時30分起床，夜は21時就寝と設定し，患者自身が守れるように働きかけます．また，日中は日常生活と同じように普段着で過ごし生活にメリハリをつける，日中に活動を行い睡眠と覚醒のリズムをつける，食事はバランスよく食べ体重のコントロールに努めるなど，生活リズムを整えるように工夫をします．

2）規則正しい服薬

　服薬も生活の一部として捉えられるように働きかけます．決められた時間に決められた量を服用することは，薬物治療を行ううえで大切なことです．服薬管理が正しく行われることで，治療もより効果的に生かされます．入院中は，服薬時間に看護師が病室まで配薬するのではなく，患者自身が服薬する指定場所まで来て服用します．自発的に忘れずに服用するための自己管理に向けての取り組みです．看護師はこの服薬場面の観察が大切です．服用時間が守れず，飲み忘れが多い場合は，服薬の必要性に対しての意識が低いこと

が考えられます．そのほかに，薬袋からうまく取り出せずこぼすことが多い，また種類が多く覚えられないなどの問題がある場合，薬の管理方法を考えなければいけません．薬の服用場面は，患者に合った服薬管理や服薬方法を探る絶好のチャンスなのです．

3）発作への対処方法

てんかん発作には，さまざまな症状があります．突然意識が消失し危険の予防が困難な発作，棒状に転倒し受傷してしまう発作など，患者によって発作症状は異なります．なかには，発作のときに意識を失うため，自分がどんな状態かわからず，受傷していても危険性の認識が乏しい場合もあります．まずは自分の発作や病気を理解するためにも，主治医と相談し，発作時のビデオをみてもらい，自分の発作と向き合うことから始めます．そこから，日常生活のなかでの危険や，発作が起きたときの対処方法を一緒に考えていきます．入浴中や更衣する場面では，発作が起きたときを想定し，受傷予防マットを使用する，椅子に座って更衣を行うなど，説明しながら実際に行ってもらいます．浴槽に浸かる場合も，必ず看護師が見守り，発作による溺水の危険性を伝えます．食事の場面では，発作で食具などを落としてもケガがないように，プラスチック製の食具を使用します．お茶やお湯の温度も，発作による火傷予防のため60度程度に設定します．その他，洗面台の前や服薬の指定場所には，安定した椅子を設置し，不必要な立位を避けるよう座って行う習慣をつけてもらいます．入院生活場面を通して，発作による危険を回避できるような工夫を取り入れ，実際に行いながら必要性を伝えます．そして退院時には，必要な知識が備わり，習慣となるよう繰り返し行います．自宅や社会に出ても安全に生活できるように，入院生活から指導は始まっています．

4│心理社会面でのアプローチ

1）集団生活を通して社会性を身につける

入院生活では，集団生活を送ることになります．てんかんのある人のなかには，発作により社会参加が制限され社会経験が不足していたり，小児期からの家族の保護的な療育環境が影響して強い依存心をもっていたり，高次脳機能障害などの器質的な認知障害があるなど，さまざまな原因で社会性の低下をきたしていることがあります．よって，入院中に患者間でコミュニケーションがうまくいかず，トラブルに発展することや，病棟ルールが守れず他患者から苦情がきて注意を受けるなど，いろいろな形の問題として顕在化します．このようなときには，単に病棟内での対人関係のトラブルとして場当たり的な対応にとどめず，退院後の社会生活へつながる一つの社会体験として扱い，その行動に対して，患者と一緒に振り返りを行って，患者自身が問題に気づくようにかかわります．障害が見逃されていた場合は，多職種と情報共有し，患者に合った社会生活の方法を考えます．入院生活は，一つの小さな社会生活の場として，発作以外の問題にも目を向け支援していくことも大切です．

2）就労支援

てんかんのある人のなかには，さまざまな問題から，働きたくても仕事に就くことができない，もしくは定着できない人がいます．てんかん発作が直接影響を与えていることもありますが，周囲の病気への理解不足や，患者自身の病気や生活の管理不足，あるいは発作以外の問題として，意欲の低下や，社会性の欠如，高次脳機能障害，発達障害などの併存症が就労を阻害していることもあります．入院生活では，患者の社会参加の状況を把握

し，就労する意欲があるのか，なぜ就労できないのか，就労できていてもうまくいかないのはなぜかなど，話をしながらさまざまな角度から原因を探ります．社会参加へ向けた介入は，医師，PT，OT，ST，心理士，ソーシャルワーカーなどとともに多職種で連携し，包括的に支援していくことが大切であり有効です．そのなかで，患者と接する機会がもっとも多い看護師の役割は，まず患者の思いを引き出すことです．これまで発作が原因で，苦痛や疎外感を味わい，心に傷を負っていることもあります．病気を受け入れられず，どうしてよいのかもわからず，自宅に閉じこもっている現状も少なくありません．問題が複雑に絡み合っていることもありますが，まずは患者と話をしながら信頼関係を構築し，よき理解者となることです．そこから，患者自身が本来の自分を取り戻し，再び夢や希望をもち，それを言葉に出して伝えられることが，社会参加への第一歩として何よりも大切なことであるといえます．

3）てんかん外科治療での看護師の役割

てんかん外科治療では，手術で発作が止まることによりQOLの改善が期待できます．しかし，すべての患者が順調に経過するわけではなく，術後の発作のない新たな自分と向き合うことに戸惑い，心身のバランスを崩してしまうこともあります．そのような経過をたどらないためにも，手術で発作を止めて何をしたいかなど，術前から患者自身が術後の生活について目標をもつように働きかけます．手術をゴールではなく，一つの大きな通過点として捉え，その先の生活に目を向けて夢や目標を持ち，自身の足で歩いていくことが大切であることを，患者・家族と話をします．術前から手術の意義をよく理解し，術後の生活が豊かになるように看護師は患者に寄り添い，支えることが大切です．

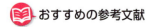 おすすめの参考文献

- 井上有史，池田　仁 編：新てんかんテキスト―てんかんと向き合うための本―．南江堂，東京，2012．

（原　稔枝，看護師）

症例 Q37 てんかん病棟で看護師はどのような工夫をすればよいですか？

> **症例** 24歳，女性．診断名：症候性全般てんかん
> 発作による事故防止への工夫を行った症例
>
> **体格**：身長161 cm，体重123 kg
> **入院目的**：薬物調整
> **発作型**：意識消失し，前屈，前方へ転倒する．2，3回／週
> **受傷好発部位**：下顎，前額部（それぞれ裂傷痕多数）
> **発作誘因**：起床時や入浴時に発作が多い
> **知的障害**：中等度

保護帽の作製の工夫

転倒により受傷することが多いため，入院時に家族が希望され，保護帽を作製することになりました．症例は，ボディイメージの低下を理由に作製に対して意欲的ではありませんでしたが，長時間ビデオ脳波検査で発作が補足され，自分の発作時のビデオをみてもらったことで危険度を知り，理解することができました．保護帽は，前額部は厚くし，下顎部にクッション材を入れ，色は好みの色にしました．作製後は，立位になる前に必ず保護帽を着用するよう指導を何度も行いましたが，なかなかかぶることができませんでした．症例は知的障害があるため，言葉だけではなく感情面へのアプローチを強化し，転倒でケガをすることをスタッフや家族は心配していると何度も伝え，次第に着用できるようになっていきました．

各生活場面における工夫

安静度は，基本的に病棟内フリーとし，発作が頻発する覚醒時～9時までは，看護師が脇の下から必ず支え移動介助しました．入浴時も脱衣所～浴室～脱衣所～自室まで移動介助をしました．身体を洗うときは，セラピーマットを引き，直接座って洗うようにしてもらい，入浴中は，発作により溺水，火傷をしないように看護師が付き添うようにしました．尖ったものや刃物を使用するときは，ナースステーションで行うようにし，コップや食具は割れないプラスチック製のものとしました．ベットサイドに余分なものはおかず，座ってもできることは立位で行わないように指導していきました．洗面や食事も肘掛つきの椅子に座るようにしました．

ポイント：入院中は，薬物調整を行うことによって発作の頻度が高くなることがあるため，事故防止への対策は万全としています．しかし，退院後の生活では，QOLを下げてしまう恐れがあるため，事故防止の取り組みには十分な注意が必要となります．患者の生活状況を聞き，どのようにすれば安全に患者が希望する生活が送ることができるのか，ともに考えることが重要となります．本症例の場合，退院後作業所に通う予定ですが，9時頃まで発作が頻発するのでその時間に移動しないようにしたり，時間を変えることができ

なければ朝の薬が早く効くように起床時に服薬をしたりするなど，日常生活を犠牲にしない調整が大切です．

体重減少への取り組み

発作時に今のままでの体重では家族が支えられないこと，フェニトイン（PHT）を服用しており血中濃度が安定しないため，本人・家族と相談し，ダイエットを実施しました．食事は1,600 kcalとし，間食はありとしながらも週に2回で各100 kcalまで，看護師と売店に買い物に行きカロリーを意識しながら一緒に選ぶ方法をとりました．体重測定は，イラストつきのグラフを作成し1週間に1回計測，自分でグラフをつけるように指導しました．患者が納得するように方法を選択しながら行い，グラフで徐々に体重が減少する効果を実感することで，てんかんのある人が特に失いやすい自己肯定感を養い，知的障害が中等度ありながらも10か月で30 kgの減少となりました．そのため，発作時転倒しないように支えることができるようになり，PHTの血中濃度も安定するようになりました．

症例 37歳，男性．診断名：症候性局所関連てんかん（側頭葉てんかん）
発作後のもうろう状態の対応への工夫を行った症例

体格：身長177 cm，体重102 kg
入院目的：手術にむけた検査目的
発作型：単純部分発作…心地よさ，不快な夢心地
　　　　　複雑部分発作…動作停止し，一点を凝視，口部自動症．転倒なし
　　　　　　　　　　　　発作後もうろう状態20～30分，1，2回／月
　　　　　二次性全般化発作…1，2回／月
知的障害：軽度，言語IQ＜動作IQ
　　　　　　概念形成力，思考柔軟性不足，注意機能の低下あり
性格：気が短い，生真面目．思ったことをすぐに言葉に出してしまう

発作後のもうろう状態における工夫

入院時情報により，発作後にもうろう状態があることがわかり，事故防止，観察の観点から対応しました．もうろう状態は，ぼーっとしながら身体をまさぐるなどの行為の後，わからないながらも日常動作をしてしまうものでした．そのため，本人や他患者に危険がなければ，後ろにつき見守る対応をしました．検査時は，抑制ベストを着用しました．また，意識回復の程度がわかりにくいため，昔の記憶から近々の記憶をインタビューし，もうろう状態が改善しているか観察をしました．一般就労をしていて，もうろう状態が長く，その間日常動作は可能だが指示が入らないという特徴をもつため，職場の上司や同僚にそのことを理解されにくいと予想されたため，主治医から職場に説明をしてもらうよう依頼しました．

ポイント：基本的にもうろう状態にある患者を無理に静止したり，中断させようとすると，激しく抵抗する場合があります．その抵抗は，力が強く危険を伴います．患者や看護師がケガをしないように，周囲の危険な物を取りのぞく，行っては行けない方向に行く場合は止めることはせず誘導するなど，周りの環境を整えながら安全を図っていくことが大

切です．

> 検査の説明への工夫

　入院や検査の説明では，内容を本人が理解できないことが多かったため，対応しました．説明は，わかりやすい言葉で複数回行い，納得しない場合は，主治医に再度説明してもらうよう依頼しました．また，精神科医へ面談，心理検査の結果をアセスメントし，症例にわかりやすい内容で，動作性IQが高いので視覚的にわかりやすい書面で説明をすること（言語性IQが高い場合には言葉で説明をすること）で，理解できるようになっていきました．

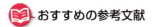おすすめの参考文献

- 河合逸雄 編著：これだけは知っておきたい　てんかんのQ＆A．ミネルヴァ書房，京都，1992．

（石原己緒光，看護師）

Q38 疾病教育はどのように行いますか？

1｜基本的な教育内容

1）服薬に関する教育

（1）規則正しい服薬を続ける必要性

発作を抑制するためには，薬を服用し続けることが必要です．薬の飲み忘れや服用時間が不規則になることで，薬物の血中濃度は安定せず，十分な発作抑制が得られません．ときに内服薬を自己調整する人がいますが，薬の自己調整は発作や副作用の増悪につながります．薬の調整は患者自身の判断では行わず，医師の指示にしたがって行わなければいけません．

（2）服薬方法を工夫していく必要性

飲み忘れしない工夫の例：薬を飲み忘れしないためには，薬箱（ピルケース）を使用する，服薬時間に携帯タイマーを設定する，目につく場所に服薬に関する張り紙や印を残す，薬包に日付を記入するなどの工夫が必要です．

服薬を間違える原因：正しい方法で服薬管理を行っていても薬を間違えて服用する人がいます．その原因として，発作の影響，高次脳機能障害（記憶障害，注意障害），手指の不器用さなどが考えられます．内服薬の管理方法には，個々に適した方法があります．服薬を失敗したときこそ，何が問題だったのかを明らかにし，個々に合った方法を考える必要があります．

（3）副作用に関する注意点

副作用について知識がなければ，患者は，その症状を副作用と気づかず医師に相談しない可能性があります．結果，重篤な状態で副作用が判明することにつながります．患者自身が，副作用か体調不良か，わかりにくい場合もあり，自身の体調の変化を普段から記録に残す習慣と，体調変化を外来診察の際に医師に伝える準備が必要です．

2）発作の誘因について

発作を起こしやすくする誘因というものがあります．誘因を避けることや減らすことで発作を少なくできる可能性があります．

（1）発作を起こしやすくする誘因

体調や状況による内的な誘因（多くの患者に当てはまる）：睡眠不足・過労・ストレス・抗てんかん薬の急激な変更や中断・飲酒・月経・妊娠など．

刺激による外的な誘因（特定の患者に限定する）：光・図形・予期せぬ音・不意の接触・計算・思考・読書・驚愕・食事など．

（2）発作の誘因を理解する方法

発作の誘因は，個々の患者によって違い，患者自身で探す必要があります．患者が発作

と，その前後の状況について詳しい記録を残していくことで，発作の誘因を特定していくことができます．また，誘因と思っていたことが無関係であることがわかることもあります．

3）発作による危険を回避する方法

発作による意識の消失，けいれんや強直は，転倒，受傷，やけど，溺水などの事故につながります．生活のなかで患者本人が発作のときに，どのような危険があるのかを考えていく習慣と，患者自らが危険を避けるための対処方法を工夫していくことが必要になります．危険を回避する対処方法の例として，保護帽やサポーターの使用（転倒する発作が多い人），整理整頓し不要なものをおかない，尖った場所には保護材を使用するなどの生活の場の環境調整，風呂でなくシャワーの活用などがあります．

4）患者が自身のてんかんについて理解を深めるためのサポート

（1）発作に関する情報

発作の症状，発作の頻度，発作前後の症状，発作前後の生活状況，体調の変化などの発作に関する情報は，適切な治療，発作の誘因の理解，危険の回避といった安全に生活するための必要な情報です．

（2）患者が自身の発作に関する情報を集めるための方法

発作表：発作のあった時間をカレンダーのような発作表に印として記録します．発作の頻度，起こりやすい時間帯がわかります．体調の変化も記載します．

発作日記：発作の状況や前後の心理，生活，身体状況について，日記形式で記録します．具体的な発作の状況，発作の誘因の理解につながります．

2 | 患者教育の方法

1）基本的な患者教育の流れ

まず，自己管理する事項の根拠と自己管理の必要性について説明し，患者の理解を促します．そのうえで具体的な方法について説明します．てんかんの原因や発作型はさまざまであるため，個々に合った方法があることを伝えることが大切です．できる限り患者にわかりやすい説明が必要です．

2）患者情報の大切さ

本人・家族などから病気，心理，社会，生活などの情報を収集することにより，何が患者のQOLを低下させているのかアセスメントし，原因を明らかにしていくことで個別性のある教育を行うことができます．

3）資料提供や，講義形式による学習方法

パンフレットを使用した説明や，パワーポイントなどを使用した講義形式の学習をします．メリットは，準備が簡単で実施しやすい点，デメリットは，一方的な情報提供になりがちで，患者が情報を自分と結びつけにくい点です．

4）グループワークによる当事者同士による話し合い

病気や治療の知識，自己管理などについてスタッフが介入しつつ患者が互いに意見を交換しながら学習します．メリットは，同じ病気をもつ同志として共感でき，必要なセルフケアを自分自身のこととして受け入れやすく意欲を高めやすいことです．デメリットは，スタッフの知識やグループワークの進行能力について，技術と熟練が必要になることです．てんかんのグループ学習プログラムとしてMOSES（モーゼス）があります〔Q38の

症例（115頁）参照］.

5）個別の患者教育

　患者がさまざまな方法により知識を得ながら，その知識を利用するためには，個別なかかわりが必要です．患者が得た知識と実際の生活を振り返りながら具体的に自己管理の方法を提案し，生活習慣の改善について話し合いをしていきます．患者の病状や理解度などに合わせて行っていくことができます．グループによる患者教育と併用するとより有用です．患者との信頼関係とコミュニケーション能力が必要ですが，普段から患者と向き合い，かかわりを大切にすることで自然にできることです．

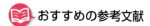 おすすめの参考文献

- MOSES 企画委員会 監修，井上有史，西田拓司 訳：MOSES ワークブック―てんかん学習プログラム．クリエイツかもがわ，京都，2010．

（田尻　浩，看護師）

症例 Q38 疾病教育はどのように行いますか？

1｜てんかんの疾病教育

疾病教育の一つとして，てんかんのある人のための学習プログラムにMOSES（モーゼス）があります．MOSESとは，ドイツ・オーストリア・スイスの専門家により考案されたプログラムで，てんかんに対する正しい知識をもち，積極的に病気に向き合うことを目的とした集団学習プログラムです．このMOSESを参考に，当院で行っているてんかん学習プログラムを示します（表1）．

2｜てんかん学習プログラムの進め方

てんかん学習プログラムは，専門家から患者への一方的な疾病教育ではなく，患者の感情や意見を引き出しながら双方向的に進めていくことで，患者が主体的に学習に取り組めるよう配慮する必要があります．また，患者同士のグループワークを積極的に取り入れることで，情報や感情を共有することができ，病気への適応や自尊心の回復など心理面への効果が期待できます．

開催する回数や頻度などは，実施する機関やスタッフの違いによりさまざまな枠組みが考えられますが，継続プログラムとして数回開催することが望ましく，また参加者数は名前や顔を相互に覚えられ，全員が発言できる規模として4〜8人が最適です．

情報の伝え方として，患者の理解度に合わせたわかりやすい言葉を用いること，テキストや資料などの配布，絵や図などを用いて視覚的にわかりやすくする工夫をすることもあります．

3｜てんかん学習プログラムの効果

当院でてんかん学習プログラムに参加した25名のプログラム実施前後の評価結果〔てんかん患者の生活・心理・主観評価（PESOS）*，てんかんの知識スケール〕を，図1，2に示します．PESOSの「てんかんへの適応」の項目，てんかんの知識スケールで統計

表1　当院のてんかん学習プログラム（1回60分）

	内容	目的	回数
第1週	レクリエーション 社会技能訓練（SST） てんかんとともに生きる	導入，心理セッション	各1回
第2週	運動（ストレッチ・筋力強化） てんかんの疫学・基礎知識 てんかんの診断	てんかんの知識について学ぶ	各1回
第3週	運動（ストレッチ・筋力強化） てんかんの治療 てんかんの自己コントロール	治療や生活面の工夫について学ぶ	各1回
第4週	運動（ストレッチ・筋力強化） 予後・心理社会的側面 心理社会的側面	社会参加について学ぶ 心理セッション	各1回

*てんかんのある人の社会的な生活状況や日常生活状況，心理面を評価する質問紙票．

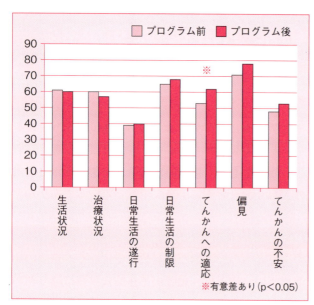

図1　PESOSのプログラム実施前後の評価結果

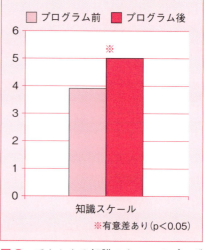

図2　てんかんの知識スケールのプログラム実施前後の評価結果

学的に有意な得点の向上（※）がみられました．このことから，てんかん学習プログラムの効果として，てんかんについての知識の向上のみならず，てんかんという病気を受け入れようという心理面の変化が得られたと考えられます．

> **症例**　20代，女性．診断名：症候性全般てんかん
>
> **現病歴**：5歳2か月時にてんかん発症．薬剤調整にて日中覚醒時の発作は抑制されましたが，睡眠中の発作は抑制されませんでした．そのため朝起きられないことにより日中活動量の低下もあり，薬剤調整目的で当院入院となりました．
>
> **発作**：「ガッ」「ハッ」「アー」などと発声しつつ，急に起き上がり白目をむく短い発作が夜間に繰り返し起こりました．発作後再入眠しようとしてもそのたびに目がパチパチするため寝つけませんでした．

てんかん学習プログラム実施前

　入院当初は発作への不安もあり，付き添い入院をしていた母へ依存する傾向が強くみられました．また，体調管理や発作の記録，服薬管理も母に頼る面が多くみられました．病棟看護師のかかわりで単独入院に挑戦し，徐々に自立した生活へと移行していき，そのタイミングでてんかん学習プログラムへの参加を促したところ，本人からも前向きな意見が聞かれました．

てんかん学習プログラム実施時

　学習プログラム参加時は，積極的に発言したり，トレーナーや他患者の話を真剣に聞く様子がみられました．

てんかん学習プログラム実施後

　本人の感想からは，「てんかんについて皆と話せることは楽しい」「発作についていろいろと勉強し，自分の病気をもっと知りたいと思った」「他患者とてんかんについて話し合っ

たり，他患者の体験談などを聞けて自分だけが大変じゃないんだと感じた」などの発言が聞かれました．病棟での生活場面では，体調管理や発作の記録，服薬管理などを自分で取り組む様子がみられるようになり，日中の活動量が増加しました．また，主治医や病棟看護師に発作のことについて自ら相談する場面が増えました．

まとめ

本症例は今回の入院で，母に依存的な生活から自立した生活へと切り替わるきっかけを得ることができました．まず病棟生活で母子分離を図り，本人の自立への意欲が高まったところでてんかん学習プログラムを行ったことにより，実際に体調管理や服薬管理など具体的な行動がみられるようになりました．本人の意欲が高まったタイミングでてんかん学習プログラムを行えたことが，このような変化が現れた原因として，もっとも重要な点だと考えられます．

疾病教育は，医療者や専門家が一方的に教えてもうまくいきません．患者本人が主体的に学ぶことが大切です．いかに患者本人の意欲を高められるか，意欲の高い状態で疾病教育を行えるか，このことを考えて疾病教育を行うことが重要です．

おすすめの参考文献

- MOSES 企画委員会 監修，井上有史，西田拓司 訳：MOSES ワークブック―てんかん学習プログラム．クリエイツかもがわ，京都，2010．

(山﨑陽平，OT)

Q39 ストレスマネージメントはどのような目的で、どのように行いますか？

A

1｜どうしてストレスマネージメントが必要なのでしょうか？

ストレスがてんかん焦点の神経細胞の異常興奮を起こすという証明が直接なされているわけではありませんが、身体的、精神的ストレスがてんかん発作に影響をおよぼすということは、一般論としてよく耳にします。臨床をしていて、医師から「規則正しい生活を心がけ、ストレスを溜めないように」と指導を受けている患者と接する機会が多く、皆さんも文献などで睡眠不足、過労、不安・欲求不満・緊張などのストレス、飲酒などが発作誘発因子として挙げられていることをしばしば目にすると思います[37]。

また近年では、抑うつ症状、心因性非てんかん性発作（PNES）など、精神的な問題とてんかんを併発しているケースも増えてきており、発作の抑制という点だけでなく、患者のQOLを考えるという点においても、ストレスと上手に付き合っていくことが、てんかん診療において重要であるといえます。

ストレスの原因となる刺激は、環境的（騒音など）、社会的（人間関係など）、心理的（プレッシャーなど）、身体的（過度な活動など）なものなど、患者個人の背景により違いがあり、原因を取り除けるものから、本人が気づいていないものまで多種多様です。ストレスが持続することで情動的興奮が起こり、さらにその状態が続くことで身体症状を引き起こし、服薬しなくなったり休息がとれなくなってしまい、体調を崩して発作を増悪させる事態をまねきます（図1）。

2｜てんかんのある人はストレスを認識しないことが多いです

てんかんのある人は、ストレス反応が出ているにもかかわらず、多くの場合、「大したことではない」「いつもと同じ」「仕事（学校）をハードにこなせているのに、なぜ休養をとらなければならないのか？」「休むなんてさぼりになる」とストレスという不快なものに目を向けずに放置してしまいます。その結果、情緒不安定や発作が増えるなどの問題が起こり、さらに発作の不安からますます発作を誘発するという悪循環を生じている患者が多い印象を受けます。

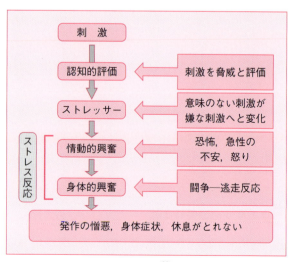

図1　ストレス発生のプロセス[38]（文献38より一部改変）

そのため，てんかんのある人のストレスマネージメントにおいて大切なことは，「ストレスがいかに自分の発作や社会生活に影響を及ぼすものなのかということを患者自身が理解し，対処を実践してもらうこと」だと思います．

3｜ストレスマネージメント

臨床を通して感じたストレスマネージメントを行ううえでのポイントを，以下に挙げます．

1）ストレスに対する心理教育（ストレスの自分の心身への影響を理解する）

ストレスの原因となる出来事や状況，それによって引き起こされる感情や身体の変化を心の仕組み図（図2）を使い，集団・個別で認知行動療法を基盤とした心理教育を行います．イライラや不安など感情の種類によって，身体（発作）への影響や対処行動が変化することを理解してもらい，どのようなストレス（引き金）が発作を誘発するのかを自覚してもらうことが重要です．また，作業療法で実際の体験としてストレスを認識してもらうことや，視覚的にわかりやすい資料（図3）などを活用して，心身の変化を自覚してもらえるよう促します．

2）セルフモニタリング（日々のストレスと発作についてモニタリングする）

心の仕組み図で，自身の考え，感情，身体，行動の傾向を把握しても，日々のストレスに気づくことや規則正しい生活を送ることは見過ごされてしまうことも多いため，一週間の変化が記入できるセルフモニタリングシート（図4）を利用して，自分の状態を俯瞰できるよう促します．一週間の変化を把握してもらうことで，今まで「問題ない」「いつもと変わらない」と放置されてきた心身の不調に対して，「土日はいつも予定を入れ過ぎてしまう」「週の始めは発作が多いかもしれない」「木曜になると疲れがピークでイライラしてしまう」「夜の薬を忘れて寝てしまうことが多い」など，自分の生活を振り返り，発作の誘因となるような習慣やストレスを自覚できるようモニタリングシートを一緒に確認します．慢性的な疲労を抱えている患者では，身体的な不調に気づかないことも多いため，日々の生理学的な指標（脈拍，血圧）をチェックしておくことや，筋の緊張（肩こりなど）を触診し，疲れを認識してもらうような介入も有用です．

3）てんかんに関する心理教育とコーピングスキルの獲得

ある調査では，6割以上の人が自身の発作型について「知らない」「聞いたことがない」と答えるなど，自分自身ので

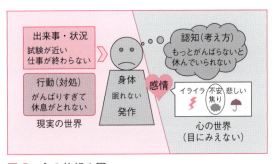

図2　心の仕組み図

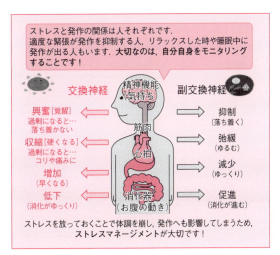

図3　自律神経の働きについて

んかんに対する知識をもっていない患者も多くいます[39]．そのため，当院では自身の発作のタイプだけでなく，1），2）で把握してきた発作の誘因となるストレスや発作の前兆などを一覧表にした「あなたについて」（図5）を患者自身に書き込んでもらい，てんかんに対する知識を深めてもらうようにしています．

また，患者本人だけでなく家族，支援者がいつでも確認しやすいように，わかりやすい場所に掲示することを勧め，避けるべきストレスについて助言してもらいやすいような工夫や，適切なストレス対処法の実践を周囲からサポートが受けやすい環境を整えることをアドバイスしています（縮小したものを手帳に貼るなど，目にとまりやすい工夫をするとよいでしょう）．

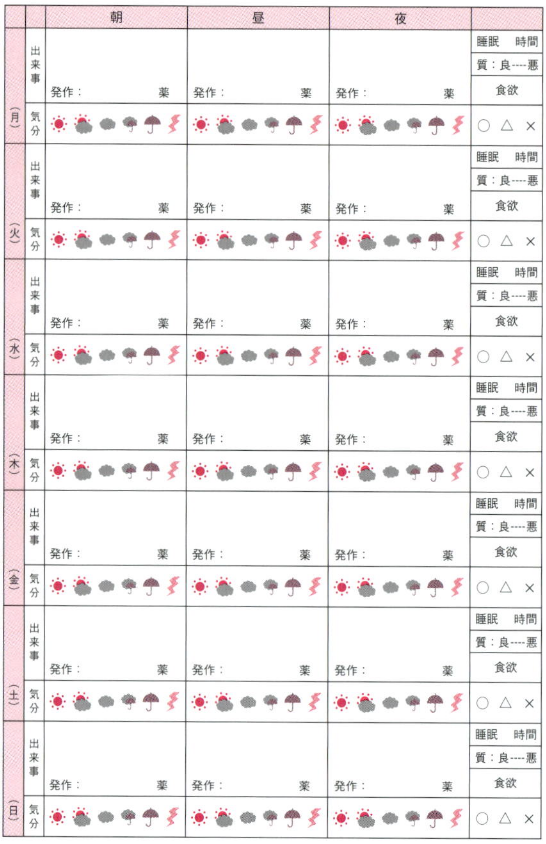

図4　一週間セルフモニタリングシート

発作の前兆は？	得意なことは？	苦手なことは？
例：めまい，胃が不快になる	例：パソコンが得意，物を作るのが好き	例：スピードが遅い，人前で話す
発作のタイプは？	ストレス源や溜まるとどうなる？	どうしたらストレスがやわらぐ？
例：意識が遠のく，転倒する	ストレス源　例：仕事のノルマ，学校の試験 溜まるとどうなる？　例：イライラする，肩がこる	癒し　例：コーヒーを飲む 発散　例：カラオケ

図5　あなたについて

おすすめの参考文献

- MOSES 企画委員会 監修，井上有史，西田拓司 訳：MOSES ワークブック―てんかん学習プログラム．クリエイツかもがわ，京都，2010．
- 野口普子 編者：看護師・コメディカルのための医療心理学入門．金剛出版，東京，2016．

（浪久　悠，OT）

症例 Q39 ストレスマネージメントはどのような目的で,どのように行いますか?

> **症例** 30代,男性.診断名:症候性局在関連てんかん,高次脳機能障害
> 高次脳機能障害の詳細:注意障害,記憶障害,遂行機能障害
> X年:脳腫瘍摘出手術後,てんかん重積発作が出現し,てんかんと診断されました.
> X年+5年:重積発作後,高次脳機能障害が著明になりました.
> X年+6年:意欲低下,抑うつ的になり,復職支援・ストレスマネージメントの介入を開始しました.

患者の問題点

①「周りに気をつかう」「作業効率が落ちる」という認識があり,ストレス対処法を実践したがらないこと.

②自身の身体疲労への認識がないこと.

③リハビリ課題や仕事中に自分で休憩をとることができないこと.

介入

目的① ストレスによる作業効率への影響をモニタリングします.

介入①
1) Q39の図2,3(119頁)を参考に,ストレスに対する心理教育を実施します.
2) 作業課題を提示(文章入力課題)し,休憩あり(1〜2分のストレッチ,呼吸法)・休憩なしで,一時間に何文字打てたかを測定して,自身で比較してもらいます.
3) ストレス対処を実践するメリット(発作の予防,作業効率が上がり,職場・同僚などへの貢献につながる)を本人に自覚してもらいます.

目的② ストレスによる自身の身体への影響をモニタリングします.

介入② ストレッチ,呼吸法,セルフマッサージなど,リラクゼーション法の指導を行い,

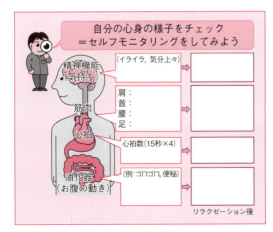

図1 心身のモニタリングシートの例

図2 手帳を用いたストレスマネージメントの例

本症例の場合,復職を目的にリハビリを行っていたため,本人の生活に沿った課題やビジネス手帳を活用しながら介入しました.

第6章 てんかんのリハビリ

リラクゼーション実施前後の気分と身体の状態をモニタリングします（図1）．

目的③ ストレス対処を実践するタイミングを生活の中に組み込みます．

介入③ 1) タイマー（携帯のアラームなど）を用いて，決められた時間にストレッチ，休憩などを実践するよう習慣づけます．
2) 手帳を活用し，ストレスサインを意識づけ，実践する時間，内容，行ったかどうかのチェックをします（図2）．

症例 20代，女性．診断名：頭頂葉てんかん，軽度知的障害，双極性障害

中学生時代：強直間代発作が出現し，てんかんと診断されました．以降，薬物療法により発作が抑制され就労していましたが，仕事が長く続かないことも多く，抑うつ状態，発作症状の再燃を繰り返し，複数回入院歴があります．

X年：生活リズムの改善，就労支援を目的に介入を開始しました．

患者の問題点

①自身のストレッサーが把握できていないこと．
②ストレス対処法が少ない（もっていない）こと．

介入

症例はてんかん発作だけでなく，自分になぜ気分の波が起こるのか把握できていなかったため，Q39の図4（120頁参照）を活用し，自身に起きている出来事と気分のモニタリングを行い，さらに，いつどのような対処をするか（図3）考えてもらうよう介入しました．そうすると，今までは我慢や放置を続けていたストレスが明確になるとともに，本人の発言にも変化がみられました．

介入前：「ストレスなんて特にない」「とにかくがんばらないと」「対処法はないですね」

介入後：「がんばりすぎていたのかもしれない」「睡眠に響いてくると危ない」「コーヒーがリラックス法」

	癒し系 （落ち着きたいなど）	発散系 （イライラ解消など）	いたわり系 （身体の疲れをとる）
毎日できる			
週末できる			

図3 対処法リスト（国立精神・神経医療研究センター病院　精神リハビリテーション部　精神科OT作成）

このような症例を通して感じたことは，単に①ストレスに対する心理教育，②セルフモニタリング，③コーピングスキルの獲得を実践するだけではなく，患者の背景や困っていることを支援者が的確に把握し，その人に合った個別性の高いオーダーメイドの支援を提供することが，もっとも重要であると思います（図4）.

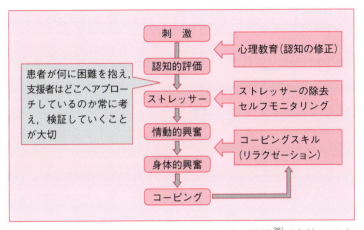

図4 ストレスの発生に対応したコーピングの種類[38]（文献38より一部改変）

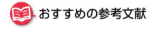**おすすめの参考文献**

● メアリー・エレン・コープランド 著，久野恵理 訳：元気回復行動プランWRAP．道具箱，2009．

（浪久 悠，OT）

Q40 易怒性のある人にはどのような介入を行えばよいですか？

てんかんのある人の性格傾向に関しては，19世紀から20世紀のドイツ精神医学を中心に以前から議論されていて，「てんかん性格」には「粘着性」「爆発性」などの特徴があるといわれていました．すなわち，話が回りくどく，几帳面，些細なことにこだわる，ときに容易に腹を立て，乱暴するなどの性格がてんかんのある人には目立ってみられるというものでした．しかし，医学が進歩した今日では，このような性格傾向はてんかんのある人のごく一部で，てんかんのある人の大部分にはこのような「てんかん性格」は当てはまらないことがわかっています．「てんかん性格」といわれていたような性格傾向は，てんかんに特有ではなく，脳外傷，脳血管障害，知的障害などがある人の一部にもみられる症状であり，特に前頭葉や側頭葉の脳機能障害であると今日では考えられています[40]．

しかしながら，てんかんのある人に易怒性がある場合，本人・家族も不利益を被るのみならず，医療者・支援者側にも不安，無力感，陰性感情が生じて適切な医療や支援の妨げになることもある[41]ので，てんかんのある人の易怒性への対応や介入を知っておくのは重要です．

1｜易怒性の背景のアセスメント

易怒性のある人にはまず，何が背景にあって易怒的になっているのかについて，アセスメントを行いましょう．背景としては，①てんかん発作に関連したもの，②抗てんかん薬などの薬剤の副作用，③脳の障害によるもの，④心理社会的困難を背景にしたものなどが考えられます[40]．

①としては，てんかん性不機嫌状態があります．てんかん性不機嫌状態は，周期性不機嫌などとも呼ばれるてんかんのある人に挿間性に出現する精神症状の一つで，発作の抑制が不十分な人に多くみられ，発作前に出現することが多いです[42]．てんかん性不機嫌状態では，単に不機嫌であるという程度にとどまらず，理由のない，もしくは些細な理由による爆発的怒りや他人に対する執拗で過剰な攻撃的言動がしばしばみられ，ときには器物破損や暴力におよぶこともあります．てんかん性不機嫌状態の治療としてはてんかん発作のコントロールが重要ですが，発作抑制困難な人が多いので抗精神病薬による鎮静が必要なことも少なくありません．②としては，レベチラセタム（LEV），トピラマート（TPM），ゾニサミド（ZNS），フェノバルビタール（PB），フェニトイン（PHT）などの抗てんかん薬の副作用として，易怒性や興奮性が起こることがありますし，ベンゾジアゼピン系（BZD）薬剤でも児童や知的障害の症例では，本来だったら鎮静作用のある薬によって，かえって興奮してしまうことがあります．このような薬剤の影響による易怒性の場合は，当然ながら原因薬の見直しが必要です．③としては，脳の損傷部位が視床下部や扁桃核，

眼窩前頭皮質などにおよんでいる場合には，攻撃性が増すことが知られていますし，さまざまな原因で脳全体の機能が低下して脱抑制となることでも攻撃性が強まります[43]．このような場合では，カルバマゼピン（CBZ），バルプロ酸（VPA），ラモトリギン（LTG）といった気分安定作用のある抗てんかん薬や抗精神病薬による薬物療法が有効なことがあります．また，記憶障害などを背景とした易怒性の場合であれば，メモやスケジュール帳の活用などを指導することで記憶の問題が和らぎ，結果として易怒性も軽減することが期待できます．④としては，発作への慢性的な不安や自信の欠如，就労や結婚での不利益，スティグマ*の問題が影響しています．このような場合は，心理療法や環境調整が必要になってくるかもしれません．

2｜易怒性の内容のアセスメント

易怒性の背景のアセスメントと並行して，その怒りの内容に関してもアセスメントすることは大事です[41]．医療者や支援者などの専門職に対する怒りが患者の誤解に基づいている場合などは，すぐさま反論したい誘惑にかられることがありますが，専門職からの反論は患者には自分の気持ちを理解しようとしない態度に映り，さらなる怒りを表出することがあります．そのため，患者の言い分をよく聞いて問題点を明らかにし，その怒りが喚起された理由とそれに至った状況について共感的に接しながら，反論や誤解の訂正は専門職自身の感情に細心の注意を払いながら行うとよいでしょう．怒りの内容が不合理であったり不適切な場合には，防衛機制の一つの「置き換え」としての怒りであることもあります．そのような場合は，心理士による本格的な心理療法や，リハビリスタッフによるリラクゼーション法などが有効かもしれません．

いずれにせよ，易怒性のある人を一人の専門職が抱えるのはいろいろな意味で困難があり，また前述したように，怒りの背景や内容はさまざまです（図1）ので，専門職自身の安全を確保するうえでも，多職種連携によるかかわりが重要だと思われます．

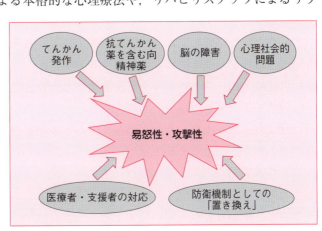

図1 易怒性・攻撃性にはさまざまな因子が絡んで起きている

---

*他者や社会集団によって個人に押し付けられた負の表象・烙印．いわばネガティブな意味のレッテル．

おすすめの参考文献

- 廣實真弓，平林直次 編：Q&Aでひも解く高次脳機能障害．医歯薬出版，東京，2013．
- Michael R Trimble, Bettina Schmitz 編，吉野相英 監訳：臨床てんかん next step ─知的障害・自閉症・認知症から併発精神障害まで．新興医学出版社，東京，2013．

（谷口　豪，医師）

症例 Q40 易怒性のある人にはどのような介入を行えばよいですか？

症例　34歳，男性．診断名：易怒性のある脳炎後の難治性てんかん

　生来健康で，有名大学を優秀な成績で卒業してIT関係の優良企業に就職しました．31歳時に非ヘルペス性脳炎に罹患し，幸い一命はとりとめたものの，てんかん発作と高次脳機能障害（記憶障害と失語）が後遺症として残りました．てんかん発作は難治性で，月1回程度の二次性全般化発作と，月1〜2回程度の意識減損し動作停止する複雑部分発作が続いていました．高次脳機能障害のリハビリもなかなか進まず，結局，仕事は退職してしまいました．次第に感情の起伏が激しくなり，些細なことで家族に対して激昂したり，反対に突然涙を流したりと落ち着かなくなりました．32歳頃からは通所していたリハビリ施設のスタッフに対しても被害的な考えをもつようになり，自己判断でリハビリ通所を中止し自宅にひきこもるようになってしまいました．33歳時に妻とは離婚し，実家で両親とともに生活をするようになりました．34歳時にてんかん発作コントロールおよび精神症状の改善目的で病院に入院しました．

状態像

　てんかん発作に関しては「頭に電気が走るような独特の症状がある」と述べたものの，入院後に施行した長時間ビデオ脳波検査の結果からは，そのような自覚症状とてんかん発作の関連は乏しいことが明らかとなりました．本人は正確な発作の頻度などは把握できていない様子で，発作が難治である自覚は乏しい様子でした．それに対して記憶障害や失語の自覚はあったものの，その原因を「てんかんの薬が強すぎるからこういう症状が出ているのだと思う」と語りました．

　易怒性や感情失禁*に関しては「もともと気持ちを前面に出していくタイプなので，昔から変わらないです」と語りました．実際の入院生活においては易怒性や感情失禁は他患者よりも医師や看護師に向けられることが多く，「自分のことを障害者だと思っている」「偉そうな口の利き方が気に入らない」と激昂する場面もありました．てんかん発作・高次脳機能障害・精神症状に関しても理解は乏しく，障害受

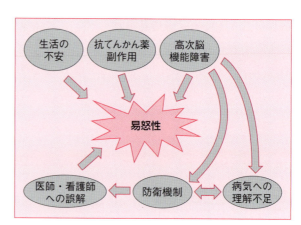

図1　症例の易怒性の因子

---

*情動失禁とも呼ばれ，脳損傷後に出現し，些細な刺激によって笑い，怒り，泣きなどの感情反応が誤発される現象をいいます．

容ができていない状態と考えられました（図1）.

家族は脳炎前の本人のイメージをひきずっており，現在の状態を理解できておらず，本人に対して叱咤することが目立っていました．

介入

①医師の介入

まずは本人の訴えを傾聴し，喪失体験に対して共感を示しました．その後，長時間ビデオ脳波検査で記録された本人の発作症状を本人と家族に向けて供覧し，てんかんに対する教育を行いました．次に抗てんかん薬の内容を改めて評価し，精神症状に悪影響を与えている可能性のある抗てんかん薬を中止し，気分安定作用のある抗てんかん薬を開始しました．易怒性や感情不安定という言葉ではなく，本人が受け入れやすい「感情の波」「浮き沈み」を和らげて日常生活が楽になるための薬と説明した後，少量の抗精神病薬を開始しました．

②心理士の介入

神経心理学的検査を通じて本人の認知機能や心理状態を評価しつつ，本人の喪失体験や家族間での葛藤，入院生活での不安（「医師や看護師に何か話すと薬が増えるのではないか？」など）に関しても理解を示しました．医師や看護師への誤解を慎重に訂正しつつ，本人の治療意欲を評価し，本人に入院生活の安全を保障しました．

③OT，STの介入

本症例は記憶障害や失語の問題があり，他者と適切なコミュニケーションがとれずに一方的な解釈をしてしまう傾向があったため，メモやスケジュール帳を活用できるよう，本人が働いていたときの自尊心に配慮して，ビジネスマンが好みそうなシステム手帳風のリハビリ手帳を作成しました．

④薬剤師・看護師の介入

てんかんの学習プログラムMOSESのテキストを利用して薬物療法の目的・必要性・想定できる副作用などに関して説明しました．また，服薬の必要性を理解できず記憶障害もあることから，不規則になりがちだった服薬管理が徹底できるよう，本人・家族とともに服薬カレンダーを作成しました．

⑤ソーシャルワーカーの介入

金銭面での不安を抱えている様子だったので，利用できる福祉制度や社会資源に関して説明し，入院中から障害年金の書類作成の支援を行いました．日中の活動場所の設定のために地域の高次脳機能障害支援センターや精神科デイケアなどのケースワーキングも行いました．

その後の経過

てんかん発作は二次性全般化発作が数か月に1回，複雑部分発作が月に1回程度まで減少しました．感情の不安定さは完全には解決したわけではなく，精神的に不調な場面では「頭に電気が走る症状がある」と訴えましたが，医療者や家族に対する易怒性は和らぎました．記憶障害に関してはリハビリ手帳を活用するようになり，本人の記憶障害に起因していた家族とのもめごとも減りました．障害年金の受給も決定し，資金面での不安は軽くなりました．しかしながら，日中の活動の場所は定まらずに今日まで経過しています．

まとめ

　本症例は脳炎後に顕在化した難治性てんかんおよび高次脳機能障害を持ち，易怒性がみられました．また病識が乏しく，自身の問題点を否認する傾向が本人および家族にも強かったため，本人・家族の気持ちに配慮しつつ丁寧に疾病教育を行いました．易怒性に関してはさまざまな因子が影響していたため，それぞれの職種による専門的なアプローチを同時進行で行いました．

〔谷口　豪，医師〕

Q41 うつ状態の人にはどのような介入を行えばよいですか？

てんかんのある人にはさまざまな精神症状がみられることがありますが，昨今はなかでも抑うつ状態が頻繁に合併してみられるといわれています．てんかんのある人にとって抑うつ状態は，生活・人生の質を悪化させるだけでなく，自傷や自殺のリスクを上昇させることが知られています．適切な介入は患者本人のみならず，医療経済ひいては社会全般にも有益な結果をもたらすことが期待され，抑うつの早期発見，早期治療が望まれます．

てんかんに伴う抑うつは，発作発現との時間的な関係から発作関連性（発作前，発作時，発作後）と発作間欠期に分類することができますが（表1），ここでは主に頻度の高い発作間欠期における抑うつ状態についてみていきます．

1｜てんかんの抑うつの頻度

抑うつの頻度や性状については，その定義や診断・評価法，対象とする患者の質的な違いなどにより，研究間で報告に差があります．てんかん専門医療機関での治療にもかかわらず発作が続く難治性の側頭葉てんかんのある人では，明らかに抑うつを併発する頻度が高くなります．しかし，外来通院で治療を受けながら通常の社会生活を営むことができるてんかんのある人を対象としたわが国の研究は，抑うつ傾向を示す一群の患者がいることが示唆されたものの，全体としては健常者との間に差はなかったと報告しています[44]．一方，欧米の集団ベース研究では，てんかんのある人の抑うつ有病率は13.2〜36.5%と報告され[45]，一般人口に比べるとてんかんのある人には高い頻度で抑うつがみられると考えられます．

2｜てんかんに特有の抑うつ状態

てんかんのある人とない人では，抑うつ状態の病像が異なる印象をもつ臨床家が少なくありません．てんかんに伴う抑うつでは，いわゆるうつ病の診断基準にあてはまらない病像がみられることがあり，KraepelinやBleulerは易刺激性や不安，恐怖，疼痛，不眠，活力欠如，多幸といった多彩な症状がみられると教科書に記載しています．この身体型抑うつ障害*ともいえる不機嫌状態を，後にBlumerがinterictal dysphoric disorderと称し，てんかんのある人に典型的なものと主

表1　てんかんにみられる抑うつ状態

発作関連性（Periictal）	発作に関連してみられる抑うつ状態
発作前（Preictal）	発作の数日〜数時間前から不快気分などの気分の変化が生じ，発作発現までに次第に増悪する
発作時（Ictal）	てんかんの発作症状そのものとしての抑うつ状態
発作後（Postictal）	発作後に抑うつ症状が出現し，ときに遷延する
発作間欠期（Interictal）	発作との直接的な関連がない慢性的な抑うつ状態

*抑うつ気分よりも身体的な訴えや症状が目立つもの．

張しました[46]．一方Mendezらは，てんかんのある人の抑うつには，慢性的な気分変調，易刺激性，ユーモアの欠如，孤独感，妄想的などの特徴がみられたと報告しています[47]．また筆者らの調査では，てんかんのない人と比べててんかんのある人の抑うつは，攻撃性との関連が深いという結果が得られました[48]．

　一般に，てんかんに限らず，何らかの病気にかかれば誰でも抑うつ的になるものだと思われがちですが，てんかんにおける抑うつの発症には種々の要因が関与していると考えられます．それらの組み合わせと程度は患者によりさまざまで，研究者によっても意見が分かれますが，主な要因として，①医原性要因（抗てんかん薬，多剤併用，急激な発作抑制，てんかん外科治療），②生物学的・神経病理学的要因〔感情障害の遺伝負因，局在関連てんかん（側頭葉／前頭葉てんかん），海馬硬化，高い発作頻度〕，③心理社会的要因（繰り返す発作に対する無力感／自己統制不能感，社会的偏見／孤立感，就労困難，支援システムの不備）などが挙げられます[49]．

　てんかんに伴う抑うつについては自発的な訴えが少なく，ときに患者自身が自覚していない場合もあり，これまで十分に認識されず必要な治療が施されてこなかったことが指摘されています．近年開発された「てんかん患者用の神経学的障害うつ病評価尺度（NDDI-E）」[50]は6項目からなる簡便な自記式スクリーニング法であり，日々の臨床での活用が推奨されます〔日本てんかん学会のホームページから無料でダウンロードが可能です．http://square.umin.ac.jp/jes/images/jes-image/NDDIEJ.pdf（2018年2月閲覧）〕．

　治療に関しては，エビデンスに基づいた研究がほとんどないのが現状ですが，まずは前述したような抑うつ発症の要因がないか確認し，ケースワークを行う必要があります．重篤な場合や，外来での治療が難しい場合は，精神科との連携も大切です．

　薬物治療については，抗てんかん薬の影響，発作発現や発作抑制に伴うものでないか，また服用中の向精神薬などの他剤と抗てんかん薬との相互作用はどうかなどを検討します．抑うつをきたすフェノバルビタール（PB）などに換えて，カルバマゼピン（CBZ）やバルプロ酸（VPA），ラモトリギン（LTG）などの気分安定作用を有する抗てんかん薬を中心とした治療へ変更することが有効な場合も少なくありません．抗うつ薬については有効性の評価に議論の余地が残るものの，臨床経験に基づいた報告からも，その安全性や発作閾値に与える影響が少ないことからも，現時点では選択的セロトニン再取り込み阻害薬（SSRI）*が第一選択薬として推奨されています[51]．

　非薬物療法としては電気けいれん療法も禁忌ではなく，併存する抑うつが重篤な場合には施行が考慮されます．VNS（迷走神経刺激療法）は，欧米では薬剤抵抗性うつ病にも適応が認められていることから，難治てんかんで抑うつを伴う患者には効果がみられる可能性もあります．また家族も含めた心理教育や認知行動療法の施行が推奨されていますが，単独ではその有効性は確立されていません．

---

*中枢神経系において選択的にセロトニンの再取り込みを阻害し，抗うつ効果を発現する抗うつ薬．

📖 おすすめの参考文献

- Tadokoro Y, et al：Screening for major depressive episodes in Japanese patients with epilepsy：Validation and translation of the Japanese version of Neurological Disorders Depression Inventory for Epilepsy (NDDI-E)．Epilepsy Behav, 25：18-22, 2012.

（田所ゆかり，医師）

症例 1　Q41　うつ状態の人にはどのような介入を行えばよいですか？

> **症例**　49歳，女性，主婦．診断名：側頭葉てんかん

　9歳のときに意識障害を伴う部分発作で発症しました．10歳のときから抗てんかん薬を服用してきましたが，難治に経過し，当科初診時には血液が抜けていくような感じや右の口角がピクピクした後に，1～3分間ほど意識を失う発作が月に数回以上ありました．診察の初めに発作の様子を尋ねると「自分は意識を失っているのにわかるわけがないだろう！」と突発的に怒り，家族歴や生活歴などに問診がおよぶと，「自分ばかりが個人的なことをあれこれ聞かれて答えなくてはならないのは不公平だ」と再び怒り出しました．また治療についても，ときに怒ったようにいろいろと要求しましたが，「自分はうつ病だからそれもみてほしい」と訴えました．脳波では左中側頭部に繰り返し棘波がみられ，カルバマゼピン（CBZ），フェニトイン（PHT），フェノバルビタール（PB），ゾニサミド（ZNS），ジアゼパム（DZP）を服用していましたが，いずれも十分量ではありませんでした．

　診察の際には大変な状況下でよくがんばっていることをいたわり，抗てんかん薬についてはZNS，PHT，PBを漸減中止しながらラモトリギン（LTG）を導入したところ，徐々に前述したような態度は診察中にはみられなくなり，家でも爆発的に怒ったり部屋にこもりきりになったりすることが少なくなりました．また，抑うつの訴えも改善しました．2年程前にVNS（迷走神経刺激療法）を導入しましたが，ときにイライラが目立つことはあっても，抑うつの訴えはほとんど聞かれなくなりました．

> **症例**　30歳，女性，無職（家事手伝い）．診断名：側頭葉てんかん

　5歳で発症後，20年あまりにわたり抗てんかん薬による治療を続けてきましたが，当科初診時にはデジャヴや上腹部不快感の後に意識がなくなり，口部自動症を呈する発作が毎週のようにみられました．CBZの服用を開始したところ奏功し，それまで服用していた抗てんかん薬を整理することができ，初診から1年足らずで発作は完全に消失しました．

　その後，2年あまりが経ったある日，自殺企図が発覚し，父親に連れられて受診しました．診察時には感情的になることもなく穏やかに応答し，特に抑うつ気分などを訴えることもなく，二度と自殺企図はしないと約束しました．すぐに入院したほうがよいと本人と父親に入院での経過観察と治療を勧めましたが，「自宅で様子をみるから大丈夫だ」と父親からも同意を得ることができませんでした．その約2か月後，残念なことに症例は自殺を遂げてしまいました．

　本症例のように表面的には落ち着いているようにみえても，突発的な自傷ひいては自殺に至る場合があります．特に自殺企図などの重症行為がみられた場合や抑うつが重篤な場合などには入院治療を考慮し，必要に応じて精神科とも連携をとるなどして最悪の事態を防ぐことが重要と考えます．

> **症例** 37歳，女性，派遣社員（工場勤務）．診断名：若年ミオクロニーてんかん

　10歳頃に起床後のミオクロニー発作で発症したと考えられますが，複雑な家庭環境に育ち不安な毎日を送っていたこともあり，てんかんを疑われることなく経過しました．18歳時に初めてバルプロ酸（VPA）による治療を開始しました．挙児希望があり当科を紹介されて受診しましたが，VPAを900 mg/日で服用していたときにも大発作がみられたことがあり，初診時の服用量は1,100 mg/日，血中濃度は72.8 μg/mLと高めでした．本人とパートナーの両者に治療の選択肢を提示し，それぞれの危険性と受益性を説明して同意を得て，VPAをレベチラセタム（LEV）へ置き換えることになりました．

　LEVを服用し始めてしばらくしたある日，「何だかこのところ調子が悪い．彼氏の言うことがいちいち癪にさわる．何でも私が悪いみたいに言われる．むしゃくしゃして泣けてきて仕事に行けない．彼氏を刺し殺して私も死にたい」などと電話口で泣き叫びました．すぐにパートナーとともに受診してもらい，話し合いの結果，まずはLEVを中止してVPAに戻すことになりました．その後は前述のような調子の悪さを訴えることなく，仕事にも復帰して円満に過ごしています．

> **症例** 31歳，女性，会社役員．診断名：側頭葉てんかん（外科手術後）

　生後1年頃に熱性けいれんがあり，30分ほどけいれんが続きました．6歳頃からデジャヴや上腹部不快感が鼻に抜ける感じを自覚するようになり，18歳時には意識減損を伴う部分発作を認めるようになりました．26歳時に発作で転倒，受傷して初めててんかんを疑われ，当科初診となりました．

　CBZを服用するようになりいったん発作は治まりましたが，半年ほどで再燃し，複数の抗てんかん薬を十分に使用しても発作は治まらず，31歳時に右扁桃体海馬切除術を受けました．術後はときに上腹部不快感を認めることはあるものの意識を失う発作はなくなりましたが，術後3か月頃から被害的な念慮や抑うつ気分の訴えが聞かれるようになりました．もともと感情の起伏が激しく，ちょっとしたことでイライラしたり怒ったり，落ち込んだり泣いたりすることがありましたが，次第に貧困妄想様観念や希死念慮，自殺企図がみられるようになりました．

　入院してもらい，選択的セロトニン再取り込み阻害薬（SSRI）をはじめ種々の抗うつ薬を試しましたが，いずれも効果がありませんでした．LTGを25 mg/日で服用したところ抑うつ気分の改善がみられましたが，50 mg/日まで増量したところで白血球減少が出現し，継続することができませんでした．電気けいれん療法も検討しましたが，本人・家族を含めた話し合いの結果，わが国では本来てんかんのある人に使うことが勧められていない炭酸リチウム（Li）を試すことになり，100 mg/日から開始して400 mg/日まで増量したところ，抑うつ状態の改善を認めました．Liを600 mg/日まで増量して退院となりましたが，その後は外来でLiを漸減中止することができ，今では抑うつも前兆もなくなり，職場復帰を果たして活躍しています．

おすすめの参考文献

- Kanemoto K, et al：Lack of Data on Depression-like States and Antidepressant Pharmacotherapy in Patients with Epilepsy：Randomized Controlled Trails are Badly Needed. Curr Pharm Des, 18：5828-5836, 2012.

症例 2 Q41 うつ状態の人にはどのような介入（薬物療法以外で）を行えばよいですか？

> **症例** 42歳，女性．診断名：症候性局在関連てんかん
>
> 出生・発達に特記すべきことはありません．中学校時代から成績は不良でした．普通高校卒業後に家電量販店に就職しましたが，仕事が覚えられず半年で退職しました．以後はさまざまな職場で事務員や工員として勤務しましたが，なかなか職場に適応できずに転職を繰り返していました．20歳でてんかんを発症した後はさらに仕事が続かなくなり，24歳からは無職となりました．29歳時に夫と結婚しましたが子どもはいません．33歳時に頭蓋内電極留置を経て部分切除術が施行されました．術後，しばらくの間，発作は抑制されていましたが，やがて意識減損し動作が停止する複雑部分発作が再発しました．もともと家事は得意な方ではありませんでしたが，発作による受傷を心配した夫の配慮もあり，家事全般は夫が担当するようになりました．39歳時より抗てんかん薬の調整で複雑部分発作の頻度は月単位だったのが年単位まで減少しました．その一方で，不安や気分の不安定さが目立つようになり，些細な刺激をきっかけに混乱しては，たびたび夫の職場や主治医に頻回に電話をかけるようになりました．41歳時に精神科初診となりました．抗うつ薬や抗精神病薬などの薬物療法開始しましたが，症状は改善しませんでした．希死念慮も出現したため，42歳時に精神科病棟に入院となりました．

状態像

意欲低下は目立ちませんでしたが，気分が落ち込んでいて不安・焦燥が強い様子がみられました．本人の不安が高まるような出来事があると，安心を求めて何度も医療スタッフへ訴えを続けました．さらに頭痛やめまい，嘔気などの身体化症状の傾向も目立っていきました．てんかん発作に関しては，「発作が起こりそうな感じ」の前兆症状があるのみで，複雑部分発作は入院中に観察されることはありませんでした．

病歴聴取からも，てんかん発作とうつ状態の関係は薄いと考えられました．

さらに，気分安定作用もあるラモトリギン（LTG）やカルバマゼピン（CBZ）が抗てんかん薬の主剤であり，抗てんかん薬の影響でうつ状態になっているとは考えにくく，以上から本人のうつ状態は心理社会的な要因が大きいと考え，以下のような介入を行いました．

介入

①医師・心理士の介入

うつ状態に対して抗うつ薬や非定型抗精神病薬の投与などの薬剤調整の後，精神科面接や神経心理学的検査を通じて本人の認知機能や対人スキル，パーソナリティ特性を評価しました．「中学校時代から成績不良で，なおかつ20歳でてんかんを発症した」ため，「いろいろな面で人よりも苦手なことが多く」（WAIS-Rでは，FIQ 57, VIQ 65, PIQ 54），本人の記憶では「人からあまりほめられたことがない」ことから自己評価が低く，そのため，

第6章 てんかんのリハビリ

「基本的には何かいわれると"すみません"とまず謝ってしたがってしまう．疑問に思っても口に出さない」というものでした．夫との関係に関しては「このような自分と生活を一緒にしてくれている夫に感謝したいという気持ちがある一方で，家事を思うようにやらせてもらえず，ときに威圧的な態度をとる夫に対して嫌な気持ちをもっている」などの心理的特徴が明らかとなりました．

②OT，看護師の介入

「夫に比べて自分は何もできずに迷惑ばかりをかけているが，料理ぐらいは自分が作ってあげたい」という気持ちを尊重して，「火を使わなくてもできる料理」「手間をかけずにできる料理」などの料理のプログラムを中心に，OTが作業の評価・指導を行いました．その際には成功体験の少ない本人の特徴に配慮して，些細な出来事でもポジティブフィードバックすることを意識して行いました．作業療法の初期には，手際よくできないことや他患者との交流で困難を感じると容易に身体化症状や不安がみられましたが，病棟看護師が不安を傾聴し，他患者との交流の橋渡し役としても支援しました．

次第に本人も作業にも慣れると，「一人で不安に思っているよりも何かを作業していた方が楽しい」「誰かと一緒にいた方がうれしい」と自ら感じられるようになりました．

③薬剤師，看護師の介入

夫が症例に対して時に威圧的になってしまう原因として「服薬管理も夫任せ」だったという状況があり，負担になっていたと考えられたため，薬剤師と看護師が協同して服薬指導を行い，抗てんかん薬や抗うつ薬，抗不安薬の種類や内服の仕方を本人が理解できるようになりました．

④ソーシャルワーカーの介入

退院後の日中の活動場所として，地域生活支援センターを本人・夫に提案するとともに，センターに対しては発作症状や発作時の対応を詳しく説明し，受け入れがスムーズになるように働きかけを行いました．さらに本人の日常的な不安に対する聞き役および服薬管理の確認目的で訪問看護も導入することにしました．

その後の経過

2か月弱の入院を経て退院しました．退院直後は訪問看護師に不安を訴える場面も多かったのですが，地域生活支援センターでの活動が増えると同時に不安は軽減しました．その結果，夫や主治医に頻回に電話することもなくなりました．服薬管理も安定していたため，退院2か月で訪問看護は中止となりました．次第に夫も家事全般を症例に任せるようになり，さらに精神症状は改善しました．退院後6か月で抗うつ薬は中止しましたが，うつ状態の再燃はなく，その後1年経過しましたが，精神的に安定した状態が続いています．

まとめ

本症例のように，てんかんのある人のうつ状態が心理社会的な要因が大きい場合（適応障害的な要素が大きい場合）は，薬物療法以上に多職種連携による介入（心理評価，リハビリ，環境調整）が有効なことが少なくありません．その際には，てんかん発作があること，てんかんを発症したことによる日常生活への影響のみならず，本人および家族の人生への影響などを考慮して，本人が望むような日々を送るためにはどのような支援が必要なのかを多職種で情報共有することが重要です．

（谷口　豪，医師）

Q42 家族支援はどのように行いますか？どのようなことを意識すればよいですか？

てんかんのある人の家族はてんかんという病気のことで悩み戸惑っている当事者でもあります．てんかんという疾患の特徴や，それにより生じる問題への具体的な対応を家族にも理解してもらうことが，さまざまな悩みや不安を抱える家族にとって，そして患者にとってもQOLを向上する鍵となります．

1│家族への情報提供と心理的支援

多くの家族が悩むことは以下の4つにまとめることができます．①てんかん発作への対応の仕方，②てんかん発作や付随する知的障害・精神疾患による実際の生活上の不自由さへの対応，③患者の将来の生活に対する不安，④疾患に対する偏見や誤解についてです．

1）てんかん発作への対応についての助言

てんかん発作には意識消失を伴うもの，転倒やけいれんを伴うもの，大発作が夜間睡眠時のみに起こるもの，発作頻度が少ないものなど，さまざまな症状があります．そのため，一人ひとりの発作の特徴に応じた助言が家族に対しても必要になります．

（1）発作時に意識消失を伴う場合

意識がない間は見守ることが大切ですが，その際に強引に患者を誘導しようとすると，脱抑制により抵抗し暴れるということがあります．危険がないようであれば，ある程度自由に動くことを許容し，家族は見守っていればよいということを説明します．

また，発作後に意識がはっきり戻っているかの判断も重要です．声を掛けた際に簡単な質問には答えられても複雑な質問には答えられない場合は，軽度の意識障害が続いている状態であり，その状態で単独行動をさせることは危険であることを，家族は知っておく必要があります．

（2）発作時に転倒やけいれんを伴う場合

外傷が起こらないように保護帽を着用するなど，頭部や身体を保護する方法について家族と確認をしておくことが必要です〔Q31（80頁）参照〕．また，けいれんが起こると慌ててすぐに救急車を呼んでしまう家族もいますが，重積発作でなければ救急搬送は必要ないということを伝えておくとよいでしょう．けいれんが治まった後には，嘔吐物などを誤嚥しないように横向きに寝かせるといった処置についても説明が必要です．

（3）発作が夜間睡眠時に限定されている場合

大発作が夜間睡眠中に起こるのであれば，発作時に窒息しないよう寝るときの姿勢に注意し，発作があった際には家族も気づくことができるようにしておくよう説明します．

（4）年に数回，数年に1回など，発作の頻度が少ない場合

てんかん発作がまれにしか起きないからといって安心ということはなく，油断して発作時の事故予防対策を忘れていた頃に発作が再発し，入浴中の事故や通勤・通学中の転倒な

135

どにつながるケースもしばしばあるということを伝え，注意を促します．また，疲労や睡眠不足が誘因となった発作が過去にあった場合には，家族の協力を得られると睡眠不足にならないような生活習慣を維持でき，誘因を減らすことができます．

このように，発作時の対応を理解してもらうことで家族の発作への不安を軽減することができると考えられます．

2）生活上の不自由さを改善する助言

生活上の不自由さはてんかん発作が直接的に引き起こすものばかりではありませんが，家族の協力により生きづらさを改善することが可能です．

患者本人が現在どのライフステージにいるのかによっても生活上の課題が変化するため，家族が必要とする支援もその都度変わります．個々のライフステージに合わせて適切な福祉サービスや経済支援の制度，就学・就労に向けた制度などについて，家族にも情報を提供することが必要です．

（1）学齢期

患者の能力に応じて，通常学級，特別支援学級，特別支援学校を選択することが必要なケースがあります．日常生活動作がどの程度自立しているのか，知的障害を伴っている場合には重症度がどの程度か，通学に支援が必要なのかといったことについて両親と相談をしておきます．

（2）思春期

周囲との違いを意識したり，病気を理由に特別視されることにより，患者本人が悩み出す時期です．家庭で話を聞いてもらえるということが本人にとって大きな支えになることを，家族に知っておいてもらうとよいでしょう．

学校場面では，部活動などに制約が加えられている場合もあります．この場合は，脱水や過度の疲労といった発作が起こりやすくなる状況への配慮は必要なものの，適度な運動を制限する必要はないということを家族や周囲の人にも知っておいてもらうことが，本人が学校生活を送るうえでの助けになると思われます．

（3）青年期・成人期

職業選択が迫られる時期です．てんかんのある人でも基本的には自由な職業選択が可能ですが，一部の資格には法的な制限があります．法的な制限がない場合でも，発作が起きたときに安全が保証できない仕事は避けなければならないということを，家族にも知っておいてもらうことが必要です．

また，この時期は結婚・出産に向き合う段階でもあります．育児をする場合，過労や睡眠不足により発作が悪化したり，発作が子どもに直接的・間接的に悪影響をおよぼさないように家族のサポートが必要であることを，家族に伝えておくとよいでしょう．

親がてんかんをもっている場合には，その子どもへの心理的支援を行うこともあります．親の発作は子どものせいではないことを伝え，ある程度の年齢になれば子どもでもわかるようにてんかんについて説明をしておくことが大切です．

このほか，重度の知的障害を合併している場合には，障害福祉サービスに関する情報提供が家族にとって大きな助けになります．精神症状を伴う場合には，うつや被害妄想といった症状も単に甘えや性格の問題ではなく，病気の症状として起きているということを家族も理解していることが本人の病状安定につながります．

3）将来への不安に寄り添う支援

　ここでも患者本人や家族のライフステージとてんかんの治療状況に合わせた情報提供を行うことで，不安に寄り添った支援が可能になります．乳幼児の子どもがてんかんと診断された場合，両親にとっては今後の成長や将来の障害に対する不安が大きな問題となります．思春期以降の患者であれば，両親からの自立や職業選択が本人と家族にとって大きな関心事になるでしょう．また，これから配偶者になる人に対しても，子どもをつくってもよいのか，疾患が子に遺伝することがあるのかといった疑問に答えることが必要になるかもしれません．

　どのライフステージにいる患者にも共通することですが，服薬を続けるということは患者にとってはかなりの負担です．抗てんかん薬は発作コントロールに貢献する反面，認知機能や肝機能障害などの内臓疾患のリスクを高めます．このことが本人や家族の不安につながりうるので，一定期間発作が止まっていれば減薬に挑戦できる種類のてんかんもあるということを家族に伝えておくとよいでしょう．

4）偏見や誤解への対応

　患者だけでなく，家族も周囲からの偏見にさらされています．あの家の子どもは遺伝でてんかんになったのではないか，育て方が悪かったのではないか，一生治らない病気だ，就職などに不利になるから付き合わないほうがよいといった偏見や誤解は，いまだに根強く存在します．家族自身が偏見をもっていることもあります．そして，家族が差別を恐れるあまり患者が通院できず，適切な治療を受けられなくなるという事態も起こりうるのです．

　病気を受容してもらい適切な治療へつなげるためには，病気の症状や原因，治療方法，病気の予後などの正しい知識が必要です．一部を除きてんかんは，遺伝に関係なく発症し，育て方も関係ないこと，適切な治療により発作の8割は止めることができること，一部の資格に制限はあっても進学や就職は可能なこと，発作が2年間消失している場合や睡眠中に限って起こる場合には運転免許も取得することができることなど，正しい情報を伝えていくことが重要となります．

2｜家族支援の方法

　家族への情報提供と心理的支援にも，大きく分けて4つの方法があります．①個別に面談する，②家族向けの勉強会や講演会を行う，③家族同士の交流の場を設ける，④アウトリーチを行い生活の場に出向いて相談に応じるといった方法です．

1）個別面談

　患者・家族に出向いてもらい，医師などが個別の症状に対応する方法です．診療だけでは家族の不安を十分に解消できない場合には，必要に応じて心理士やソーシャルワーカーがカウンセリングを実施するなど，医療スタッフが個別に対応することもあるでしょう．特に進学や就職，一人暮らしなど，生活上の大きな変化がある時期には，家族の負担や不安も大きくなるので，多職種が連携して生活上の相談に応じる必要が高まると考えられます．

2）家族向けの勉強会や講演会

　この方法では，一度の機会に多くの家族に情報を伝えることが可能です．てんかん治療の最新の動向，各種サービスの概要，各種制度の窓口に関する情報など，多くの家族が

知っておくとよい内容について効率的に伝えることができるので，定例のプログラムとして定期的に実施する場合もあります．効率的である反面，伝えられることは一般論としての話にとどまるため，個別への対応が難しいという限界があります．

3）家族同士の交流の場を設ける

てんかんのある人を家族にもつ家族同士が交流を図ることができる家族会では，医師や医療スタッフには提供できない支援を得ることができます．家族会は，医療としての要素は薄くなりますが，家族が実際に経験したことに基づいた情報や知恵を享受することが可能な場です．同じ悩みをもつ家族同士が互いに共感しあったり，てんかんをもちながらも上手に生活できている人からの具体的なエピソードを聞くことが，家族にとって大きな励みになる場合もあります．また，家族会でほかの家族の状況に触れることで，自分たちの家庭の状況を客観的に振り返る機会につながるという効果も期待できます．

4）アウトリーチ

患者と家族のフィールドに医療者が出向いて支援を行うやり方です．アウトリーチには診療場面では得ることができない情報が得られるという強みがあり，生活支援において効果を発揮します．実際の生活の場に出向いて支援を行うことは，家族を心理的に支えることにもつながります．支援者が積極的に患者と家族の生活空間に出向くことで，それまで心を開いて話すことがなかった人が本音を打ち明けられるようになったというケースもあります．生活している場をみることで支援者がそれまで気づかずにいた課題が発見されることがあったり，近隣の様子や家の中の物理的構造を知ることでより具体的な助言が可能になるということも期待できます．

それぞれの支援方法に一長一短があり，複数のアプローチを組み合わせながら家族支援を行うことが効果的です．タイミングよく家族を支援につなげるためにも，地域で開催されている家族向けの勉強会や講演会，家族会に関する情報を支援者が把握しておくことは重要です．日頃から地域の保健所などで情報を集めておくと役立ちます．

個々のてんかん発作の特性，発作やそれ以外の心理社会的要因に付随する問題と対処法を，家族に知ってもらうことが家族支援の第一歩です．家族支援を行う際には，ライフステージに応じた支援を提供できる知識や，他機関・多職種とのコネクション，複数の支援方法をタイミングよく組み合わせられるコーディネート力が求められます．

（伊東安奈，精神保健福祉士／福智寿彦，医師）

症例 Q42 家族支援はどのように行いますか？どのようなことを意識すればよいですか？

> **症例** 50歳，男性．診断名：側頭葉てんかん，双極性障害
> 息子との関係に問題を抱えていた症例
>
> 　30代の頃から双極性障害により精神科を受診しましたが，経過中に強直間代発作や意識消失発作があり，MRIや脳波検査では異常はみられなかったものの，てんかんと診断され，薬物治療を受けてきました．
> 　当院への転院後は，てんかん発作のコントロールは良好であったものの，多剤処方によりパーキンソン症状が認められたため減薬を開始し，それに伴う発作のリスクが懸念されたため，週一回の診察とともに発作状況などの観察を当初の目的として，息子と二人暮らしの自宅への訪問看護を導入することになりました．

支援の経過

　訪問看護では自宅の掃除などを職員が一緒に行いながら話を聞いていましたが，数か月経過して信頼関係ができるにつれ心因性非てんかん性発作（PNES）と思われる発作が，訪問看護の最中に頻繁にみられるようになりました．関係性が深まるとともに職員への依存性も表面化し，発作があったときのために伝えていた緊急用の電話番号にも発作以外のことでしばしば電話をかけてくるようになり，退行した印象を受けました．これに対し訪問看護を担当した職員は，症例の行動の一つひとつを一緒に振り返り，緊急電話にかけてきた電話が本当に必要な用事によるものだったのか，すぐに電話をかけるのではなくどのように対処すればよかったのかなどを粘り強く話し合っていきました．

　その後も訪問看護を継続し，2年経過した時点で当初の目的であった減薬にも成功し，現在ではパーキンソン症状も軽減され，PNESも消失している状態です．

家族支援

　症例は10代の息子と二人暮らしをしています．

　PNESが出現する以前から食事の準備などを息子に頼りきった生活をしており，入院中には息子も親戚の家に預けられるのですが退院後には呼び戻され，また症例の生活の面倒をみなければならなくなるという状態で，家族関係に問題があると考えられました．

　PNESやパーキンソン症状が目立つようになってからは，家庭内のコミュニケーションもうまくできなくなり，成長していく息子よりも身体能力が下がってしまったことで息子に対して恐怖心をおぼえるようになり，自宅から逃げるように入院をしてしまうということもありました．さらに，入院後も息子への恐怖心から，自宅の電気を止めて家に住めないようにしてしまったり，家を売却する手続きを強引に開始するという事態にまで発展しました．

このような家族関係を改善するために，訪問看護の際には職員が症例親子と三者で話をする機会を設け，息子には症例の抱える疾患について説明し，症例には息子だからといって何でも要求を受け入れてもらえるわけではないことを理解してもらえるよう伝えました．

　疾患のコントロールと息子の将来のためには，症例と息子を引き離すのではなく，これまで通りに二人が生活していくことができるよう支援していくことが望ましいのではないかという見立てのもとで家族調整を行い，その後も訪問看護を継続していきました．

まとめ

　壮年期発症のてんかん発作とPNESの併存例で，精神症状もみられたケースです．このケースでは症例と子どもとの関係における問題も大きく，生活の場をどのように維持していくのか，子どもとどのように社会で生きていくのがよいのかを検討しながら家族への介入も必要となりました．

症例　20歳，男性．診断名：側頭葉てんかん，知的障害
家族の負担軽減のために介入が必要になった症例

　幼少期にてんかんと診断されて薬物治療を受けてきましたが，発作は治まりませんでした．軽度の知的障害を指摘され特別支援学校に進学しましたが，思春期の頃からイライラすることが多く，家族への暴力も出現しました．その後20代になってからは家庭内暴力により警察が介入する事態になることも出現し，精神科での対応が必要となり，当院への通院が開始されました．現在は，二次性全般化発作と複雑部分発作がみられます．

支援の経過

　当院への転院時点で中等度の知的障害があった症例は，自分の気持ちを言語化して伝えることができず，発作状況や自宅での生活については受診同行している母親から情報を得るしかありませんでした．

　変薬により一時的に発作が減少することはあっても，転倒を伴う発作が月に何回も起こることが続き，薬による発作コントロールは困難と判断されました．また，フェニトイン（PHT）の服薬によりイライラや攻撃性が誘発されて家庭内暴力が増加するため，家族の負担を軽減するためにPHTを減らすと，今度は発作が増えるという難しさを抱えていました．

家族支援

　限られた診療時間では情報が集まりきらず，医療スタッフが家族に対し聞き取りを実施しました．家族が主に困っていることは症例のイライラや暴力性でしたが，症例の体格が大きいため発作による転倒時に外傷が絶えず，倒れた際に家族が身体を支えてあげられないことも問題として挙げられました．

　暴力にも困っているが，外傷を伴う発作も何とかしたいという家族の希望が明確になったところで，医師からは薬剤による発作コントロールに限界があったため，VNS（迷走神経刺激療法）の提案がなされました．

現在は外科的手術が可能な他機関と連携をとることで，本人の発作を悪化させることなく，家族の負担も軽減するための支援を継続的に模索しているところです．

まとめ

知的障害により症例とは意思の疎通が困難ですが，医療スタッフが家族から話を聞くなかで家族の負担の大きさに気づき，その後の治療に向けて方針が改めて検討されることにつながりました．

本人からの訴えがなくとも家族が生活上困難を感じている場合には，家族からの訴えに焦点を当てて支援を行うことが必要になる場合があるということを，支援者は意識しておく必要があるといえるでしょう．

おすすめの参考文献

- 松浦雅人，原　恵子 編：てんかん診療のクリニカルクエスチョン200 改訂第2版．診断と治療社，東京，2013．
- MOSES 企画委員会 監修，井上有史，西田拓司 訳：MOSES ワークブック—てんかん学習プログラム．クリエイツかもがわ，京都，2010．
- 『実践 精神科看護テキスト』編集委員会 編，日本精神科看護技術協会 監修：実践　精神科看護テキスト12　精神科訪問看護．精神看護出版，東京，2011．

（伊東安奈，精神保健福祉士／福智寿彦，医師）

Q43 心理士はどのように評価・介入をしますか？

1 | てんかん臨床における心理士の役割

てんかん臨床において心理士の担う役割への需要が年々増えつつあります．てんかんのある人がもつ高次脳機能障害や精神症状，心理社会的背景が，てんかんの予後や患者のQOLに多大な影響をおよぼすことがわかってきたからです[52]．また，てんかん外科領域でも，医療チームの一員として患者・家族への継続的な評価や介入が求められています[8]．主な心理士の役割は，心理査定，心理療法，他職種や専門機関との連携です．ここでは心理士がてんかん臨床場面で行う主な評価や介入のポイントを紹介します．

2 | てんかん臨床における心理査定のポイント

1）発達検査・神経心理学的検査

てんかんのある小児の発達検査は，患児の発達におけるてんかん病態の影響や，合併しうる発達・行動障害を早期に見極め，介入や支援につなげるために行われます．患児の発達の全体像を把握するためには，定量的な発達検査や知能検査だけでなく，生育歴の聴取，行動観察，環境評価も行うことが望ましいとされています．詳しくはQ33（87頁）を参照してください．

てんかんのある人の思春期から成人期における神経心理学的検査は，高次脳機能障害の評価の一環として行われるため，心理士以外にも医師，ST，OTが担当する場合もあります．検査の目的はQ34（94頁）に述べられている通り，①てんかん外科手術前後の評価，②高次脳機能障害の有無の評価，③長期的な予後評価があり，それぞれの目的にあった検査の組み合わせを選択します．詳しくはQ34（94頁）を参照してください．

2）精神症状やパーソナリティなどの心理検査

てんかんのある人の精神症状や，QOLを含む心理面，パーソナリティ傾向を評価する心理検査は，精神疾患の診断や治療を担う精神科医と連携することが理想的です．これらの心理検査の目的は，①てんかん外科手術前後の精神症状やパーソナリティ変化の評価，②精神疾患や心理社会的問題の有無の評価，③心因性非てんかん性発作（PNES）の鑑別診断の一環として必要になる場合があります[53]．目的に合わせて心理検査バッテリーを組み，多角的かつ包括的に評価することが重要です．特に，面接場面では得にくい精神症状やパーソナリティ傾向，QOLなどの情報が定量的に得られるメリットがあり，研究にも活用できます．また個人の特性を評価することにより，それぞれの患者に適した介入支援計画を立てることができます．主な精神症状のスクリーニング検査とパーソナリティ検査を表1にまとめます．

表1 てんかんのある人に用いられる心理検査の代表例

検査項目	検査名	略語	方法
抑うつ症状	日本語版 てんかん患者用の神経学的障害うつ病評価尺度	NDDI-E-J	質問紙法
	CES-D うつ病自己評価尺度	CES-D	質問紙法
不安症状	GAD-7 全般性不安障害スクリーニング検査	GAD-7	質問紙法
	新版 STAI 状態－特性不安検査	STAI	質問紙法
小児の行動	CBCL 子どもの行動チェックリスト	CBCL	質問紙法
パーソナリティ	ミネソタ多面人格目録	MMPI	質問紙法
	日本版 NEO-PI-R（短縮版は NEO-FFI）		質問紙法
	ロールシャッハ・テスト		投影法
	P-F スタディ		投影法
	バウム・テスト		投影法
自己管理	Epilepsy Self-Management Scale 英語版	ESMS	質問紙法
自己効力感	Epilepsy Self-Efficacy Scale 英語版	ESES	質問紙法
スティグマ	Epilepsy Stigma Scale 英語版	ESS	質問紙法
予後の期待	Epilepsy Outcome Expectancy Scale 英語版	EOES	質問紙法
術後生活	日本語版 Life Changes After Epilepsy Surgery Questionnaire		質問紙法
QOL	てんかん患者用 QOL 質問票 日本語版	QOLIE-31-P	質問紙法
	小児てんかん患者用 QOL 質問票 日本語版	QOLIE-48-AD	質問紙法
	MOS 36-Item Short-Form Health Survey 日本語版		質問紙法

3）心理面接によるアセスメント

　心理面接によるアセスメントは，患者や家族，主治医からの要望を受ける場合もあれば，外来や入院時の包括的なルーチン精査に組み込まれている場合もあります．一般的な心理面接では半構造化面接法を用いて，主訴，症状，既往歴，生育・発達歴，生活歴，家族歴などの情報収集をシステマティックに，包括的に行うことが望ましいとされています．加えて，てんかんのある人に特有の心理社会的問題やニーズを顕在化させ介入につなげるため，次のような項目も患者の主訴や治療計画に合わせて追加するとよいでしょう．患者の障害受容やセルフスティグマの有無，服薬の自己管理能力，生活への適応度，就学や就労への影響，家族関係や支援体制，手術への理解や予後への期待，術後の社会復帰計画の内容などです（表2）．

3｜精神的リスクアセスメントとリスク管理のポイント

　てんかんでは自殺のリスクが高まることが報告されています[54]．その背景は複雑で，てんかんに特異的な精神症状，抗てんかん薬の影響，併存する精神疾患，心理社会的問題などが代表的です[55]．心理士は患者の精神状態や内面に触れる機会が多く，検査やカウンセリングの場面で患者の自傷他害や希死念慮などの精神的リスクが明らかになることがあります．その場合は次の3つのステップを踏むことが一般的です．まず，患者の辛い気持ちに対して受容と共感をもって傾聴します．次に，精神的リスクアセスメントを行い，自殺の危険性をある程度予測します．そして，必要に応じて患者と心理士間の守秘義務を守れないことを患者に理解してもらい，主治医や医療チームに報告します．リスクの緊急性に合わせて治療方針の変更を行い，患者の家族や他機関との連携を図り，継続的に支援していくことが必要です．悩んだらまず主治医やチームのスタッフに相談しましょう．

4 | 心理療法のポイント

1) 疾病理解や日常への適応度を向上させる心理教育

てんかんやPNESのある人が自身の病状を理解することは，服薬アドヒアランスや生活習慣の改善，危険運転の防止，そして治療へのモチベーションの向上につながる重要な一歩です．そのために心理士は個別またはグループで心理教育を行います．患者に障害受容プロセスやストレスの対処法などを教育するだけでなく，ときには家族に患者への寄り添い方の工夫や，心理面の改善のための環境調整を促すこともあります．また多職種で行う「てんかん学習プログラム（MOSES）」〔Q38の症例（115頁）参照〕は，有用な患者教育の一つであり，心理士は特に障害受容や心理社会面での介入を担当します．

表2 半構造化面接法による心理社会的評価のポイント

一般的な項目	てんかん特有の項目
主訴	心理社会的側面
症状	発作症状の自己認識
	自身の発作ビデオの閲覧の有無
既往歴	てんかんと自己概念の関連
	てんかんの障害受容やセルフスティグマの有無
	自身の特性やストレングス
生育・発達歴	てんかん発症前後の変化
就学・就労歴	てんかんの就学や就労
	対人関係への影響
生活歴	発症後のライフスタイルの変化や適応度
	服薬アドヒアランスや自己管理能力
家族歴	家族背景，家族の理解や受容，てんかんへのスティグマの有無
支援体制	情緒面と機能面のサポート体制
治療目標	設定目標の妥当性
	今後の生活や人生の目標
	外科手術への理解や予後への期待
	術後の社会復帰計画
社会福祉	社会福祉制度の利用の有無

2)「人ありき」な全人的カウンセリング

心理療法（カウンセリング）には多くの種類があり，心理士の専門領域が異なる場合があるので，それぞれの患者の介入目的に合う心理士や心理療法を模索することが望ましいでしょう．その判断に不可欠なのは，患者の病状のみに焦点をあてるのではなく，患者本人の特性や目標，希望を全人的に理解することです．今後の社会復帰を含めたリハビリの全体像を，患者や多職種チームと相談しましょう．

てんかんのある人の心理療法では，各種カウンセリング，認知行動療法，芸術療法，音楽療法などが用いられています[56]．併存する精神疾患への治療には従来の心理療法を用います．また，特に認知行動療法やストレス免疫訓練は，てんかんのある人における有用性が示されています．さらにPNESのある人への治療には，acceptance and commitment therapy（ACT）や精神力動的精神療法，システム論的療法もあります[53]．

5 | 他職種との連携と他機関へのトリアージ

心理士の重要な役割の一つに，地域援助活動，つまり他職種との連携や他機関へのトリアージを担うケアコーディネーターとしての職務があります．てんかんのある人の要する介入支援は，ときに医学面，心理面，社会面，経済面と多岐に渡るため，他職種や地域の事業所との連携や，他の専門機関との連携体制を築くことが大切です．施設ごとに多職種チームの編成が違うことは珍しくありませんが，共通するのは職域を超えた活発なコミュニケーションが重要であるということです．そのときに心理士としての知見を共有するコツは，目的に応じた検査結果・介入経過の報告書の作成や，他の職域のスタッフが理解しやすいプレゼンテーションを心がけることでしょう．そして，一人ひとりのてんかんのあ

る人の病態や治療目標のみならず,患者の特性や希望,ストレングスも共有することによって,より効果的で的確なトリアージが達成できるでしょう.

おすすめの参考文献

- Michael R Trimble, Bettina Schmitz 編,吉野相英 監訳:臨床てんかん next step —知的障害・自閉症・認知症から併発精神障害まで.新興医学出版社,東京,2013.
- Lorna Myers 著,兼本浩祐 監訳:心因性非てんかん性発作へのアプローチ.医学書院,東京,2015.

(藤川真由,心理士)

Q44 OTは患児にどのように評価・介入をしますか？

1 | てんかんの小児の作業療法

初めて「てんかんの小児（乳幼児期や学童期）」にかかわるとき，「てんかんの小児の作業療法って何？」「何をやればいいの？」「作業療法で発作がよくなるの？」と疑問を抱き，不安になる人が多いと思います．それは，セラピストが「てんかん」という，普段慣れていない疾患を目のあたりにすることに戸惑いを感じているからではないでしょうか．てんかんの作業療法で行うことは，基本はてんかんを持たない小児にかかわることと大きな差はありません．ただし，評価結果の解釈やリスク管理において，てんかんを考慮する必要があります．どのような評価や介入をするのか話を進めていきましょう．

2 | 作業療法の評価

まず，当院でリハビリに介入する際の，てんかんの小児の特徴について大まかに説明します．てんかんが基本的にあることは共通しています．それに付随して，身体機能障害，知的障害，自閉症スペクトラム障害などが合併したケースがみられます．また，これらの障害は，てんかんを発症する以前からの先天的な場合と，てんかん発症後からの後天的な場合に分かれます．身体機能障害では，未定頸，寝返りができない，座れないなどの問題が出てくることが多くみられます．知的障害では，言葉に遅れがあったり，反応が遅かったりする問題が出てくる場合が多くみられます．学童期では，判断力や記憶力などの影響で，通常学級の授業についていけない問題が出てくる場合もあります．また，複雑なルールの遊びに参加することが困難になる場合もあります．自閉症スペクトラム障害では，コミュニケーションの障害，不器用などの問題が多くみられます．また，これらにより生じる精神・心理面の二次的な障害も配慮しなければなりません．

以上をふまえたうえで，評価の流れはてんかん以外の小児の作業療法と変わりはありません（図1）．面接や観察から始まり，必要に応じて一般的な評価（例：各種身体機能評価，遠城寺式乳幼児分析的発達検査，S-M社会生活能力検査，感覚プロファイル，JPAN，フロスティッグ視知覚発達検査など）を行います．ただし，一般的な評価に関しては，検査が適応しにくい場合があるため，観察が中心になることもあります．その他，患児の生活全般を把握し，それぞれ得た情報を結びつけていきます．ここからが重要なのですが，評価結果を解釈する際に「てんかん」を忘れてはいけないことです．ここが，他分野の小児ともっとも違うところといってよいでしょう．まず，評価結果から得られた内容を，「基礎疾患による障害なのか」「てんかん発作・重積発作による障害なのか」「てんかん性脳波異常の影響なのか」「てんかん発作後の一過性障害なのか」「薬の作用や副作用の影響なのか」「長期経過による二次障害なのか」（表1）から推測していき，それぞれの障害の関係を整理する必要があります．その後，整理した内容をもとに介入方法を検討していきます．

3 | 作業療法の介入

まずリスク管理ですが，発作の状態に合わせて，物品の選択や姿勢（座位・立位）の調整，セラピストの立ち位置など，外傷を防ぐための環境設定を適宜行います．次に介入方法ですが，基礎疾患による障害や重積発作による障害に対しては，直接的な機能訓練と代償的な環境調整を行う方法があります．てんかん発作やてんかん性脳波異常により阻害されている発達過程は発作抑制後，急激に発達することもあるため，経時的な視点で介入する必要があります．また，てんかん発作後の一過性障害の場合や，薬物の作用や副作用の影響の場合も，経時的な視点で介入していきます．その他は，基本的に一般的な小児の介入と比べて大きな変わりはありません．

介入時の目標ですが，乳幼児期は遊びや食事動作，更衣動作が目標になりやすい傾向です．学童期は乳幼児期の目標と同じこともあれば，字を書くことやコミュニケーションなど，学校生活にかかわることが目標となることが多いです．このように，乳幼児期や学童期のライフスタイルや本人の能力に合わせたかかわりが重要になります．

以上の目標に沿った訓練を日常生活でもできるように，主治医や看護師，他のスタッフと情報を共有しながら，養育者へ協力を得られるように話し合っていくのも重要になります．

その他，定期的にリハビリカンファレンスを行い，発作や薬の現状とリハビリ時の様子を整理したり，今後の発作の治療方針をもとに症状を予測したりすることで，より状態が明確になると思います．

てんかんの小児の作業療法は，てんかんのある子どもの発達支援の一つとして重要な領域です．しかし，作業療法の内容もいまだ発展途上にあり，試行錯誤していることも事実です．

図1 てんかんの小児の作業療法の流れ

```
医師からの依頼
   ↓
第1段階
情報収集：基礎疾患（てんかん，服薬状況，リスク）の確認・家庭環境・発達歴・他部門の情報など
   ↓
第2段階
評価の計画・実施：面接・観察・主訴／検査の選択と実施・リスク管理
   ↓
第3段階
評価結果のまとめ：情報収集，面接，観察および評価結果の統合
   ↓
第4段階
評価結果の解釈・問題点の抽出：基礎疾患，発作や重積発作，てんかん性脳波異常，発作後の一過性障害，薬の作用や副作用，長期経過による二次障害から整理／リハビリカンファレンス
   ↓
第5段階
介入計画の立案・実施：各種介入理論，介入方法の決定／介入順序，段階づけ・リスク管理
   ↓
第6段階
再評価：リハビリカンファレンス／問題点の修正・介入目標の修正／介入計画の再立案・介入の終了
```

表1 てんかんの小児の評価結果の解釈

評価結果の解釈
・基礎疾患による障害
・てんかん発作・重積発作による障害
・てんかん性脳波異常の影響
・てんかん発作後の一過性障害
・薬の作用と副作用の影響
・長期経過による二次障害

おすすめの参考文献

- 石川 齊，古川 宏 編：図解 作業療法技術ガイド 第3版．文光堂，東京，2011．
- 井上有史，池田 仁 編：新てんかんテキスト―てんかんと向き合うための本―．南江堂，東京，2012．

（長田英喜，OT）

Q45 OTは患者にどのように評価・介入をしますか？

A てんかんには，発作以外にもさまざまな障害が併存し，それらはときに発作以上に日常生活に影響を与えることがあります．そのような生活に影響をおよぼす問題はてんかんのある人個人だけでなく，家族や地域コミュニティにも原因があります（図1）．

リハビリにかかわる職種のなかでも，OTは生活に関連する評価・介入を得意とする職種です．てんかんのある人に対しても生活に関連する評価を行い，心身機能の回復，日常生活を送るための能力の獲得や日常生活用具の工夫，社会参加の支援といった介入を行います．

コミュニティにおける問題
- てんかんのある人や家族に対する差別・偏見
- 活動への参加制限
- 資格，免許取得の法的制限

家族の問題
- 家族の過保護——依存の関係
- 長期化する経過に対する家族の負担——患者の孤立

てんかんのある人 個人の問題
- てんかん発作
- さまざまな機能障害（運動，知的，精神，神経など）を伴うことが多い

図1 てんかんに関連する問題の相互作用[58]

1｜OTの評価

OTは，障害を国際生活機能分類（International Classification of Functioning, Disability and Health：ICF）に基づいて分類します．てんかんのある人に対して，そのなかで特にOTが評価する項目は表1の通りです．

また，これらとは別に本人を取り巻く環境や個人のもつ特性に関しても評価を行います．

2｜OTの介入

OTは表1の項目について制限となる側面ばかりでなく，たとえば，発作がないときの課題の遂行能力や，本人のもともともっている技能といった「できるところ」についても

表1 評価[59]（文献59より抜粋）

心身機能・身体構造	・運動機能（麻痺の有無，上肢や手指の協調性・巧緻性，身体バランスなど） ・高次脳機能（記憶，注意集中，遂行機能，言語機能など） ・精神運動（抑うつ，意欲など） ・知的機能
活動	・コミュニケーション（言葉・非言語の表出・理解，援助の求め方の方法など） ・生活習慣（生活時間の構造，活動と休息のバランス，発作に関連する生活習慣など） ・セルフケア（食事，排泄，更衣，入浴，整容など） ・家事（調理，洗濯，掃除など）
参加	・就労，就学 ・移動手段（交通機関の利用など） ・家庭や地域での役割

基本的能力の練習・指導・援助項目
・運動療法や感覚統合などの機能的なリハビリ ・高次脳機能障害に対しての認知機能リハビリ ・手工芸などの作業活動 ・疾病教育，心理教育

応用的能力の練習・指導・援助項目
・レクリエーションやイベント，人とのかかわりを通じた対人関係の練習 ・実際に行う日常生活動作や家事動作の練習 ・適切な自助具・福祉用具の選定 ・具体的な休養の取り方やリラクゼーションの方法の説明・指導

社会的能力の練習・指導・援助項目
・就労や就学の支援 ・バスや電車など公共交通機関利用の練習 ・家庭内や地域での役割の探索

図2　作業療法の介入

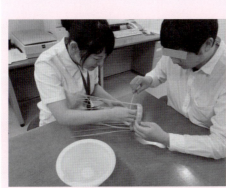
作業活動（籐細工）

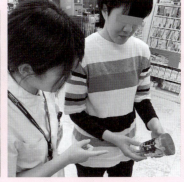
販売店で買い物の練習

図3　作業療法中の様子

評価を行います．このような本人の肯定的な側面を重視し，図2，3のような介入をします．

　注目すべきは基本的能力ばかりでなく，応用的・社会的な能力にも介入するということです．たとえば，実際の生活の様子をみるために一緒に自宅で調理をする，あるいは勤務先に働き方を確認するなど，アウトリーチ支援を活発に行います．てんかんは社会的な問題を抱えることも少なくない疾患ですので，てんかんのある人の支援においてOTが果たすべき役割は，今後増えていくと予想されます．

おすすめの参考文献

- 野中　猛：図説リカバリー──医療保健福祉のキーワード．中央法規出版，東京，2011．

（矢野健一，OT）

Q46 STは患児にどのように評価・介入をしますか？

A STは言語発達障害や構音障害，摂食嚥下障害に対して評価・介入をしています．

1｜言語発達障害・構音障害

知的機能，言語機能，発声発語機能について検査を実施し，生活年齢に達していない部分があるかどうかを調べます．知的機能については，田中ビネー知能検査Ⅴ，コース立方体組み合わせテストなど，発達検査として新版K式発達検査などがあります．言語機能については，〈S-S法〉言語発達遅滞検査，PVT-R絵画語い発達検査などがあります．発声発語機能については，標準ディサースリア検査，標準失語症検査補助テストなどがあります．これらの検査と並行して，行動面の観察・評価（対人相互性，興味関心の偏りの有無，多動性の有無など）も行います．そして，検査・評価の結果から，生活年齢と比べて遅れがあると考えられる場合に介入していきます．具体的な訓練方法については言語聴覚療法に関する成書を参照ください．

2｜摂食嚥下障害

実際の食事場面を観察し，姿勢，食形態，摂取方法，むせの有無などを評価し，状態に合わせて介入していきます．具体的な評価項目，食形態の分類（水分のとろみも含む），訓練方法については，摂食嚥下リハビリに関する成書をご参照ください．

3｜てんかんのある子どもへのSTの対応

訓練内容については一般的な言語聴覚療法と同様ですが，てんかん発作に対する配慮は必要です．訓練場面でも発作は起こりえますので，事前に発作時の様子（倒れる発作があるかどうか，発作は短いか長いか，発作が起こると調子が戻るまでしばらくかかるかどうかなど）を家族などから聞いておき，表1に基づいて対応を行います．また，訓練開始時に当日までの変化（抗てんかん薬の増減，発作の状況）を家族に確認しておくとよいでしょう．訓練当日に近い日で抗てんかん薬の増減が行われていると，一時的に発作が増加したり，行動面の変化が起こったりするので，表1や表2にあるような対応がより重要になります．てんかん発作のタイプによって対応の仕方が異なります（表1）．

また，抗てんかん薬の調整に伴い，副作用によって行動の様子が変わることもあります（表2）．

さらに，てんかんのタイプにより発作を誘発しやすい状況もあります（表3）．

てんかんのなかには，言語機能低下を引き起こすタイプもあります（表4）．これらはてんかん病態（脳波異常，発作）の影響を受けるため，言語症状の変動と合わせて評価していく必要があります．

表1　てんかん発作のタイプとSTの対応

発作	身体の動き	STの対応
欠神発作	それまでしていた動きが止まり，一見するとぼんやりしているようにみえる．このとき流涎がみられることもある	名前を呼ぶなど，声を掛けながら様子をみる．発作が治まればそれまでやっていたことを再開する
ミオクロニー発作	顔面や肩など身体の一部がピクンとなる．一瞬で終わることが多いが，物品（積み木や鉛筆など）をもっていると，落としたりすることがある	リハビリ中にしばしばみられる場合には，硬いものや尖ったものをなるべく使わないようにする
強直発作	身体に力が入り，突っ張るような状態になるため，立っていると転倒することがある．椅子に座っていてもずり落ちそうになることもある	保護帽があれば着用した状態でリハビリを行う．転倒など受傷のリスクもあるため，STは正面でなく，隣に座ると発作時に介助がしやすくなる
スパズム	典型的には頭部を前屈させ，四肢を挙上させる．立っていると前方に転倒することがある．座っているときには机に前額部を打ちつけることもある	机の上にウレタンマットやクッションを置き，その上で課題を行うようにする．また，保護帽をもっていれば着用した状態でリハビリを行う
脱力発作	突然身体の力が抜け，立っているときにはストンとその場に膝や殿部から落ちる．座っているときには，前方や側方に倒れかかることがある	倒れかかりやすい方向があれば，そちら側にクッションなどを置く．強直発作と同様，STは正面でなく，隣に座ると発作時に介助がしやすくなる
強直間代発作	身体に力がグーッと入った後にガクガクとけいれんする．発作が治まるとそのまま眠ってしまうことが多くみられる	発作以外の時間もぐったりしていることが多いので，無理は禁物である．リハビリを休みにしたり，課題の難易度を下げたり，量を減らしたりする配慮が必要である

表2　抗てんかん薬の影響による行動の特徴とSTの対応

行動	副作用がみられやすい抗てんかん薬	STの対応，家族指導
落ち着きがなくなる，イライラする	フェノバルビタール（PB）レベチラセタム（LEV）	課題時に患児の好きなものを多めに取り入れ，モチベーションが高まるようにする．また，決まった課題を定期的に行い，変動を観察する．家族に対し，薬剤調整の過程で起こりうる状態であることを伝え，経過観察してもらうようにする
眠気が強くなる，活気がなくなる	バルプロ酸（VPA）カルバマゼピン（CBZ）　など	
痰がらみが増える	クロナゼパム（CZP）クロバザム（CLB）	唾液でのむせがないか，摂食時のむせが増えていないかを観察する．自己喀痰が困難な場合は吸引を適宜実施し，状態に合わせて食形態の調整を行う
食欲がなくなる	トピラマート（TPM）スチリペントール（STP）	患児の好きな食物を献立に取り入れたり，補食や補助栄養を用いたりして，栄養不足にならないように配慮する

表3　発作を誘発する状況とSTの対応

誘発要因	原因	STの対応
室温	室温が高くなると体温も高くなり，発作が起きやすくなる（ドラベ症候群）．発汗障害が副作用としてみられる抗てんかん薬〔トピラマート（TPM），エトスクシミド（ESM）〕もある	窓を開けたり，空調機器を使ったりして，室温が高くならないように配慮する
模様（壁や天井など），光，照明	視覚性刺激で発作が誘発される	患児にサングラスを着用してもらったり，室内の照明を落としたりして課題を行う
音	急に音がすると発作が誘発される	急に物音がしないよう配慮する．可能であれば，静かな環境で課題を行う

表4　言語機能に影響があるてんかん

てんかんの種類	言語症状	評価	指導・訓練
ランドー・クレフナー症候群	後天性てんかん性失語とも呼ばれ，聴覚的理解の低下やそれに伴う言語症状が認められる	実施可能であればITPA言語学習能力診断検査や標準失語症検査（SLTA）などの言語機能検査を行い，低下がみられる領域について評価する	読解など視覚的理解は可能であることが多いので，視覚刺激を手掛かりとした指導・訓練を実施する．また，日常コミュニケーションでの注意点を家族に伝える
徐波睡眠時に持続性棘徐波を示すてんかん（CSWS）に伴うてんかん性弁蓋症候群	口腔器官の運動機能に低下が認められ，構音障害や嚥下障害がみられる	実施可能であれば標準ディサースリア検査（AMSD）や標準失語症検査補助テスト（SLTA-ST）を行い，口腔器官のうちどの部分に弱さがあるのかを評価する	口腔器官の運動や構音に関する訓練・指導を実施し，状態に応じて食形態の変更などを行う

4｜養育者への指導・支援

　言語発達の遅れや摂食嚥下機能の低下は，子育てをしている養育者にとって不安や心配の要素となります．STは一般的な発達段階を説明したうえで不安を傾聴し，どのような働きかけをしたらよいのかを具体的に指導していきます．また，てんかんの治療経過に伴って，状態が変わりうることも併せて伝えていくようにします．

5｜まとめ

　てんかんのある子どもはてんかん病態や抗てんかん薬の副作用で，言語面だけでなく行動面にも影響を受けます．日々の状態を確認しながら，評価・介入していくことが大切です．また，言語機能に特徴的な症状がみられるてんかんもあります．学齢期の場合，学習への影響も大きいため，その特徴を理解し，支援していく必要があります．

おすすめの参考文献

- 平野哲雄・他編：言語聴覚療法臨床マニュアル　改定第3版．協同医書出版社，東京，2014．
- 日本摂食・嚥下リハビリテーション学会・他編：日本摂食・嚥下リハビリテーション学会eラーニング対応　第6分野　小児の摂食・嚥下障害，医歯薬出版，東京，2010．
- 井上有史，池田　仁　編：新てんかんテキスト―てんかんと向き合うための本―．南江堂，東京，2012．

（漆畑暁子，ST）

Q47 STは患者にどのように評価・介入をしますか？

　成人のてんかんのある人に実施する神経心理学的検査についてはQ34（94頁）で説明しました．そのため，本稿では神経心理学的検査についての説明は割愛し，言語検査について説明します．

1｜てんかんのある人への言語評価のポイントと検査の選択

　てんかんと言語障害についての研究は，てんかんと神経心理学的症状についての研究に比べ，十分に実施されてきたとはいえません．Bartha-Doeringら[60)]は，2013年までのMEDLINEなど6種類のデータベースのなかの成人を対象とした研究で，「てんかん」「言語」「呼称」「読み」「書字」「復唱」「理解」「自発話」というキーワードを含む論文を検索しました．その結果933本の論文が抽出されましたが，言語検査として2種類以上の検査を実施していること，対象数が10人以上であること，言語検査についての結果が示されていることなどの条件を満たしていた研究は31論文だけでした．31論文を対象に検討すると，少なくも17％の患者は2つ以上の言語機能の障害を呈しており，そのなかでも「呼称」「読解」「自発話」「談話の産出」の問題はよく起こっていたことが示されました．

　側頭葉てんかんのある人には記憶障害がみられることが知られています．記憶障害など認知機能の低下による言語障害を認知コミュニケーション障害と呼びます．失語症がみられなくても，記憶障害が認められるてんかんのある人は，認知コミュニケーション障害を呈している可能性があるため，談話レベルの検査を含む言語検査を実施し，障害を見落とさないことが重要です．失語症ではないが，記憶障害と認知コミュニケーション障害を合併した自験例（側頭葉てんかんのある人）にみられる誤りを表1にまとめました．

　てんかんと言語障害のように，先行研究の知見が十分に蓄積されていない領域の評価には，標準化された言語検査を用いるとよいと筆者は考えます．その理由は，①健常者のデータが提示されており健常者の成績と患者の成績を比較することで問題点が明らかになり，訓練目標が設定しやすくなること，②てんかんを対象とした他の研究者のデータとの比較が可能であること，③てんかん以外の障害との比較が可能になることなどが挙げられるからです．ただし，ある特徴的な症状を検討したい場合には，市販された検査だけでは十分に検討できない場合があるので，その際は精査の仕方を考案し，試してみる必要が生じることは明らかです．たとえば，Bさん（表1）は発話が冗長であることが問題だと考えられますが，それを評価できる市販の検査はありません．

　以上の先行研究の知見から，てんかんのある人の言語評価では失語症検査を実施し，全般的な言語機能についてみること，失語症検査で問題がない場合でも，高次脳機能障害がある場合には文レベル，談話レベルの検査を実施することが重要だといえます．筆者がてんかんのある人を対象に行っている言語検査を表2にまとめました．

表1 側頭葉てんかんのある人にみられる誤りの例

Aさん：50代，男性．診断名：左側頭葉てんかん 文構成テスト（2つの単語を提示し，文を産出する検査．2つの単語の順番は自由）		
検査課題	反応	所見[61]（文献61から一部改変）
「デパート」「食べた」	「デパートで買って食べた」	誤答（必須語省略）：「〇を」が抜けている
「不注意」「あるいは」	「不注意，あるいは注意不足」	誤答（未完成）：「階段で転んだのは」といった主題が省略されている
「どこ」「秋」	「どこに秋があるの？」	誤答（錯語）：この課題で，健常者では「いる・ある」という状態表現はまれであり，「行く・来る」の錯語と考える．正しくは「どこから秋は来るの？」など
「ならば」「階段」	「ならば階段じゃなくてエスカレータがいい」	誤答（前提情報の省略）：正しくは「（6階まで行く）ならば，階段じゃなくてエスカレータがいい」など

Bさん：50代，女性．診断名：左側頭葉てんかん SLTA　まんがの説明（4コマまんがの筋を口頭で説明する）	
反応（下線部は誤りの箇所）	所見
「帽子をかぶって<u>いつもの顔をして</u>*1，杖をななめにもってサッサ，サッサと歩いている． 　あー風が<u>飛んで</u>*2きた．帽子が飛んじゃった．あわてて<u>帽子をみて</u>*3杖を前のほうに<u>いって</u>*4，足ががくがくと<u>きています</u>*5． 　あ，帽子がみつかった．でも風に飛ばされています．顔を…あ，目をまんまるにして一生懸命に杖をつきながら，サッサ，サッサと川に<u>そそぎそうな</u>*6帽子を追っています．」	錯語などを含む冗長な発話．オチは説明されていない *1「いつもどおりの表情で」の誤り *2「吹いて」の錯語 *3「（飛んで行った）帽子をみて」の誤り *4「ついて」の錯語 *5「しています」の錯語，あるいは「（震えが）きています」で必須語省略 *6「落ちそうな」の錯語

表2 てんかんのある人に行う言語検査

検査の目的	検査名	検査の内容・特徴	所要時間の目安（失語症でない患者の場合）
総合的な失語症検査	WAB失語症検査	・言語性，非言語性の検査から構成される．目的に応じて言語性のみ実施する ・失語指数が算出可能	言語性30分程度，非言語性30分程度
語レベルの呼称	失語症語彙検査の下位検査（意味カテゴリー別名詞検査）	・呼称と聴覚理解の検査を実施する ・高親密語100語，低親密語100語からなる	呼称20分程度，聴覚理解10分程度
語の流暢性	WAB失語症検査の下位検査	・1分間にできるだけたくさんの動物の名前を挙げる	1分
文レベルの産出	文構成テスト	・2つの単語を提示し文を作る課題 ・4レベル，合計33試行	10分程度
談話レベルの産出	WAB失語症検査の下位検査	・情景画の説明	5分程度
	SLTA	・まんがの説明	5分程度
聴覚理解の精査	新日本版トークンテスト	・語レベルから文レベルの聴覚理解の検査 ・失語症検査より難易度が高い	5分程度

2｜てんかんのある人への介入のポイント

　てんかんのある人のコミュニケーション障害については不明な点が多いため，エビデンスに基づく機能訓練を実施することは困難です．そのため訓練効果を検証しながら，効果がみられた場合には訓練を継続し，十分な効果がみられない場合には，ほかの訓練方法を検討するというプロセスをとることになります．

　認知コミュニケーション障害と，記憶障害などの高次脳機能障害を合併している患者の場合には，日常生活で問題が生じている場合があります．たとえば，職場では会議で話についていけなかったり，メモがとれないということがあります．家庭では「（患者の）言っていることがわからない」「言った」「言わない」というトラブルになっていることがあります．あるいは友人と外食した時に，「とっさに適当な言葉が出てこないので，グループの会話に加わることができない」と訴える患者は，外出することに対して徐々に消極的になっていく場合があります．このような場合には，患者や家族へ言語障害について説明したり，対応策を指導します．就労支援では，てんかんについての疾病教育に加え，職場の人へのコミュニケーション指導などの環境調整を行うこともあります．

　介入法については，失語症の訓練を参考にしたり，てんかんのある人と似たような認知機能の低下を示す脳外傷者を対象とした介入法を参考にすることができます．

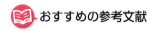 おすすめの参考文献

● 廣實真弓 編著：気になるコミュニケーション障害の診かた．医歯薬出版，東京，2015．

（廣實真弓，ST）

Q48 PTはどのように評価・介入をしますか？

1｜理学療法とは

PTは起き上がる・座る・立つ・歩くなどの日常生活を送る際に基本となる粗大運動を行うための身体機能に対するリハビリを行います．患者の身体機能と日常生活の状態を把握し，より快適な日常生活を過ごすために，どのような身体機能の改善や環境調整が必要となるかを，患者本人と家族を含め共通理解のもと進めていきます．

身体機能に対しては，関節可動域の拡大，筋力強化・維持，麻痺の回復，運動方法の学習など，運動にかかわる身体機能への介入を行い，日常生活に必要な動作能力が改善するよう介入します．また，生活の場に必要な手すりの調整や段差の解消などの環境調整を行います．

2｜てんかんの理学療法

てんかんのある人には，基礎疾患や発作の原因となる脳の部位によってさまざまな症状がみられます（表1）．また，薬の副作用により出現する症状もあります．このため，患者の基礎疾患や脳の状態，服薬状況を確認し，症状の原因が何かを確認することが，介入プログラムを立案していくうえで重要となります．これらを確認したうえで，神経所見，関節可動域，筋力，バランスの評価を行い，運動機能の改善につなげていきます．

てんかんの治療に使用する薬剤は，筋緊張や協調動作などに影響するものが多く，評価の際には患者のそのときの身体機能の症状や回復・悪化の原因が，器質的な要因によるものなのか，薬の副作用によるものなのかを見極めていくことが大切です．そのため，患者の服薬状況や，薬の量の増減，発作の状態について医師や看護師などの多職種と密に情報交換をすることが必要です．

3｜リスク管理

理学療法は身体を動かす介入が主となるため，てんかんのある人に対しては，転倒などに対するリスク管理が重要です．特に，倒れるような発作の患者に対しては，発作の症状や，対応方法を十分に把握しておくことが大切です．発作のリスク管理に必要な確認項目を表2に示します．

発作のリスクに対する工夫として，訓練室内の床面にマットを使用する，PTが患者の倒れやすい方向に常に位置する，やむを得ず患者から離れる際は座位や臥位で待ってもらい周囲に物をおかない，発作の起こりにくい時間帯に介入時

表1　理学療法の対象

- 運動麻痺，感覚麻痺・鈍麻
- 上下肢・体幹の失調症状
- 運動の不器用さ（発達性協調運動障害など）
- 発作のリスク上の行動制限による身体機能低下の改善
- 重積発作後の運動機能改善
- 術後の離床，運動機能の改善
- 補装具の評価・作製

間を設定するなどができるかと思います．また，発作の前兆症状がある場合は，その症状を把握しておくことで発作のリスクを回避できることもあります（図1）．

表2　発作のリスク管理のための確認項目

発作の種類・症状	ぼーっとして動きが止まる，突然脱力する，身体が硬直して倒れる，けいれんによる呼吸困難
発作の起きやすい状況	眠気，寝起き，疲労，体温上昇，音，光や模様などの光刺激
服薬状況	服薬中の薬，副作用，薬の増減状況
薬の副作用	眠気，筋緊張低下，失調症状など
発作時の対応方法	訓練開始前に主治医に確認

4｜体重管理

体重が重いと発作による転倒時に受傷のリスクが高くなったり，支援者の負担が大きくなったりします．また，抗てんかん薬の血中濃度は体重に影響を受けるため，体重の増加により血中濃度が上がりにくくなることや，さらなる薬の増量のために肝機能障害を合併するなど，効果を得にくくなることがあります．このため，薬物治療を進めるためには体重の管理も大切になります．発作のための行動制限や，薬の副作用や精神症状による意欲の低下，また発作に対する恐怖感により，日常での運動量が減少しやすくなるので，安全な環境での運動を提供することが必要です．また，日常でも実施可能な安全なプログラムを立案し，生活のなかで運動を習慣化していくことも大切です．

特に倒れるような発作症状のある人は，普段から行動制限があり，運動不足になりやすい傾向があります．理学療法では，そのような患者に多くの経験をしてもらい運動量を確保することや，行動範囲を広げられる工夫も行っていく必要があります．十分な安全管理を行い，リスクの自己管理ができるよう指導することも重要です．

5｜てんかんの小児の理学療法

子どもの運動発達は，運動機能単独で進むのではなく，情緒や認知面の発達と密接にかかわりながら機能が広がっていきます．そのため，運動機能面だけを切り離して考えるのではなく，「子育ての一部」として取り組むことが大切です．特に，運動機能は目にみえてわかりやすく日常生活動作に直結するため，家族の注意が向きやすくなることも少なくありません．セラピストは運動機能だけでなく，関連する情緒や認知面に目を向けられるよう家族に指導をしていくことが必要です．

小児の理学療法では，一般的な運動機能，運動発達の評価に加え，発作の状況，発作前後の身体機能の変化，生活リズム，服薬状況，支援者の状況なども把握したうえで介入を

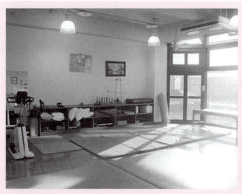
成人用訓練室．床面にマットを敷いたスペースを設置

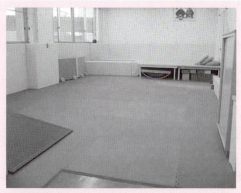
小児用訓練室．床は全面マット．床から1m程度の高さまで壁面にもクッション材を使用

図1　発作のリスクに対する工夫

進めていきます．評価から家族との共通理解のもと抽出された課題に対して，プログラムを立てていきます．子どもの意欲を引き出しやすいよう，玩具や遊具を使用して楽しんで行えるような設定で自発的な運動を促していくよう実施していきます．

運動発達の面では，頚の座り，寝返り，座位，四つ這い，歩行までの運動発達への支援や，運動麻痺や感覚障害などの症状に対しての支援を，安全面や発作・服薬状況に配慮しながら実施します．介入内容は，小児の運動療法に関する成書を参照ください．

安全面に関しては，バランスがよくないことによる転倒や発作に対応できるよう，セラピストの立ち位置やマットやクッションを多用し配慮します．

また，本人や家族，学校や通園施設など日常生活のなかでも簡単に取り組めるような方法も考え，提案していきます．特に乳幼児では，抱っこの仕方や日常生活での臥位姿勢や座位姿勢のとり方などを安全面にも十分配慮しながら家族に伝えます．

6 | 補装具

補装具の作製も行います．車椅子や座位保持装置では，安全な移動や活動が可能となるよう，身体機能に合わせた設定に加えて，発作の症状に対応できるように工夫をします．身体が前に倒れるような発作の場合は，胸ベルトでより確実に身体を保持できる形にしたり，テーブルにスポンジを敷いたパットテーブルを使用し，発作時のケガを防ぎながら，快適に使用できる椅子を作製します．また，下肢装具・体幹装具なども運動機能の問題や発作の状態にも合わせて，安全に使用できる装具を作製します．保護帽の作製に関しては，Q31（80頁）を参照ください．

7 | 術後の理学療法

術後の理学療法では，術後の脳の浮腫により運動野が圧迫されることによる一過性の麻痺や，運動野や感覚野を含む手術の際に生じる麻痺の軽減，術後の臥床時期からの離床を目的に実施します．運動量は，医師・看護師と密に情報交換を行い，回復状態に合わせた適切な量で実施していきます．

手術対象の患者には，術前から評価を実施し，術後の運動機能の評価と比較をしながら進めます．術後の安静時の体力・運動機能の低下を最小限にとどめ，一過性に出現する麻痺の改善，またそれに伴う変形，拘縮などの二次的な障害の予防を目的に行います．術後に発作や薬が減少することで，身体が活動しやすい状態になり，運動面が大きく改善，発達することがあります．この評価を適切に行い，子どもの場合には発達を促すことが重要です．また，患者が術後の一過性の麻痺による自分の身体の変化に大きな不安を抱いたり，戸惑ったりすることも少なくありません．思いを傾聴し寄り添い，理解しやすい説明をしながら介入を進めます．

8 | 症例

6歳，女児．診断名：ドラベ症候群

母親より，「歩けるようになりたいけれど，発作や転倒が怖いので練習ができない」という主訴がありました．

発作は，欠神発作と熱誘発性の強直発作があり，強直発作は体温上昇により呼吸を止め，酸素吸入が必要となるような強い強直発作につながることがありました．

身体機能は，失調と筋緊張の低下が薬の副作用により増強され，歩行は常に体幹前傾位で動揺が強く，易転倒性がみられました．本人は動く意欲が強いのですが，発作のリスク

が高いため，日常ではバギーに座っていることが多く，自分で歩く機会が少ない状態でした．また，足部には，筋緊張の低下から外反扁平足がみられ，歩行時の動揺をさらに増強していました．

理学療法プログラムとしては，立位での動的バランス練習，筋力の維持・向上のためのトレーニング，歩行の練習と合わせ，外反扁平足に対しハイカットの靴でのインソールを作製しました．介入中の発作に対するリスク管理は表3を参照ください．

表3 症例への発作に対するリスク管理

訓練時間	寝起き時に発作が多いため，早朝や午睡後を避ける
歩行練習	前方への転倒が多いため，必ずPTが対面で前方に位置し，すぐに介助できるようにする
体温上昇	介入中は頻回に身体に触れて体温の確認をする．呼吸状態も常に注意する
補装具作製	外反扁平足に対して，インソール入りのハイカットの靴を作製する．熱がこもると，発作リスクが高くなるため，サンダルを加工して作製する
発作時の対応	主治医より，PTと家族に説明を行う．常に母親が酸素と頓服薬を用意しておく

薬の調整により発作の頻度は低下し，それに伴い筋緊張の低下が改善されてきたことにより，また本人の身体機能の向上により，立位・歩行の不安定さに改善がみられました．また，発作時の対応や，発作を誘発しないための対応が理解できたことで，母親より，「方法がわかったから，一緒にお散歩ができます」との言葉が聞かれるようになり，病棟内から病棟外へと徐々に行動範囲が広がりました．歩く機会が増えたことで体力も向上し，運動開始から体温上昇や息切れが生じるまでの時間も延長し，さらに運動量が増加しました．

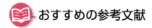おすすめの参考文献

● 井上有史，池田 仁 編：新てんかんテキスト―てんかんと向き合うための本―．南江堂，東京，2012．

（園田安希，PT）

Q49 多職種連携（チーム医療）はどのように行うとよいですか？

1 | てんかん診療におけるチーム医療

　チーム医療とは，一人の患者に対して，複数の医療スタッフが同じ目的や目標に向かって，連携しながら治療やケア，支援を行っていくことです．医療技術が高度化し複雑になり，より高い専門性が必要になったことや，医療技術の進歩に伴い日常的なケアが必要な慢性疾患の数が増えたこと，患者の治療やケアに対するニーズが多様化してきたことなどを背景として，あらゆる医療現場でチーム医療が求められており，てんかんも例外ではありません．てんかん診療におけるチーム医療としては，①病院内のチーム医療，②地域連携におけるチーム医療という異なるフィールドのチーム医療の実践があります．

　①の例としては，長時間ビデオ脳波検査やてんかん外科手術といった，高度かつ複雑で，多職種が専門性を発揮しながら安全に目標へ向かってチームが連携するものが含まれます．②の例としては，てんかんのある人がどのような支援を得ることにより，その人らしい充実した生活を送れるかや，就労支援などの目的で，医療のみならず福祉，雇用の視点なども入れて，地域の支援者や患者本人も加わってケア会議することなどが含まれます．

　複数の異なる視点や専門性をもったチームメンバーが集まり，うまく機能すると，適切な計画に基づいて効率よく医療・支援を実施することや，サービスの向上が可能になるなどの大きな結果を残すことができます．また，チーム医療を実践する側としても，ほかの職種についての理解が深まり，人事交流が盛んになるなど，スタッフの活性化というメリットもあります．

　しかしながら，チーム医療を成功するのは簡単ではなく，かえって非効率的になることがあります．役割混乱のためメンバー間の葛藤が生じたり，職種やジェンダー格差から意見が衝突したり，大多数の意見に圧力を受けて少数意見が出にくくなったりするなどの事態に陥ることも珍しくありません．

2 | チーム医療成功のポイント

　チーム医療を成功させるためにはどのようにしたらよいのでしょうか？　①共通する目標をもつこと，②自他の能力と限界を知っていること，③相手とコミュニケーションがとれること，④意見交換をする場が設けられていること，⑤自らも変容することを受け入れることがチームワークには重要とされています[62]．このなかでも，①の共通する目標をもつことがまず大事ではないでしょうか．チームワークはきわめて多因子的な活動です．だからこそ目的と目標を常に確認する必要があります[63]．チーム間で目標を確認する方法としては，ビデオ脳波検査や手術などを行う場合には，クリニカルパス（表1）を，てんかんのある人の地域での生活支援や就労支援などを行う場合には，ICF（国際生活機能

表1 ビデオ脳波検査時のクリニカルパスの例

パス名：ビデオ脳波検査 VER1.0
疾患名：てんかん疑い　患者ID：　　　　患者名：　　　　性別：男・女　年齢：

	月　日（　）	月　日（　）	月　日（　）
安静度	検査中はモニタリング室のベッド上で過ごしていただきます		
食事	食事は看護師が配下膳しますので，お部屋でおとりください		
排泄	□ポータブルトイレ　□病棟のトイレ（必ずナースコールをしてください）		
入浴	検査終了までは入浴できません		
検査	□長時間ビデオ脳波検査 □取り付け時間（　　） □家族の付き添いあり □家族の付き添いなし	□長時間ビデオ脳波検査 □家族の付き添いあり □家族の付き添いなし □血液・尿検査（　　）	□長時間ビデオ脳波検査 □家族の付き添いあり □家族の付き添いなし
薬剤	□減薬あり □減薬なし □処方内容 CBZ 400 mg/2 X LTG 200 mg/2 X VPA 1,000 mg/2 X	□左記処方継続 □減薬あり （　　）〜中止	□左記処方継続 □減薬あり （　　）〜中止
予想される てんかん発作	①一点凝視し動作停止する 　発作，自動症あり ② sGTC	□左記と同じ	□左記と同じ
発作時指示	①の発作 　□経過観察 　□ダイアップ坐薬挿入 　□セルシン内服 　□セルシン IV 　□その他（　　　　） ②の発作 　□経過観察 　□ダイアップ坐薬挿入 　□セルシン内服 　□セルシン IV 　□その他（　　　　）	□左記と同じ 　□経過観察 　□ダイアップ坐薬挿入 　□セルシン内服 　□セルシン IV 　□その他（　　　　） ②の発作 　□経過観察 　□ダイアップ坐薬挿入 　□セルシン内服 　□セルシン IV 　□その他（　　　　）	□左記と同じ 　□経過観察 　□ダイアップ坐薬挿入 　□セルシン内服 　□セルシン IV 　□その他（　　　　） ②の発作 　□経過観察 　□ダイアップ坐薬挿入 　□セルシン内服 　□セルシン IV 　□その他（　　　　）
電極トラブル時 指示	□日中は主治医チームに連絡 □日中は検査技師に連絡 夜間は □ただちに □翌朝に □主治医チームに連絡 □当直医に連絡 □脳波担当医に連絡	□日中は主治医チームに連絡 □日中は検査技師に連絡 夜間は □ただちに □翌朝に □主治医チームに連絡 □当直医に連絡 □脳波担当医に連絡	□日中は主治医チームに連絡 □日中は検査技師に連絡 夜間は □ただちに □翌朝に □主治医チームに連絡 □当直医に連絡 □脳波担当医に連絡

アセスメント				
	BT			
	P			
	BP			
	SpO$_2$			
	発作			
	電極チェック			
	スキントラブル			
	精神状態			

CBZ：カルバマゼピン，LTG：ラモトリギン，VPA：バルプロ酸
sGTC：二次性全般化発作
BT：体温，P：リン，BP：血圧，SpO$_2$：経皮的動脈血酸素飽和度

第6章　てんかんのリハビリ

分類）（図1）を活用するのがよいでしょう．

クリニカルパスは，ある病気の治療や検査に対して，標準化された患者のスケジュールを表にまとめたものです（表1）．クリニカルパスを用いることで，目標達成（アウトカム）に向けた情報共有や役割分担が明らかになり，目標が仮に達成されなかったとき（バリアンス）の分析を行うことで医療の質が向上することが期待できます[64]．

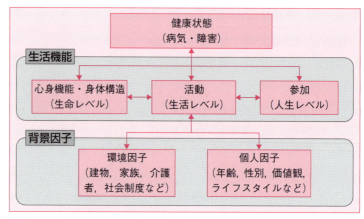

図1　ICF（国際生活機能分類）モデル

ICFは2001年にWHOの総会で採択されたもので，ICFは，①「人が生きること」の全体像を示す「生活機能」の概念をとりいれたことで，「障害」というマイナス面よりも「生活機能」というプラス面に注目することが可能となった，②それぞれの因子は相互作用する，③人的あるいは制度的なものを含んだ「環境因子」と，その人の固有の価値観やライフスタイルを反映する「個人因子」より構成される「背景因子」の概念をとりいれるなどの特徴があり，「人が生きることの全体像」を把握することが可能になります[65]．つまり，ICFという「地図」を利用することで，それぞれの専門職が自分はどこで何ができるのかということを確認できるようになると思います（図1）．

また，専門職のみでチーム医療を実践していると，いつの間にか目標が業務の効率化になってしまい，患者のQOLの向上という最大の目標が見失われてしまうことがあります．このような問題を解決するうえでも患者もチームの重要な一員という認識は重要で，多職種会議の場に患者に参加してもらうのもよいでしょう．

おすすめの参考文献

- 福原麻希：チーム医療を成功させる10か条―現場に学ぶチームメンバーの心得―．中山書店，東京，2013．
- 野中　猛，野中ケアマネジメント研究会：多職種連携の技術―地域生活支援のための理論と実践．中央法規出版，東京，2014．
- 上田　敏：ICF（国際生活機能分類）の理解と活用．きょうされん，東京，2014．

（谷口　豪，医師）

事例 1　Q49　多職種連携（チーム医療）はどのように行うとよいですか？

1｜多職種連携のメリットと必要性

　てんかんは慢性疾患であり，患者は発作や合併症状，心理社会的なハンディキャップを有する場合があります．それぞれの専門的な視点をもつ多職種による介入・支援は，多様化する患者や家族のニーズへの対応を柔軟に，かつ効率的に行えるという利点があります．また，患者の治療目標や希望，ストレングスに着目し，ベストな人生を送れるよう全人的に支援することが可能になります．

　東北大学病院てんかんセンターでの多職種連携の例を紹介します．臨床面では，てんかんモニタリングユニット（EMU）を主軸とする包括的な入院精査を主活動としており，多職種連携が威力を発揮します．退院後の長期的な診療には，院内外の関連する診療科や地域の支援事業との循環的で継続的な連携づくりを心がけています．また，大学病院の特性を生かし，てんかん診療に特化した人材育成や研究活動にも力を注ぎ，多職種・多分野との協働を活発にすることで，患者のよりよいQOLに還元できるよう努めています．

2｜てんかんモニタリングユニットでの多職種連携

　てんかん診療に従事する大学病院内の診療科は，てんかん科，小児科，神経内科，脳神経外科，高次脳機能障害科，精神科，救急科と多岐に渡ります．加えて大学病院はてんかん診療拠点機関の役割を担うことも多く，連携は地方や全国におよぶこともあります．

　東北大学病院てんかんセンターの思春期から成人期の患者を担当するてんかん科では，EMU入院精査の流れ（図1）に沿ってそれぞれの職種が，てんかんの診断，外科手術適応，今後の治療計画の構築に向けて患者に携わります．各職域の役割を果たすのはもちろんのこと，患者や家族とのコミュニケーションにおいて得られた有用な情報は，診療カルテ上または口頭連絡により他職種と共有されます．例として，入院時に行われるてんかん専門医の病歴聴取では，詳細な病歴，就学・就労状況，生活歴，社会福祉制度の利用をシステマティックに聴取する半構造化面接法を用いているため，早期に他科受診や追加検査，後方支援の発動につながります．一週目に行うビデオ脳波検査中には，患者に接する時間の長い脳波技師や看護師が患者との信頼関係を築くことによって，患者が当初，医師には報告できな

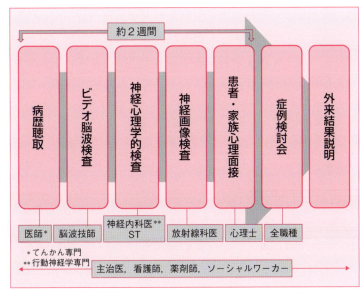

図1　東北大学病院てんかん科EMU入院精査の流れと関係職種

かった服薬状況，運転状況，悩みごとなどを打ち明けてくれることも少なくありません．行動神経学専門の医師，ST，心理士の間では，てんかんの病態と認知機能障害の関連性や，日常生活・情動面への相互的影響について相談し合います．心理士は患者と家族それぞれに心理社会面の面接を行い，明らかになったニーズやストレングスを回診時や病棟外来連絡会で共有しています．社会福祉面の後方支援が必要な時は，地域医療連携センターのソーシャルワーカーが病棟からの依頼を受け，他機関との連携や，患者や家族への諸制度の情報提供，退院後の継続的支援を行っています．

　入院精査中に収集された情報をもとに，症例検討会を開き，各職種の視点からの結果報告とディスカッションをします．そのようにして最終診断，退院後の治療方針，心理社会的介入の方向性が決定されます．その後，はじめて患者は包括的な結果説明を受け，今後の治療計画を主治医や支援スタッフと相談しながら治療プロセスが始まるのです．

　多職種連携を目指す際によく陥りやすい体制は「多職種分業」です．各職種が担う役割に集中するあまり，チーム内での意思疎通や治療計画の一貫性がとれていない状態のことを指します．これを避けるには，職域の垣根を超えた情報交換や教育の場を設け，互いの職種の役割や機能を理解できるようにすることが大切です．例えるなら，サッカーのオフェンス，ディフェンス，ゴールキーパーが，互いの役割を把握し，それぞれのストレングスを生かしたパス回しでゴールを目指すことです．多職種で分担・分業しても治療目標や介入経過を共有していないと，患者や家族も戸惑いや不安を感じることになりかねません．これから多職種連携を始める場合は，実践的に一人ひとりの患者への支援を通して，互いの業務を見学したり，情報共有の場を確保したり，互いへのフィードバックを行ったりしながら，少しずつ調整していくとよいでしょう．

3 ｜ 大学病院の特色を生かした人材育成と研究活動の多職種連携

　大学病院の最大の特性は，医師以外にも多くの職種が臨床・教育・研究の3本柱を掲げて活動している点です．てんかん科の行事として週単位で開催される症例検討会，勉強会，リサーチミーティングにおいては，携わる病院スタッフや臨床実習生の参加を促しており，てんかん学の初心者でも活発に発言・質問できるよう工夫されています（表1）．特に症例検討会では，主治医のみならず各専門職が順番に検査結果をプレゼンテーションする構成にしています．その際に注意すべきことは，発言を平易な言葉で表現するよう心がけ，なるべく多くの参加者が議論を理解しやすい工夫をすることです．また全国のてんかん臨床従事者との連携をスムーズに行うため，遠隔テレビ会議システムを導入し，多施

表1　東北大学てんかん学分野の各種教育講座

行事	内容	頻度	参加者
海馬倶楽部	学術論文紹介，学会発表予行	毎週	医師，看護師，脳波技師，心理士，ST，OT，大学院生，医学生
EMU Round	入院精査症例の包括的検討	毎週	医師，看護師，脳波技師，心理士，ソーシャルワーカー，医学生
脳波勉強セミナー	脳波判読の基礎	毎週	医師（若手・研修医），脳波技師，医学生
Wilder Penfield Club	てんかん関連の講師陣のセミナー	毎週	医師，看護師，脳波技師，心理士，医学生
リサーチミーティング	研究課題・論文指導	隔週	医学生，大学院生，教員スタッフ
月例てんかん症例検討会	実症例の診断・治療方針を検討	毎月	県内外のてんかん診療従事者，当院スタッフ，医学生

設間のコンサルテーションや人材育成の機会を増やしています.

　スタッフの教育と人材育成は，大学病院に限らず，医療の場においてはもっとも重要な事項です．EMU の発足当初の病棟スタッフの不安は，勉強会や症例検討会を定期的に開催することで，徐々に解消されました．それだけでなく，職域を超えての共同研究グループが立ち上がり，学会発表や論文発表が盛んになりました．医学部の医学科，保健学科，医師や民間企業からの社会人大学院生，教育学部の臨床心理専攻の大学院生，全国各地からの短期・長期研修者も受け入れ，臨床・教育・研究の活動を展開しています．

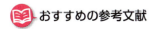おすすめの参考文献

- 井上有史：てんかんにおける医療連携. 精神医学, 53（5）：461-467, 2003.

（藤川真由，心理士）

事例 2

Q49 多職種連携（チーム医療）はどのように行うとよいですか？

　てんかんの治療を行うには，包括医療が重要であるといわれています．包括医療とは，てんかんのある人が良好な生命予後，心理的予後，社会的予後を得るための支援システムです．てんかんで包括医療が重要である理由は，てんかん発作が生命へのリスクをもたらすのと同時に心理社会的制限・制約をもたらすこと，さらにてんかんに併存するさまざまな身体的・認知的・心理的・社会的問題がてんかんのある人の生活や人生に影響をおよぼすからです．そのような多面的な問題を考慮して包括医療を実践するには，多職種，多診療科，多施設の専門職が連携し，多元的（学際的）かつ継続的な支援を行う必要があります．そして，てんかんの包括医療に携わる専門職は患者の希望にそって，効果的，効率的に病院内および病院外で連携を行いながら支援を行います．

　患者が利用できる人的・物的資源，社会制度はそれぞれの施設ごと，地域ごとに異なってくるため，包括医療や多職種連携のあり方は一定したものではありません．それぞれの実情に合わせた方法で行っていくのが実際です．

　以下に，地域および広域のてんかん医療を担うてんかんセンターで，多職種連携が必要であった事例を紹介します．

> **事例　30代後半，男性．診断名：症候性局在関連てんかん**
>
> 　30代前半に脳動静脈奇形破裂による脳内出血があり，その後より全身けいれん発作が出現しました．抗てんかん薬による薬物治療により，全身けいれん発作は抑制されました．もともと製造業などで就労していましたが，てんかん発病後は無職となりました．復職を目指していましたが，求職のための面接などといったストレスがかかる状況になると，過呼吸と両上肢のしびれなど，それまでとは異なる発作が出現し，抗てんかん薬の種類が増えていきました．
>
> 　35歳時に検査と薬物整理目的で入院となりました．長時間ビデオ脳波検査で発作が記録され，心因性非てんかん性発作（PNES）があることがわかりました．本人にビデオを提示して，てんかん発作ではなくストレスが原因で起こる心因性発作であることを説明し，本人・家族とも納得しました．また，本人は一般就労したいと意欲がみられました．そこで，抗てんかん薬の整理をしながら，就労を目指した多職種による支援を行うことになりました．

　本事例では，主治医，看護師，ソーシャルワーカー，OT，心理士が連携して支援にあたりました．表1のような役割で介入し，てんかん発作は再発せず，PNESも診断が確定し，本人と家族への説明後はみられなくなりました．神経心理学的検査では，記憶，注意の低下を認め，職業適性検査では全体的に低得点でした．一方，就労への意欲が高く，真面目で素直な性格という強みを評価することができました．一般就労を目指す本人や家族の思いと，高次脳機能と就職能力の低下という検査結果に乖離があったため，ソーシャ

ルワーカーが介入し，本人や家族の思いを尊重したうえで，障害受容を促進できるように，何度か主治医からの病状説明の機会を設けました．しかし，本人・家族は「がんばれば病前と同じように一般就労ができる」という考え方は変わりませんでした．

表1　事例の各職種の主な役割

主治医	診断，薬物調整
看護師	服薬指導，ストレス対処，病棟での生活指導
ソーシャルワーカー	ニーズの把握，患者・家族の心理的ケア（障害受容など），地域支援機関との調整
OT	高次脳機能の評価，就労能力の評価
心理士	高次脳機能の評価

　院内関係者でカンファレンスを開き，情報共有と方針の確認を行い，OTからも本人・家族に直接検査結果を伝えることになりました．病状説明の際，主治医から地域でのサポートを受けながら就労を目指していったらどうかとの提案があり，本人・家族も希望しました．ソーシャルワーカーは，就労に関してコーディネータ的な役割をもつ地域の障害者・就労生活支援センター（就労に関する相談機関）に介入を依頼し，後日，本人，家族，主治医，ソーシャルワーカー，OT，障害者職業センター職員，障害者就労・生活支援センター職員とのカンファレンスを設け，病院側から病状と神経心理学的検査，職業適性検査などの情報提供を行いました．てんかんとその併存障害についての知識に乏しい地域の支援者にとってその情報は，本人の特性を理解して支援することになるので，非常に重要な意味があり，支援に役立ちました．現在は少しずつ障害を受容できるようになり，当院に通院しながら就労を目指して職業訓練（就労移行支援事業）に毎日通っています．

事例　50代後半，女性．診断名：側頭葉てんかん

　20代前半から意識を失う複雑部分発作が出現し難治に経過しました．40代前半に右側頭葉切除術を受け発作は抑制されました．てんかん発作による転倒で右股関節骨折の既往があり，歩行がやや不自由であったり，術後に一時的に幻覚・妄想などの精神病状態を示したり，記憶や注意などの認知機能の低下がみられるなど，併存障害も問題となっていました．生活面では母親を早くに亡くし，父親と長年二人暮らしを続けていました．以前からソーシャルワーカーが，地域で支援を受けるように訪問看護やヘルパーなどを勧めましたが，本人も父も支援を拒否してきました．

　50代後半になり，ぼんやりしていることが多いことを父親が心配し，てんかん発作の再発の可能性を確認するため，入院となりました．症状はてんかん発作ではなく認知機能の低下によることが確認されました．入院後，間もなくして，高齢の父親が突然自宅で亡くなりました．本人が自宅に戻って一人暮らしをしたいと強く希望したため，自宅で暮らしていけるように多職種による支援を行うことになりました．

　本事例では，主治医，看護師，ソーシャルワーカー，OT，PT，心理士が連携して支援にあたりました．表2のような役割で介入し，定期的にカンファレンスを開催し，本人の希望する一人暮らしが可能か検討しました．その結果，手厚い福祉サービスの活用が絶対条件で，服薬管理，定期受診，日常生活などにサポートがあれば，一人暮らしが可能ということで一致しました．本人は当初，「一人暮らしは人の手を借りなくてもできる」と

いっていましたが，主治医，看護師，ソーシャルワーカーが繰り返し地域での福祉サービスの必要性を伝えたところ，徐々に受け入れるようになりました．それと同時に，ソーシャルワーカーから地域のケアマネージャーに連絡をとり，できるだけサービスが利用できるように連絡調整・情報提供を行いました．数回の外泊の間に本人と地域の支援者との面談が行われました．無事退院となり，地域で訪問看護，ヘルパーなどの支援を受けながら一人暮らしをすることができています．

表2 事例の各職種の主な役割

主治医	診断，薬物調整
看護師	服薬指導，病棟での生活指導
ソーシャルワーカー	ニーズの把握，福祉サービスの導入，心理的ケア（障害受容など），一人暮らしに向けた地域支援機関との調整
OT	高次脳機能の評価，生活能力の評価
PT	身体機能の評価
心理士	高次脳機能の評価

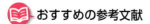
おすすめの参考文献

● 野中　猛，野中マネジメント研究会：多職種連携の技術―地域生活支援のための理論と実践．中央法規出版，東京，2014．

（西田拓司，医師／堀　友輔，精神保健福祉士・社会福祉士）

事例 3　Q49　多職種連携（チーム医療）はどのように行うとよいですか？

てんかんのある人のなかでも，難治例，知的障害や高次脳機能障害，精神病症状を伴っている人，日常生活や学業・就労などの社会生活上の困難を有する人に対して，多職種による支援は非常に有効であるといえます．多職種連携というと，医師を中心とした医療スタッフによるチームでの情報共有，業務分担などについてさまざまな方法が推奨されていると思いますが，筆者の施設（デイケア）では医療スタッフによる多職種チーム（multidisciplinary team：MDT）を構成し，家族や地域の支援者（保健福祉関係者）との連携のもとに，患者のリカバリーを支援する医療サービスの提供を行うため，Multidisciplinary and Individualized Recovery-Assisting Intervention（MIRAI）と名づけたケアマネージメントモデルに基づいた支援を行っています（図1）．

MIRAIモデルによる多職種連携の基本となるのが，多職種チーム面接（MDT面接）です．MDT面接の方法について，以下に示します．

①原則として，患者本人（家族を含む）が参加し，希望を本人の言葉で語ってもらいます．

②患者にかかわる多職種が同席し，書面ではなく直接顔を合わせて情報共有を行い，患者の希望に沿ったケアプランを一緒に考えます．

③患者の希望に沿って，患者本人が取り組むこと，各職種が行う支援，必要に応じて家族に協力してもらうことなどの計画を立てる希望ワークシート（図2）を作成します（場合によっては，MDT面接で家族心理教育なども実施します）．

MDT面接を実施していく場合，「忙しいのに一度に多職種を集めるのは無理ではないか」「視点の異なる多職種の見解に相違が生じるのではないか」「患者や家族を含めた面接は難しいのではないか」という疑問を感じることがあると思いますが，実際に臨床を行っ

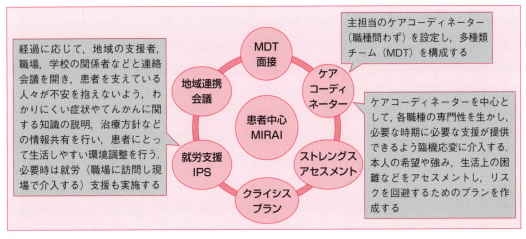

図1　MIRAIモデル

MIRAI：重症精神障害者向けに国立精神・神経医療研究センター病院で開発されたCare Programme Approach in Japan（CPA-J）をベースに一部を改編したケアマネージメントモデル．
IPS（Individual Placement and Support）：欧米を中心に普及している，精神疾患のある人のために開発された援助つき雇用モデル．

私の希望	私のいいところ・好きなところ
就労したい，一人暮らししたい	・あきらめないところ ・友人が沢山いるところ

希望に向かって…					
私がすること	主治医	家族	OT・心理士	精神保健福祉士	看護師
・しっかり服薬する ・規則正しい生活（朝7時に起床） ・週2回食事を作る ・発作のチェック	・薬の調整 ・発作表を確認する	・食事を作るときにサポートする ・怒らない	・就労の相談に乗る ・ストレスマネージメント法を教える	・年金などについて相談に乗る	・発作や体調について相談に乗る

振り返る日にち：

必ず本人の希望を聞き，希望の実現に向け本人・家族がすること，医療者がすることについて役割分担を決め，記載する

一緒に作った人：
参加者全員で共有しサインします
私のサイン ＿＿＿＿＿＿＿＿

図2 希望ワークシート
＊当院では，電子カルテ上で確認できるシステムになっています．

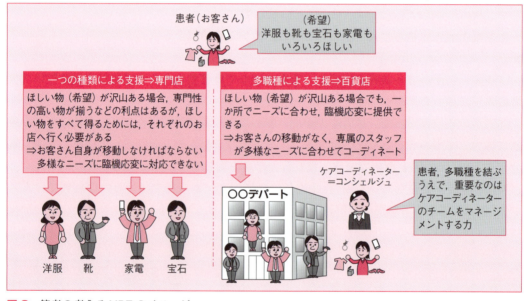

図3 筆者の考えるMDTのイメージ

てきたなかで感じた効果としては，①患者本人の希望を聞くことで，本人のリハビリに対するモチベーションを引き出し，維持できると同時に，多職種であっても支援の方向性がぶれない（患者の言葉：「仕事につけるなら，自分もするべきことをしっかりやらないと」），②多職種のさまざまな視点で評価・介入することで，患者を包括的に支援できる（一職種では気づけなかったポイントを発見できる．互いの専門性を再認識できる），③多職種が同席することで診療情報や治療方針の共有がスムーズに行うことができる（情報提供用の資料作成やカンファレンスの招集などの手間がなく効率的）などが挙げられるのではないかと思います．

しかし，これらの効果を最大限に活用していくためには，医療スタッフ一人ひとりが日頃から患者の希望を聞くこと，多職種間でのコミュニケーションを意識しておくことが重要です．そうすることで，患者の医学的ニーズ，社会的ニーズが変化した場合でも，ケア

コーディネーターを中心に臨機応変に MDT を招集できる体制が整ってくるのではないかと思います（図3）.

> **おすすめの参考文献**
> ● 廣實真弓, 平林直次 編:「チームアプローチ」に関するよくある質問. Q&A でひも解く高次脳機能障害. 医歯薬出版, 東京, 2013, pp166-184.
> ● 浪久 悠:てんかんとリカバリー. Epilepsy, 11:13-18, 2017.

（浪久 悠, OT）

事例 4　Q49　多職種連携（チーム医療）はどのように行うとよいですか？

　てんかん治療では生物学的治療に重点が置かれがちではありますが，てんかんのある人を支援する過程で，発作以外の社会生活上の課題が本人や家族にとって問題となる場合が多くあります．そのような場合には，発作を止めることだけでなく，幼少期から老年期に至るまでのライフイベントに即した，心理社会的な支援を提供することも必要になります．そしてそのためには，家庭や職場，学校など，普段の生活場面での様子を知ることが，発作のコントロールにとどまらない包括的な治療を進めるための重要な鍵となります．

　特に，入院設備を持たない診療所では，外来で医師が診療するだけでは得られる情報が限られてしまい，そこで働くそれぞれの職員が意識的に連携をとらないと，これらの情報は集まってきません．一人ひとりの職員が，個々の患者の社会的な課題や，それを解決するためにどのように環境を調整することが適切かを考えるためにも，ケースカンファレンスの機会を積極的に設けるなどの仕組みを作ることが必要です．

　また，それぞれの職種や支援機関が提供できる支援の限界をふまえつつも，本来の職域にこだわらず患者に必要な支援を提供する態勢が求められる例も多々あります．そのことを日頃からチームの全員が意識しておくことで，柔軟な連携が可能になると考えられます．

　ここで，多職種で連携しながら心理社会的な支援をした事例を紹介します．

事例　20代，女性．診断名：若年性ミオクロニーてんかん

　幼少期にてんかんと診断され，以降2～3年に1回大発作があります．大学卒業後に当院を受診した際には，将来の結婚や妊娠への不安を抱えていました．主治医からは発作をコントロールするために薬物療法を受けることの重要性を伝えたうえで，今後の治療方針について本人の意見を聞く目的で，事例検討会に本人にも参加してもらいました．検討会の途中から本人は泣き出してしまい，会の終了後，「クリニックへ来ると自分が病気であるという現実を突きつけられ，つらい」「趣味や夢などやりたいことを全部あきらめた．この気持ちは誰にもわかってもらえない」と家族や友人には言えない心のうちを看護師に吐露しました．看護師も，不安を軽減しようと本人のつらい気持ちを受け止めるように努め，話を聞きました．次の診察からは主治医と相談して自分で治療を選択し，現在は前向きに治療に取り組んでいます．事例検討会に本人が参加し，困っていること，望んでいることを自分の言葉で伝えるきっかけを作ることができました．また，医療スタッフがその場で失敗の可能性やリスクも含め一緒に受け止めることで信頼関係を築くことができ，不安の軽減につながったと考えられる事例です．

事例　30代，男性．診断名：側頭葉てんかん

　幼少時に発症し，当時から家庭内で家族への暴力，暴言がみられました．大発作のほかに，明らかなてんかん発作と診断するには疑問の生じる発作があり，心因性非て

んかん性発作（PNES）が疑われました．当院初診後，デイケアを導入し，単身生活に向けて生活訓練を目的にケアホームへ入寮したものの，他の利用者への暴力行為のため退寮となり，その後は自宅でひきこもってしまいました．ひきこもりが続いたため，ソーシャルワーカーが訪問看護を導入し，本人と母親の話を十分に聞くことで，双方とも情緒的に安定するようになりました．その後，大学病院へ転院しましたが，当院ソーシャルワーカーから大学病院へ情報提供を続け，転院後も訪問支援は当院で継続しています．主となる治療環境は変わりましたが，月に1日，30分～1時間の訪問看護を続け，自立に向けた提案や情報提供を行うなど，継続的に医療スタッフがかかわり，本人と家族への心理的ケアが続けられたことで，家庭内での暴力，暴言やPNESも減少し，最近では少しずつデイケアに参加できるようになりました．暴力行為がある場合でも，医療スタッフによるアウトリーチで治療効果がみられた事例です．

事例　50代，女性．診断名：側頭葉てんかん

　20歳頃，手術をきっかけに二次障害により，高次脳機能障害（記憶障害）とてんかん発作，精神症状が出現しました．家族への暴力と強迫行為があり，40代半ばまでひきこもりがちに生活していました．当院受診後は母子分離を図るためケアホームへ入寮し，共同生活の枠組みを作りながら生活支援を中心にソーシャルワーカーがかかわりました．デイケア・ナイトケアでは仲間作りができ，仲間と一緒に職業体験に臨むなどして，就労や対人関係のトレーニングを行いました．その結果，ケアホームを出てから地域で単身生活を始め，就労支援事業所で働くことができるようになりました．現在でもてんかん発作はありますが，自立した生活を送ることができています．発作についても，ほかの利用者や事業所職員からの理解が得られ，周りがサポートできるようになりました．本事例では，発作そのものよりも，ひきこもり，易怒性，強迫性がもたらす生活障害や社会不適応が問題となっていました．母子分離を図り，単身生活に向けたサポートや就労支援を行い入所施設，デイケア，就労支援事業所といった多職種での連携の結果，地域での自立生活に結びついていった事例です．

　以上のように，複数の支援機関が情報を共有しながら本人や家族とかかわったり，医療スタッフが連携して心理社会的な視点からの支援も取り入れることで，発作をコントロールするだけでなく，家庭での問題を改善したり，学校や職場での社会生活上の問題を解決したりするための環境調整も行いやすくなります．

📖 おすすめの参考文献

- ロバート・ポール・リバーマン 著，西園昌久 監修：精神障害と回復　リバーマンのリハビリテーションマニュアル．星和書店，東京，2011．
- 野中　猛，野中マネジメント研究会：多職種連携の技術―地域生活支援のための理論と実践．中央法規出版，東京，2014．
- ローリィ・N・ゴットリーブ・他 著，吉本照子 監修・訳：協働的パートナーシップによるケア―援助関係におけるバランス―．エルゼビア・ジャパン，東京，2007．

（原ますみ，看護師／福智寿彦，医師）

事例 5

Q49 多職種連携(チーム医療)はどのように行うとよいですか?

　心因性非てんかん性発作(PNES)とは,てんかん発作に似たいろいろな症状があるものの,身体的・生理学的な機序のない病気です.この病気は診断がつかない場合が多く,発症してから正しく診断されるまでに平均7年程度かかる場合があります[66].今回,小児期よりてんかんの治療を受け,就職後よりPNESが発症しいったん軽快しますが,PNESにより仕事が続かなかった患者の治療と就労継続への取り組みを示します.

> **事例** 24歳,女性.診断名:局在関連てんかん
> てんかんに知的障害とPNESを合併した患者の治療と就労継続へかかわった事例
>
> 　既往歴,家族歴に特記する事項はありません.生活歴,現病歴では,生後10か月にけいれんが初発し,局在関連てんかんとして小児科で治療しましたが,意識を消失する発作が断続的に続きました.小学校,中学校とも成績はよくありませんでしたが,順調に進学しました.13歳時に顔面が白くなり動作停止,意識消失し,その間に口部自動症を伴い数分で回復する複雑部分発作が月1,2回ありました.薬はカルバマゼピン(CBZ)を450 mgから600 mgに増量し,その後フェニトイン(PHT)に変更,バルプロ酸(VPA)を追加しましたが,発作は続きました.普通高等学校を卒業後,会社員となりますが退職し,再就職を繰り返しました.20歳より一人暮らしとなりました.21歳時に発作を繰り返すため,当院の小児科に入院しました.

小児科入院中の経過

　入院中の観察で,過呼吸,意識減損,全身けいれん,けいれん終了時に嗚咽をあげながら治まる発作が断続的にみられました.ビデオ脳波検査時に,手足のピクピクとした動きから全身けいれんになりましたが,脳波では突発異常波がないことを2回確認し,PNESと診断されました.小児科主治医より本人・家族にPNESと説明し,その後発作がいったん消失しました.その際,家庭内で義母との関係が悪化し,一人暮らしとなったことがわかりました.退院後,精神科にてんかんおよびPNESの外来フォローを目的に紹介されました(図1のA).

精神科外来での経過

　精神科での診察でも当初,てんかんとPNESとの診断でした.抗てんかん薬のレベチラセタム(LEV),ラモトリギン(LTG)に変更し,抗てんかん薬を続行し,症状とその対処法の説明を受け,定期的に受診しました.しかし,いったん消失していたPNESが3か月後に再燃し,その後,数か月に1回程度,主に職場で起こるため,アルバイトを解雇されました.てんかん発作も再発しており,抗てんかん薬を増量しましたが,仕事中などストレスが明確に特定される場面にてPNESは続きました.

　22歳の3月に本人と相談し,再度精神科的評価の補助テストとして,心理テストを施

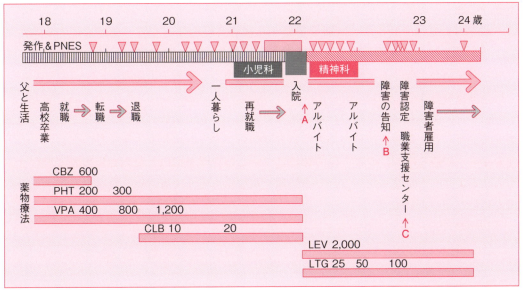

図1 症例経過
CBZ：カルバマゼピン，PHT：フェニトイン，VPA：バルプロ酸，CLB：クロバザム，LEV：レベチラセタム，LTG：ラモトリギン

行しました（図1のB）．その結果，IQ 47，MA 8歳6か月（田中ビネー知能検査V）であり，得意な領域は言葉の理解，指先の作業で，苦手な領域は応用の課題でした．改めて精神科での面談，生活歴を確認し，発達障害，多動性障害，パーソナリティ障害は否定され，知的障害を追加診断しました．この結果から，認知機能障害のため職場で不適応が起こり，PNESにつながっていると考えられました．この診断を本人・家族に説明し，今後の治療などの方向について説明，相談しました．今後について，医療は現状の精神科での薬物療法と通院を継続すること，福祉的な支援については当院の精神保健福祉士と相談（図1のC）し，障害年金の認定を受け，経済的な支援とともに適性と能力に合わせた雇用につなげる支援を受けることになりました．就業支援には地域障害者職業センターを利用し，ジョブコーチによる支援を受けながらスーパーの障害者雇用にて就職しました．その後もときどきてんかん発作，ときにはPNESがあり，職場の人や両親の援助を受けていますが，自分の目標をみつけ，一人暮らしと雇用を2年間継続しています．

まとめ

①局在関連てんかんに加え，19歳頃PNESを発症し，22歳時にビデオ脳波検査により診断され，いったん止まりました．
②PNESが再燃した後，知的障害が明らかになりました．
③PNESは続いていますが，障害年金，就業支援にて就労が2年間継続しています．

多職種交流のポイント

①小児科から精神科への紹介

PNESが診断できた時点で，精神科への紹介は本人・家族とも受け入れが良好で，その後の治療もスムーズに継続できました．反省点は，PNESの背景となった知的障害などの特定・診断に時間を要したことです．

②臨床心理士への紹介

　一般診療で見逃されやすい診断を補助する検査（軽度知的障害・発達障害・多動性障害・パーソナリティ障害の診断を補助する認知機能検査，発達障害・多動性障害のスクリーニング検査となる心理検査，パーソナリティ検査）が有用でした．

③精神保健福祉士への紹介

　障害年金による経済的支援にための情報提供は，本人・家族の理解があったため，通常通り可能でした．就労支援のための障害者雇用センターへの紹介・情報提供においては，てんかん，PNESについての一般的対処についての説明を窓口となった担当者に理解してもらえるよう心がけました．こうした情報を職場にも伝えてもらい，障害者雇用とその持続が可能となっています．

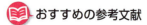 おすすめの参考文献

- 伊藤ますみ：心因性非てんかん性発作との鑑別法は？　てんかん診療のクリニカルクエスチョン200　改訂第2版（松浦雅人，原　恵子 編）．診断と治療社，東京，2013, pp148-150.

（辻　富基美，医師）

文献

1) Archer JS et al：Lennox-Gastaut syndrome and phenotype: secondary network epilepsies. *Epilepsia*, **55**：1245-1254, 2014.
2) Blake RV et al：Accelerated forgetting in patients with epilepsy: evidence for an impairment in memory consolidation. *Brain*, **123**：472-483, 2000.
3) 井上有史・他：側頭葉てんかんにおける健忘発作と発作後健忘状態．てんかん研究，**11**：110-120, 1993.
4) 兼本浩祐，上村悦子：側頭葉てんかんにおける視覚性／言語性記銘力比による脳波異常側性側の予測—各記銘力尺度の臨床的応用の試み．神経心理学，**7**：77-83, 1991.
5) Palmini AL et al：Pure amnestic seizures in temporal lobeepilepsy. *Brain*, **115**：749-769, 1992.
6) 田所ゆかり・他：「もの忘れ」を主訴として来院し，初老期痴呆との鑑別診断が問題となった側頭葉てんかんの1例．精神医学，**48**：691-693, 2006.
7) Tatum WO et al：Epileptic pseudodementia. *Neurology*, **50**：1472-1475, 1998.
8) 三原忠紘・他：てんかん外科の適応に関するガイドライン．てんかん研究，**26**：114-118, 2008.
9) 兼本浩祐・他：てんかんにともなう精神症状・心因性発作への対処．臨床神経学，**52**：1091-1093, 2012.
10) 鈴木健之・他：てんかん患者の認知機能障害に対するリハビリテーションの有用性．てんかん研究，**34**：23-30, 2016.
11) 杉山　修：発達障害を伴うてんかんの子どもの保育・教育指導．*Epilepsy*, **5**（1）：15-22, 2011.
12) 津守　真，稲毛教子：乳幼児精神発達診断法 増補版　0歳～3歳．大日本図書，東京，1995.
13) 津守　真，磯部景子：乳幼児精神発達診断法　3歳～7歳．大日本図書，東京，1965.
14) 三宅和夫 監修，大村政男・他編：KIDS乳幼児発達スケール．発達科学研究教育センター，東京，1989.
15) 生澤雅夫・他編著：新版K式発達検査2001．京都国際社会福祉センター，京都，2002.
16) 遠城寺宗徳：遠城寺式乳幼児分析的発達検査法—九州大学小児科新装改訂版．慶應義塾大学出版会，東京，2009.
17) W.K.Frankenburg 原著，日本小児保健協会：デンバー発達判定法（DENVER Ⅱ）．日本小児保健協会，東京，2003.
18) 田中教育研究所：田中ビネー知能検査Ｖ．田研出版，東京，2003.
19) D.Wechsler 原著，日本版WISC-Ⅳ刊行委員会：WISC-Ⅳ知能検査．日本文化科学社，東京，2011.
20) A.S. Kaufman, N.L.Kaufman 原著 日本版KABC-Ⅱ制作委員会：KABC-Ⅱ心理・教育アセスメントバッテリー．丸善メイツ，東京，2013.
21) J.A.Naglieri, J.P.Das 原著，前川久男・他日本語版作成：DN-CAS認知評価システム．日本文化科学社，東京，2007.
22) 市川宏伸，内山登紀夫 編，飯田尚子，神尾陽子：M-CHAT日本版（修正版乳幼児自閉症チェックリスト）．東京，2012．https://www.ncnp.go.jp/nimh/jidou/aboutus/mchat-j.pdf（2018年2月閲覧）
23) 一般社団法人 発達障害支援のための評価研究会：PARS-TR（PDD-ASD Rating Scale-Text Revision）．スペクトラム出版社，東京，2013.
24) R. ショプラー・他著，佐々木正美 監訳：新装版CARS（カーズ）—小児自閉症評定尺度．岩崎学術出版社，東京，2008.
25) 市川宏伸・他訳：診断・対応のためのADHD評価スケール ADHD-RS（DSM準拠）．明石書店，東京，2008.
26) 上野一彦・他：LDI-R LD判断のための調査票．日本文化科学社，東京，2008.
27) 三木安正 監修，旭出学園研究所，日本心理適正研究所：新版S-M社会生活能力検査．日本文化科学社，東京，1980.
28) 肥田野　直 監修，旭出学園教育研究所：ASA旭出式社会適応スキル検査．日本文化科学社，東京，2012.
29) 辻井正次，村上　隆 日本語版監修：日本版Vineland-Ⅱ適応行動尺度．日本文化科学社，東京，2014.
30) 杉山　修：広汎性発達障害を合併するてんかんを持つ子どもへの接し方—家庭・学校生活．小児てんかん診療マニュアル　改訂第2版（藤原建樹 監修，高橋幸利 編）．診断と治療社，東京，2012, pp318-322.
31) 杉山　修：保育者や教師への指導—保育園・幼稚園や学校での生活．小児てんかん診療マニュアル　改訂第2版（藤原建樹 監修，高橋幸利 編）．診断と治療社，東京，2012, pp310-317.
32) Helmstaedter C, Witt JA 著，吉野相英 監訳：前頭葉・側頭葉てんかんの神経心理学．臨床てんかんnext step—知的障害・自閉症・認知症から併発精神障害まで．新興医学出版社，東京，2013, pp99-116.
33) Helmstaedter C et al：Postictal Courses of Cognitive Deficits in Focal Epilepsies. *Epilepsia*, **35**：1073-1078, 1994.
34) 荏原実千代・他：小児認知機能の発達的変化—小児における高次脳機能評価法の予備的検討—．リハ医学，**43**：249-258, 2006.
35) 数井裕光・他：日本版日常記憶チェックリストの有用性の検討．脳と神経，**55**（4）：317-325, 2003.

36) 廣實真弓：問診票にはどのようなものがありますか？ Q&A でひもとく高次脳機能障害（廣實真弓，平林直次 編）．医歯薬出版，東京，2013，pp15-18.
37) 社団法人日本てんかん協会：Q27 医療 -14. てんかん相談 Q & A. 2009. http://www.jea-net.jp/files/use_qanda.pdf（2018 年 2 月閲覧）
38) 大阪商工会議所：メンタルヘルス・マネジメント検定試験公式テキストⅠ種 マスターコース 第 3 版．中央経済社，東京，2013，p122.
39) 山内敏雄，川窪美英子：意識調査からみたてんかん医療の現状と今後のあり方についてⅢ─質の高いてんかん医療を求めて．てんかん研究，33（1）：62-75，2015.
40) 足立直人：てんかんに特有な性格傾向はある？てんかん診療のクリニカルクエスチョン 194（松浦雅人，原 恵子 編）．診断と治療社，東京，2009，pp76-77.
41) 船橋英樹：怒りや否認へのアプローチ．月刊薬事，55：54-58，2013.
42) 渡辺裕貴，渡辺雅子：てんかん性不機嫌状態．精神科治療学，18：159-164，2003.
43) 兼本浩祐・他：脳器質性疾患による攻撃性の増大．精神科治療学，21：929-935，2006.
44) 久郷敏明・他：通常の社会生活を営む通院てんかん患者の抑うつ症状．精神医学，35：821-827，1993.
45) Fiest KM et al：Depression in epilepsy: a systemic review and meta-analysis. *Neurology*, 80：590-599, 2013.
46) Mula M：The Interictal Dysphoric Disorder of Epilepsy: a Still Open Debate. *Curr Neurol Neurosci Rep*, 13：355, 2013.
47) Mendez MF et al：Depression in Epilepsy. Significance and Phenomenology. *Arch Neurol*, 43：766-770, 1986.
48) Kanemoto K et al：Lack of Data on Depression-like States and Antidepressant Pharmacotherapy in Patients with Epilepsy: Randomized Controlled Trails are Badly Needed. *Curr Pharm Des*, 18：5828-5836, 2012.
49) 松浦雅人：てんかんとうつ．てんかん─その精神症状と行動（「てんかんの精神症状と行動」研究会 編）．新興医学出版社，東京，2004，pp42-47.
50) Tadokoro Y et al：Screening for major depressive episodes in Japanese patients with epilepsy: Validation and translation of the Japanese version of Neurological Disorders Depression Inventory for Epilepsy (NDDI-E). *Epilepsy Behav*, 25：18-22, 2012.
51) Kerr MP et al：International consensus clinical practice statements for the treatment of neuropsychiatric conditions associated with epilepsy. *Epilepsia*, 52：2133-2138, 2011.
52) Hermann B et al: The neurobehavioural comorbidities of epilepsy: Can a natural history be developed? *Lancet Neurol*, 7（2）：151-160, 2008.
53) Myers, L：PNES の治療．心因性非てんかん性発作へのアプローチ（兼本浩祐 監訳）．医学書院，東京，2015，pp21-34.
54) Christensen J et al：Epilepsy and risk of suicide: a population-based case-control study. *Lancet Neurol*, 6：693-698, 2007.
55) Michael R Trimble：抗てんかん薬と自殺．臨床てんかん next step─知的障害・自閉症・認知症から併発精神障害まで（吉野相英 監訳）．新興医学出版社，東京，2013，pp153-162.
56) 村松玲美：てんかん臨床における心理士の役割とは？てんかん診療のクリニカルクエスチョン 200 改訂第 2 版（松浦雅人，原 恵子 編）．診断と治療社，東京，2013，pp267-269.
57) 石川 齊，古川 宏 編：図解作業療法技術ガイド 第 3 版．文光堂，東京，2011．〔Q44〕
58) 石井良和・他：精神障害領域の作業療法．中央法規出版，東京，2010.
59) 障害者福祉研究会 編：ICF 国際生活機能分類─国際障害分類改定版．中央法規出版，東京，2002.
60) Bartha-Doering L, Trinka E: The interictal language profile in adult epilepsy. *Epilepsia*, 55：1512-1525, 2014.
61) 高橋真知子・他：臨床自発話能力評価法─文構成テスト マニュアル．千葉テストセンター，東京，2013.
62) 野中 猛："ケアチーム論のまとめ"．図説ケアチーム．中央法規出版社，東京，2007，p124.
63) 野中 猛：第 2 講 何を目指すのか．多職種連携の技術．中央法規出版社，東京，2014，p33.
64) 勝尾信一：アウトカム・バリアンスの考え方．*Brain*, 2：122-123, 2012.
65) 上田 敏：ICF の理解と活用．萌文社，東京，2014，pp15-43.
66) 伊藤ますみ：心因性非てんかん性発作との鑑別法は？てんかん診療のクリニカルクエスチョン 200 改訂第 2 版（松浦雅人，原 恵子 編）．診断と治療社，東京，2013，pp148-150.

第7章 てんかんの生活支援

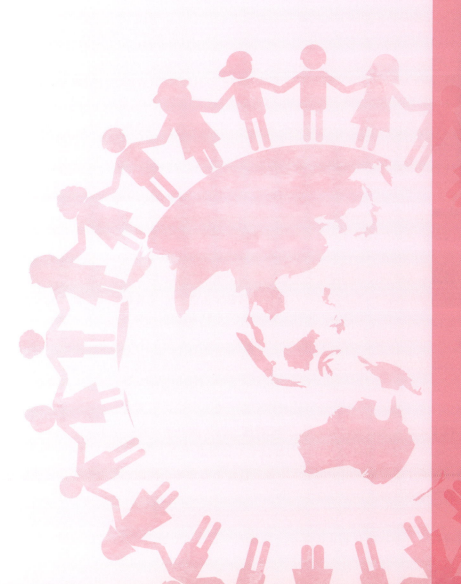

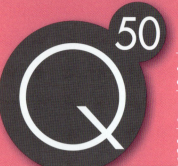

決められた通りに服薬しない患者にはどのように指導を行うとよいですか？

てんかんのある人では，10人中2～5人が決められた通りに服薬していないという報告があります[1]．決められた通りに自ら服薬することを「アドヒアランス」，決められた通りに服薬しないことを「ノンアドヒアランス」といいます．ノンアドヒアランスは，死亡率の増加[1]，発作頻度の増加[2]，救急受診や入院の増加，骨折の増加，経済的損失の増加[3]につながるとされています．

ノンアドヒアランスの理由もさまざまで，まず患者に確認する必要があります．主なものとして，「飲み忘れ（68%）」「医薬品のコスト（5%）」「副作用（3%）」「発作が深刻ではない（1%）」「最善の治療に対して異なる意見をもっている（0.6%）」「薬（化学物質）を飲みたくない（0.6%）」などがあります[4]．それに対して患者は，「治療について医師の明確な説明」「飲み忘れ対策」「1日1回内服するなど簡便な用法」「副作用の少ない薬」「手ごろな薬剤費」がアドヒアランスの向上に有効と考えており，このなかで，「飲み忘れ対策」がアドヒアランスと関連するとの報告もあります[4]．

本稿では，ノンアドヒアランスの理由，上位3つに含まれた「飲み忘れ」と「副作用」に焦点をあてた指導方法について話を進めていきます．なお，「医薬品のコスト」への対策についてはQ53（186頁）を参照してください．

1 | 決められた通りに服薬する必要性について患者への説明

抗てんかん薬は，てんかんの病気そのものを治療する薬剤ではなく発作を予防する薬剤なので，原因が治癒しない場合，薬物療法は継続することになります．適切な薬物治療により7～8割程度の患者で発作コントロールが可能であり，残りの2～3割の患者に関しても発作の軽減や重積発作を回避するために薬物治療が有効であることを説明します．

適切な薬物治療を行うには決められた通りに服薬することが大前提です．飲み忘れると薬物血中濃度にどのような変化が起こるかを図示すると，患者の理解が得られやすいです．

たとえば，図1では新しい薬剤の開始や増量時，抗てんかん薬の血中濃度は消失半減期の約5倍の時間で定常状態に到達すること[5]，定期的に服薬を続けないと血中濃度が安定しないため効果があるのか判定できないことを，視覚的に説明することができます．また，服薬を忘れると破線で示したような血中濃度となり，次の服薬をしても後まで影響が残ります．抗てんかん薬は1日分の薬を24時間以内に飲みきることが重要であり，飲み忘れに気がついた際はその日のうちであればすぐに服薬するように指導します．なお，2回分を同時に服薬すると副作用が出現する可能性があるため，次回の服薬までは可能なら最低でも4時間はあけるようにします[6]．

2 | 飲み忘れ対策

薬剤の管理には「飲み忘れ防止の薬箱」を推奨することがあります．「飲み忘れ防止の

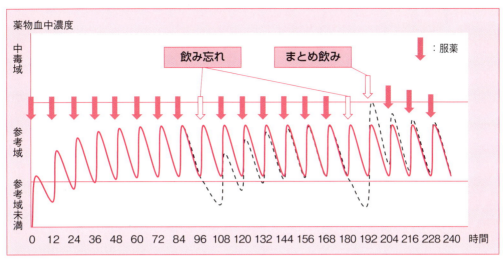

図1　薬物血中濃度の模式図
12時間おきに服薬した場合の血中濃度のイメージ．破線は96時間目に飲み忘れた分と，180時間目に飲み忘れた分を192時間目にまとめ飲みした場合の血中濃度のイメージ．

薬箱」は，一週間分の薬を曜日・用法ごとに収めることができ，壁掛けカレンダータイプもしくは卓上において使用する箱型のものが一般的です．「飲み忘れ防止の薬箱」の使用は，飲み忘れ改善に対して十分に根拠があるとはいえないのですが，服薬状況を確認しやすくなるために，周囲の人が飲み忘れや過量服用に気がつく機会を与えてくれます．

仕事や学校の関係で食事が不規則になり，飲み忘れがある場合は，食事の摂取と関係なく，時間指定で内服するように指導します．服薬時間を忘れないように携帯電話などのアラーム機能を活用すると効果的です．ただし，空腹時に内服すると血中濃度のピークが上昇する抗てんかん薬があり，副作用が生じる可能性があります．時間指定での服薬に切り替える際には，副作用の早期発見のためにも主治医と相談してから行うように患者に指導します．また，スチリペントール（STP）やルフィナミド（RFN）は，空腹時に投与すると血中濃度が低下することが知られているため，食前投与に切り替えないよう注意が必要です．

3│副作用についての説明

各抗てんかん薬の主な副作用については事前に説明します．そのときに，重篤な副作用は発現頻度が少ないこと，早期発見により重症化を防ぐことができることを説明し，患者の過剰な不安を取り除くことも必要です．早期発見の方法として，造血器障害，高アンモニア血症，重篤な肝機能障害などは血液検査で確認できること，スティーブンス・ジョンソン症候群や中毒性皮膚壊死症の90％は，原因薬剤を服薬開始後2か月以内に発症するという報告がある[7]ので，その間は高熱が出たり着替え時に身体を見回して異常がみられる場合にはすぐに受診するなど，具体的に説明します．

それ以外に，中止理由にはならないものの，患者に不快感を与える眠気や消化器症状などの副作用も事前に説明し，出現時は自己判断で中止せず，必ず主治医に相談するように指導します．

おすすめの参考文献

- 山内俊雄：てんかん患者の服薬アドヒアランス．薬局．65(11)：2793-2797, 2014.
- 辻　貞俊 編：新しい診断と治療のABC 74 てんかん　神経5．最新医学社，東京，2012．

（市川　暁，薬剤師）

てんかんを治療するうえでは，薬物療法だけではなく生活面の指導も欠かすことができません．生活リズムの乱れを左右する睡眠と，てんかん発作の特性との関連を理解しながら，生活リズムを整えるための指導をすることが大切です．

1 | 睡眠時間を確保すること

てんかん発作の誘因にはさまざまなものがありますが，その一つに睡眠不足が挙げられます．十分な睡眠時間を確保すること，そのために一定の生活リズムを保つことは，治療の一環として位置づけられています．

必要な睡眠時間には個人差がありますが，6〜8時間程度が妥当だとされています[8]．生活リズムが乱れて睡眠時間が十分にとれない場合や，昼間に眠気が生じた場合は，短時間の昼寝が有効です．具体的には15時までの間に30分以内の昼寝をすることが効果的で，夜間の睡眠への影響を抑えることもできます．以上のことをふまえ，睡眠時間の確保を重視した生活指導が必要です．

2 | 発作の特性を理解すること

てんかんの種類によっては，発作の起こる時間帯が異なってきます．たとえば，覚醒時大発作てんかん*は覚醒後数時間以内に発作が集中するといわれており，また局在関連てんかんの二次性全般化発作のなかには睡眠中に限って起こるものがあります．これらの発作がある人の場合，生活リズムが乱れていると発作がいつ起こるのか予測しにくくなり，その分転倒やケガなどの不意の事故が起こるリスクが増大します．発作が起こりやすい時間帯を知ったうえで生活リズムを形成することにより，このような危険性を軽減することが可能です．

また，てんかんの薬物治療では，発作が起こりやすい時間に薬物血中濃度をもっとも高くしておくことがあります．そのため，学校や仕事が休みの日であっても普段と同じ時間に起床し，同じ時間に薬を飲むことが大切です．生活リズムを整えることは薬物治療を効果的に進めることにもつながります．

3 | 生活リズムを整えるために行うこと

生活リズムの乱れを整えるためには，概日リズムを朝方のリズムにリセットすることが有効です．人の概日リズムには個人差があり，24時間に近い体内時計をもつ人もいるのですが，ほとんどの人には大なり小なり体内時計のズレがあるとされています．そこで，

---

*特発性全般てんかんの一群で，強直間代発作が主として覚醒直後，もしくは午後のリラックスした時間帯に生じるものをいいます．

規則正しい生活リズムを維持するためには，体内時計を24時間のリズムに調整することが必要になってきます．

　概日リズムを調整するためには，光や温度といった外からの刺激が有効です．たとえば，リズムを朝方にリセットするための方法として，朝に散歩をすることが挙げられます．朝の散歩は日光を浴び，軽い運動をすることにつながります．この刺激により，概日リズムが朝方に巻き戻されます．

　また，きちんと朝食をとり体温を上げることも有効です．食事を摂取することにより体温や血糖値が上昇し，身体が覚醒反応を起こします．これにより生活リズムを調整することが可能です．反対に，夜間は就寝時間が近づいたら食事や軽い運動などの体温上昇につながることは避けるべきです．これらは早い時間帯にすませておき，夜はクールダウンの時間にあてることが規則正しい生活を維持するために望ましいと考えられます．

　しかし，散歩や食事をする以前に朝起きること自体がどうしても難しいという人もいます．そのような場合には，朝になんらかの「イベント」を予定しておくことが有効です．たとえば，外出の予定や，デイケア，地域活動支援センター，就労支援事業所などに通所することが挙げられます．社会との接点は起床を促す動機づけとなります．昼夜が逆転しているからといって自宅にひきこもることなく，積極的に予定を立てていくことが生活リズムを安定させるうえでも役立ちます．

　上記のように生活指導をしても生活リズムが改善されない場合は，薬の副作用を考慮する必要があるかもしれません．フェノバルビタール（PB），ベンゾジアゼピン系（BZD）などの抗てんかん薬のなかには傾眠作用があるものがあります．この作用により睡眠時間の調整がうまくいかず，規則的な生活リズムが形成できずにいる可能性が考えられます．生活リズムの崩れの背景に薬の副作用が疑われる場合は，一度主治医に相談してみるとよいでしょう．

おすすめの参考文献

- 日本学術会議／精神医学・生理学・呼吸器学・環境保健学・行動科学研連 著，高橋清久 編：睡眠学　眠りの科学・医歯薬学・社会学．じほう，東京，2003．
- 菱川泰男，村崎光邦 編著：不眠症と睡眠障害（上）睡眠障害の病態と治療の最前線．診療新社，大阪，1999．
- 内山　真 編：専門医のための精神科臨床リュミエール 8　精神疾患における睡眠障害の対応と治療．中山書店，東京，2009．

（吉川理沙，精神保健福祉士／福智寿彦，医師）

Q52 てんかんのある人も子どもを産むことができますか？

てんかんのある人，特に女性は，子どもを作ろうと思うときに心配なことがいくつかあると思いますので，それらを一つずつ解説します．

1｜自分の子どももてんかんになりますか？

てんかんの遺伝については Q6（14 頁）で解説されていますので，詳細は省きますが，遺伝するてんかんと遺伝しないてんかんは決まっているので，遺伝するかどうかは主治医に聞いたほうが早いでしょう．しかし，たとえ遺伝するてんかんであっても，自分と同じ症状が出るだけです．出産を考えている自分自身のことを思えば，あまり深刻に考える必要はないのではないかと思います．

2｜てんかんのある人は子どもができにくいのですか？

1993 年の英国の調査[9]では，てんかんのある人の子どもの数は，そうでない人の 0.75 倍であるという数字が出ています．しかし，20〜24 歳では同年代の 0.87 倍，35〜39 歳では同年代の 0.62 倍と年齢の上昇とともに急速に比率が下がることから，むしろ自分から産むのをやめているのではないかと推測されます．おそらく，遺伝や薬物の影響を心配した結果であると思われます．てんかんであるために妊娠しにくいという医学的証拠はありません．これを裏づけるデータとして，1980 年にカナダで，夫婦のどちらがてんかんであるかによって子どもの数を調査していますが[10]，むしろ女性がてんかんであるほうが子どもの数が多く，その理由は結婚前の妊娠が女性に多いためでした．結婚後の挙子数は男女差が全くありません．つまり，てんかんのある人の出産数は社会心理的な要因の影響で変化しているようであり，生物学的な要因ではないようです．出産の決断は，てんかんのある人の不安を周囲がいかにサポートするかがポイントといえそうです．

3｜てんかんの薬を飲んでいるときに妊娠しても大丈夫ですか？

てんかんの薬については Q21（58 頁），Q22（60 頁）で触れられていますが，残念ながら古くからある抗てんかん薬のほとんどは，胎児への悪影響を起こす可能性があります．しかし，新規抗てんかん薬のレベチラセタム（LEV, イーケプラ®）とラモトリギン（LTG, ラミクタール®）は，胎児への影響が小さいとされていますので，この 2 剤であれば安心して妊娠できます．一方，この 2 剤ではうまく発作が抑制できない患者もいます．奇形の発生率は薬の種類や量によって変わることが知られていますので，それらの薬剤を使うときは，発作があっても実生活への影響が受容できる範囲内でできるだけ薬の量を減らすことを試みます．その場合は，主治医か専門医に相談しましょう．なお，葉酸を服用すると奇形の発生率がかなり下がることが知られています．葉酸はビタミンの一種で，サプリメントとして市販されています．妊娠がわかる前から日常的に葉酸を服用することが推奨されます．

4 | 妊娠中に発作が起きても子どもに影響はありませんか？

一般的には，妊娠中に発作が起きてもそれは母体の脳の中の現象ですから，胎児に影響はありません．しかし，全身けいれんのような強い発作が起きたり，発作で転倒する場合には流産や早産の危険があります．抗てんかん薬の胎児への影響を心配して妊娠中の服薬を躊躇する患者がいますが，少なくとも強い発作が起きないように服薬を続けることが必要です．

5 | 出産は普通の病院でしても大丈夫ですか？

妊娠中は母体の状態が変化するので，一部の患者では発作が起こりやすくなります．また薬物血中濃度も変化します．さらに出産時には，睡眠不足や身体ストレスのために通常よりも発作が起こりやすくなります．てんかんのある人はできれば発作に対応のできる総合病院で出産することをお勧めします．事前に主治医からその病院の産科と発作担当科へ情報提供をしてもらいましょう．

6 | 出産後，てんかんの薬を飲みながら母乳で育ててもよいですか？

抗てんかん薬にかぎらず，程度の差はあるものの，薬は母乳中に分泌されます．母乳栄養を続ける限り，乳児は抗てんかん薬を摂取し続けることになります．その影響はそれほど大きいものではありませんが，その後の学童期の発達を統計的にみたデータでは，少なくとも一部の薬剤では影響があると考えられています．一方，母乳を与えることによるスキンシップが，よい結果を与えるというデータもあることから，一概に母乳育児を否定できないという意見もありますが，現状ではなるべく早期に人工乳に切り替えるという意見が主流のようです．

7 | てんかん発作があるのにきちんと育児できますか？

てんかん発作が残っている患者の場合，残念ながら発作で育児に影響があることがあります．発作で子どもを落としてしまったり，自分が転倒することにより二次的に子どもを巻き込んでしまったりすることです．そのため，発作の多い人では周囲の協力が必要でしょう．ただし，あまり神経質になると患者自身の精神衛生によくないので，発作のタイプや頻度を見極めて，育児内容の業務分担を決めるとよいと思います．

8 | 親がてんかんがあることで子どもの心の成長に悪影響を与えないですか？

親のてんかん発作が子どもに与える心理的影響については，詳しいことはわかっていません．筆者の長年の臨床的な経験からいえば，患者が気にするほどには子どもは気にしていないようにみえます．むしろある程度大きくなると親の健康を気遣ってくれる優しい子どもになる場合が多い気がします．自分に病気があると自信がなくなることはあると思いますが，明るい家庭を作ることが子どもの健全な成長にとっては一番よいと思います．

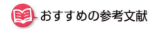

おすすめの参考文献

- 辻　貞俊 編：てんかん外来．神経内科外来シリーズ（4）．メジカルビュー社，東京，2016．

（渡辺裕貴，医師）

Q53 どのような福祉サービスを利用できますか？

てんかん発作のタイプや頻度によっては日常生活に制約をもたらし，社会的な障害となります．病気や障害とともに生活するなかで生じる困難や心配事は，制度やサービスを利用することで軽減されます．

1｜障害者手帳

一定程度の障害状態にあることを認定するものです．障害者手帳には3種類あり，いずれも市区町村の窓口で申請を受けつけています．

精神障害者保健福祉手帳はてんかんのほか，統合失調症，気分障害などの精神疾患のある人，療育手帳は発達期において知的機能に障害が認められる人，身体障害者手帳は身体機能に障害が認められる人が対象です．いずれも税金の控除や減免，交通運賃や公共料金などの割引，自治体独自に定めた各種サービスが受けられます．

2｜医療費に関する制度

表1を参照してください．

3｜生活費に関する制度

1）障害年金

障害基礎年金，障害厚生年金，障害共済年金の3種類があります．いずれも申し立て時点で20歳以上65歳未満の人，もしくは20歳未満で年金に加入していない期間に初診日がある人が対象です．精神障害で申し立てする場合，初診日より1年6か月以上経過している必要があります．また，一定期間保険料を納付していることも条件で，申し立ては市区町村もしくは年金事務所で行います．障害基礎年金では，1級で年額974,125円，2級で年額779,300円（いずれも2017年時点）が支給されます．障害厚生年金，障害共済年金は人により支給額が異なります．

2）特別児童扶養手当

中等度以上の精神障害，知的障害，身体障害をもつ20歳未満の児童を在宅で監護している養育者を対象に，1級（重度）の場合月額51,450円，2級（中度）の場合月額34,270円（いずれも2017年時点）が支給されます．申請窓口は市区町村です．

3）障害児福祉手当

重度の精神障害，知的障害，身体障害により常時介護を必要とする20歳未満の在宅児童に対して，月額14,580円（2017年時点）が支給されます．申請窓口は市区町村です．

4）特別障害者手当

重度の精神障害，知的障害，身体障害により常時特別の介護を必要とする20歳以上の人を対象に，月額26,810円（2017年時点）が支給されます．申請窓口は市区町村です．

表1 医療費に関する制度一覧

制度	対象	内容	申請
自立支援医療（精神通院医療）	精神疾患を有し，通院による医療が継続的に必要な者．てんかんを精神科以外で治療している場合も対象	医療費の自己負担を原則1割に軽減し，世帯所得に応じて上限額を設定する．処方薬や訪問看護，デイケアにかかる費用にも適用	市区町村
高額療養費	健康保険加入者	1か月の医療費自己負担分が一定額を超えた場合に払い戻される．所得に応じて上限額を設定する	保険証発行元
重度心身障害者医療費助成制度	療育手帳，身体障害者手帳所持者	医療費の自己負担分の一部または全部を助成．対象となる手帳等級や所得制限内容は自治体により異なる	市区町村
小児慢性特定疾患治療研究事業	18歳（もしくは20歳）未満で，病状が認定基準を満たす者．ウエスト症候群，レノックス・ガストー症候群など	医療費の自己負担分の一部または全部，入院時食事療養費の標準負担額を助成	保健所，保健福祉センターなど
乳幼児医療費助成制度	乳幼児（自治体により対象年齢が異なる）	医療費の自己負担分の一部または全部を助成	市区町村

5）傷病手当金

被保険者が病気やケガのために3日以上就労できず給与が支払われない場合，1日につき標準報酬日額の6割相当額が支給されます．期間は4日目から1年6か月が限度となります．給与が支払われる場合でも給付額に満たない場合は，その差額分が支給されます．

6）生活保護

国が生活に困窮するすべての国民に対し，最低限度の生活を保障し，自立を助長することを目的にしている制度です．市区町村に相談・申請することによって開始されます．

4｜地域生活支援

1）訪問看護

主治医の指示により，看護師やOTなどが定期的に自宅に訪問し，健康状態の管理や服薬など療養上の相談に応じます．

2）デイケア

医療機関や保健所により運営されるリハビリの場です．生活リズムを整え，対人関係の改善，病気の再発予防などに効果を発揮します．

3）障害者総合支援法によるサービス

介護給付には，「居宅介護」「行動援護」「重度訪問介護」の入浴，食事，外出などのヘルパーによるサービス，「生活介護」「児童デイサービス」の通所サービス，「共同生活介護」の入居サービス，「短期入所」などがあります．いずれの利用も市区町村窓口で相談のうえ，「障害支援区分」の認定を受ける必要があります．

訓練等給付には，「自立訓練（機能訓練・生活訓練）」「就労移行支援」「就労継続支援（A型＝雇用型，B型＝非雇用型）」の通所サービス，「自立訓練（生活訓練）」「共同生活援助」の入所サービスがあります．利用にあたっては市区町村での手続きが必要です．

地域生活支援事業とは，地域性に応じた内容を各自治体によって実施している事業です．「移動支援」「地域活動支援センター」などのほか，「日常生活用具の給付・貸与」があります．日常生活用具にはさまざまな品目がありますが，保護帽もその一つです．

補装具の交付・修理でも保護帽（18歳未満のみ）や車椅子が対象になっています．

5｜権利擁護

1）成年後見制度

障害によって判断能力が不十分な人に対し，不利益を被らないよう保護し，支援する制度です．判断能力の程度により「後見」「保佐」「補助」の類型があり，不動産や預貯金の管理，サービス利用や施設入所の際の契約などを行います．家庭裁判所に申し立て，選任されます．申し立て手続きは社会福祉協議会で支援しています．

2）地域福祉権利擁護事業

自身で契約できる人を対象に，福祉サービスの利用や日常的な金銭管理サービス，重要書類の管理などの支援を社会福祉協議会で実施しています．

おすすめの参考文献

- NPO法人日本医療ソーシャルワーク研究会 編：医療福祉総合ガイドブック 2017年度版. 医学書院, 東京, 2017.

（根岸典子，精神保健福祉士）

Q54 就労したい人が利用できる制度や支援機関はありますか？

就労はてんかんのある人のリハビリ目標であり，就労を通して得られるメリットは，経済的自立，社会参加，自己実現と多岐にわたります．てんかんは，てんかん発作に加えて，精神・神経学的合併症，認知機能障害の併存を有する場合があり，その重症度や病態が多様で複雑であることが特徴です．一方，てんかんに罹患しつつも一般就労が可能な人や，それぞれの職域で自身のもつ技術や能力を発揮できている人もおり，一概に病状と就業能力が比例するとも限りません．そのため，一人ひとりに適した就業形態の促進や支援が必要になります．加えて，個々の症状や障害のみに着目するのではなく，その人の希望，ストレングス，地域資源を含め包括的に評価し，「どの支援機関につなげるのが適切か」を見極めることが重要です．ここで有用なのは，就職・復職・就労維持について専門機関や雇用主と連携しながら，その人にあった制度利用を勧めることです．

1 | 一般就労と福祉的就労

まず就労支援制度を利用するにあたり，2つの就労形態を把握しておく必要があります（図1）．一つは，「一般就労」という形態です．一般の事業所などで就労する場合，雇用契約を結び，労働の対価として賃金が支払われるため，その組織や集団のニーズに対応することが当事者個人のニーズより強くなります．もう一つは「福祉的就労」といい，就労継続支援施設などの福祉施設で働く場を提供することが目的とされる就労を指します．この場合は，当事者個人のニーズが組織や集団のニーズより強い場合に，利用が適切であるという考え方をします．この2つの就労形態を直結し，てんかんのある人がその時々の治療や，生活状況，希望に沿った就労が継続できるようにするのが，次に紹介する制度や支援機関です．

2 | 就労支援に活用できる制度

障害者の職業リハビリにおいて，厚生労働省の定める「障害者の雇用の促進等に関する法律」（施行規則・第一条の四「精神障害者」項の二）によると，てんかんのある人は就労支援を利用するにあたり「精神障害者」の枠組みに位置づけられています．一方，てんかんは知的障害や身体障害も重複しているケースが少なくなく，所持するそれぞれの障害者手帳の区分で支援を受けることができます．

この法律のもと，障害者の雇用継続を促進するため，国から各種援助制度が設けられています（表1）[13]．これらの制度の中には事業主にも安心して障害者を雇

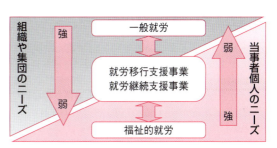

図1　一般就労と福祉的就労形態の関係性

第7章　てんかんの生活支援

用してもらうための支援や助成金もあり，雇用側と求職者の双方向へのメリットが期待されています．いずれの制度も利用者が一定の要件を満たさなければならず，てんかんのある人に利用を勧める前に，ハローワークや都道府県労働局などに相談することが必要です．

3｜就労支援に活用できる支援機関

　てんかんのある人が，就労や復職を目指す過程で利用できる代表的な支援機関とそのサービス内容を表2[14)]にまとめました．障害の重症度や就労支援の必要度に応じて支援が受けられるようになっています．

表1　障害者に対する就労支援制度[13)]

就労支援制度	内容
職業準備支援	模擬的就労場面を利用した就職，復職，職場適応に向けた支援
障害者トライアル雇用	事業主を対象に，一定期間内で，障害者を試行雇用してもらう．常用雇用への移行を目指す事業所には奨励金の支給がある
職場適応訓練	職場や作業への適応を助長するため，本人の能力に準ずる作業の実地訓練を行い，終了後同企業に引き続き雇用してもらう制度．都道府県が事業主に委託して行う
職場適応援助者（ジョブコーチ）による支援事業	職場適応を容易にするため，職場にジョブコーチを派遣する

表2　就労支援機関とサービス内容[14)]

就労支援機関	サービス内容
公共職業安定所（ハローワーク）	厚生労働省が設置．求職活動の中心的機関．一般の人だけでなく，障害者に対する専門的職業相談・紹介，就職後の職場定着・継続雇用などの支援を行う．事業主に対する障害者雇用の指導・支援も行う
地域障害者職業センター	高齢・障害・求職者雇用支援機構が設置・運営する障害者職業センター．全国47都道府県に1か所以上に設置され，ハローワークや医療福祉機関と連携し，職業相談，職業評価，就労支援，職場適応まで一貫とした職業リハビリテーションを行う．職場適応援助者（ジョブコーチ）の要請も行う
障害者職業能力開発校	全国19か所に設置され，一般施設で職業訓練が困難な障害者に対して，訓練科目や方法を個別化し，上記関連機関と連携しつつ，職業訓練を行う
障害者就業・生活支援センター	都道府県知事が指定する社会福祉法人やNPO法人などが運営．障害者の職業的自立を目指し，地域の機関と連携し，就職準備や職場適応・定着のための支援，日常・地域生活の整備・助言を行う
就労移行支援事務所	通常の事業所に雇用が可能である者に対し，就労に必要な知識・訓練，職場定着に向けて支援を行う
就労継続支援（A, B型）事業所	通常の事業所に雇用が困難であり，雇用契約に基づく就労が困難である者が対象．A型は，雇用契約を結び就労の機会や訓練を提供する．B型は，雇用契約は締結しないが雇用に移行するための訓練を行う
その他の機関，事業など	地域によって，独自に障害者の就労支援や企業の障害者雇用の取り組みへの支援を実施する機関がある

📖 おすすめの参考文献

- 日本てんかん協会：「働きたーい！」の思いを実現するために：てんかんのある人の就労マニュアル（てんかんがある人々の職業相談を円滑に進める事業企画委員会）．日本てんかん協会，東京，2004．http://www.jea-net.jp/files/use_hatarakitai.pdf（2018年2月閲覧）
- 独立行政法人　高齢・障害・求職者雇用支援機構：ハンドブック・マニュアル等．https://www.jeed.or.jp/disability/data/handbook/（2018年2月閲覧）
- 松為信雄，菊池恵美子 編：職業リハビリテーション学　改訂第2版．協同医書出版社，東京，2006．

（藤川真由，心理士）

Q55 進学・復学の支援はどのように行うとよいですか？

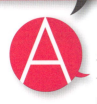

進学や復学の支援を考えていく場合には，まずは教育環境について知っておくことが必要です．教育環境は，子どもの運動面（粗大運動や微細運動）や精神面（知的能力や学習能力，対人関係など）の発達状況や行動状況に合わせて，主に3つの教育形態が整えられています（表1）．

1 | 学校教育の形態

通常学級は，運動面や精神面に問題がなく，集団生活への参加にも問題がみられない場合に学習する場として設定されています．特別支援学級は，運動面でほかの子どもと比べて動作が緩慢だったり軽い身体機能面の障害がある場合や，精神面で知的な遅れが軽度にみられたりほかの子どもとのかかわりがスムースにできずに多人数の集団場面で適切に行動できない場合に，小集団での学習の場として設定されています．特別支援学校は，運動面での遅れが重篤であったり，身体機能面の障害が顕著にみられたり，精神面で知的な遅れが中等度または重度であったり，落ち着きのなさや対人関係のもちにくさなどが強くみられることで集団生活への参加が困難であったりする場合に，個別的な教育指導の場として設定されています．特別支援学校には，主に運動面の問題に合わせた教育が受けられる肢体不自由対象の特別支援学校，主に精神面や行動面の問題に合わせた教育が受けられる知的障害対象の特別支援学校，主に病気療養と並行して教育が受けられる病弱対象の特別支援学校，視覚や聴覚などの感覚障害を対象とした特別支援学校があります．このほかに，自閉症スペクトラム障害（自閉スペクトラム症：ASD，従前の自閉症やアスペルガー障害など）や注意欠如・多動性障害（注意欠如・多動症：ADHD），学習障害（限局性学習症：LD）などの発達障害（神経発達症）のある子どもが障害特性に合わせた教育を週に1，2時間受けられる通級による指導も整備されてきています．

2 | てんかんのある子どもの支援

てんかんのある子どもの進学や退院後の復学を考える際には，てんかんの病状，子どもの運動面や精神面の発達状況，生活面や行動面の状況などを考慮することが必要です[15]．てんかんの病状とは，てんかん発作の頻度や好発時間帯（発作が多くみられる時間帯），てんかん発作による受傷の危険の有無，現在の治療状況（発作の抑制状況や抗てんかん薬の副作用の有無など），学齢時期の発作予後などのことです．具体的には，学校場面で発作がみられる場合には，てんかん発作による受傷の危険への対応について，さらに，てんかん発作が繰り返し起

表1　学校教育の形態

1．通常学級（普通学級） 　　通級による指導
2．特別支援学級 　　知的障害を対象 　　肢体不自由を対象 　　自閉症・情緒障害を対象 　　弱視や病弱などを対象
3．特別支援学校 　　視覚障害を対象 　　聴覚障害を対象 　　主に知的障害を対象 　　主に肢体不自由を対象 　　主に病弱を対象

表2 てんかん児の生活指導表[16]

診断名：		氏名：		年 月 日生	医療機関：		医師：	年 月 日 印
幼稚園／学校生活規則面からの区分		学校での運動（体育，休み時間，部活動など）				体育実技以外の教科	学校行事，その他の部活動	
	危険度	低い（臥位，座位）	普通（立位，歩行）	高い（走る，跳ぶなど）	非常に高い（泳ぐ，高所など）			
	幼児	座っての学習 砂遊び 童歌遊び	簡単な体操 リズム体操 行進 ボールの投げっこ 跳びっこ マット遊び 手押し車	リレー遊び かけっこ 円形ドッジボール 玉当て 滑り台 シーソー	プールの中での水遊び 低鉄棒遊び 登り棒，木登り ジャングルジム ブランコ	大きな機械，危険な薬品，火器，刃物などを使う学習は，非常に高い危険度に準ずる．給食で熱いものを運搬中，食事中は，高い危険度に準ずる．	1. 児童生徒会活動　A，Bは可*，C，Dは可 2. 給食当番，清掃　Aは禁*，Bは可*　C，Dは可 3. 朝会やその他の集会　Aは可*，B，C，Dは可 4. 運動会，体育祭，球技大会，水泳大会（記録会）左記に準ず 5. 遠足，見学，移動教室　Aは禁*，Bは可*　C，Dは可 6. 林間学校，修学旅行　A，Bは禁*，Cは可*，Dは可 7. 臨海学校　A，B，Cは禁*，Dは可* 8. 野外活動（水泳，登山など）部活動の合宿などの参加については，特に医師との協議が必要 9. その他の注意を要する活動　階段はA，Bは禁*　入浴はA，B，Cは禁* 注意：スポーツテスト（注）は内容により危険度を判断する	
	小学校1・2，3・4年	座っての学習 腕立て伏せ	簡単な体操 リズム体操 行進 持久走（マラソン） 縄跳び	短距離走 幅跳び 高跳び 跳箱遊び マット運動 ラインサッカー スポーツテスト（注）	水泳 鉄棒 自転車 相撲遊び			
	小学校5・6年，中学校，高校	座っての学習	簡単な体操 ダンス 遅いランニング 持久走（マラソン） 行進 縄跳び ハイキング テニス バドミントン 卓球	短距離走 リレー 障害走 走り幅跳び 走り高跳び 器械体操 野球 ソフトボール ドッジボール ハンドボール バスケットボール バレーボール サッカー 弓道 剣道 スポーツテスト（注）	水泳（特に潜水） 登山 自転車 柔道 レスリング 相撲 ボクシング ラグビー アメリカンフットボール スキー アイスホッケー スケート ローラースケート			
A	個人 集団	可 可*	可* 禁*	禁* 禁*	禁* 禁	その他： 1. 予防接種 2～3か月経過が良ければ，原則的にはすべての接種可能．ただし，担当医と相談する． 2. 現在の処方（　　年　　月　　日）		
B	個人 集団	可 可	可 可*	可* 禁*	禁* 禁			
C	個人 集団	可 可	可 可	可 可*	禁* 禁			
D	個人 集団	可 可	可 可	可 可	可 可			

指導区分
可：制限なし
可*：気をつけて監視
禁*：家族の強い希望があれば，厳重な監視のもとでのみ可
禁：禁止
個人と集団の区別
個人：1対1で付き添ってする
集団：4人以上の学級で一緒にする

指導区分決定の目安：				
代表的発作症状	倒れる発作	意識混濁し，動作が調節できない（例：動き回る）	意識清明で，身体を支えきれる単純部分発作	
主な発作型	強直間代発作 二次性全般化発作	欠神発作 複雑部分発作		
指導区分 A B C D	1回／日以上 1回／日～1回／月 1回／月～1回／2年 2年以上発作なし	対象外 1回／日以上 1回／日～1回／月 1か月以上発作なし	対象外 対象外 1回／月以上 1か月以上発作なし	

その他の配慮事項：
1) てんかん重積
2) 発作の誘因　過呼吸，音，光，驚き，興奮
3) 発作の時刻　睡眠時，起床直後
4) 運動障害の程度　独歩，伝い歩き，立ち上がる，這う，寝返り，臥位

利用上の注意：
この生活指導表はてんかん児が安全にすべての活動に参加することを考えて，そのために最低限配慮すべき目安を示したものである．
実際にはてんかん児の発作の実態，具体的な活動内容，監視や介助の態勢などの生活場面を考慮して，関係者と十分に情報交換をして，一人ひとりの子どもに合わせて，担当医が修正・加筆して随時実状に合ったものにして使用される．

こる場合には，担任教師や養護教諭の対応について，学校側に理解を求めることが大切です．その際には，子どもの学習環境を必要以上に制限しないように，「てんかん児の生活指導表」（表2）を目安に指導計画を立てたり，子どもの生活空間を想定した「てんかん

児の生活安全地図」（図1）を利用したりして，危険度に合わせて指導方法を工夫していくことを依頼します[16]．進学時や復学時にてんかん発作が抑制されていない場合でも，進学後や復学後の治療経過のなかでてんかん発作が抑制されていく可能性が高い場合には，主治医と話し合ったうえで，できる限り現在の子どもの発達状況に合わせた教育環境への進学や復学を選択します．その場合には，学校側に当面の治療方針，その間に予想される発作による受傷の危険，抗てんかん薬の副作用の影響，予想される行動面の問題について説明して，理解や対応への協力を依頼します．

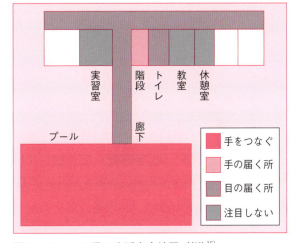

図1　てんかん児の生活安全地図（例）[16]

3｜運動面・精神面の発達の遅れや偏りのある子どもの支援

　子どもの運動面や精神面の発達に遅れや偏りが認められる場合には，通常学級以外の教育形態を考えることが必要になります．子どもが通院中に訓練や指導を受けているPT，OT，ST，心理士などによる運動面や精神面の発達評価や，教育委員会が実施する知能検査結果をもとに，教育委員会の就学指導担当者と話し合い，子どもの発達状況に合わせた特別支援学級や特別支援学校の選択を検討します．てんかん発作が学校場面で多くみられる場合や，てんかんの背景疾患により知的障害や身体機能障害が顕著であったり，行動面の問題が多様にみられたりする場合には，特別支援学校での教育形態が適当と考えられます．生活面や行動面の状況では，てんかん発作や抗てんかん薬の副作用の影響によって，落ち着きのなさや眠気やふらつきといった行動上の問題がみられることがあります．また，てんかんのある子どものなかにはASD，ADHD，LDといった発達障害（神経発達症）を伴っている子どもが少なからず見受けられます．進学や復学の際にすでに発達障害（神経発達症）と診断されている場合には，てんかんに対する教育的配慮と並行して，特別支援教育による校内支援が受けられるように依頼します．もし発達障害（神経発達症）が疑われるような行動上の問題がみられる場合には，てんかん専門医によるてんかん病態に伴う行動特性と，発達障害（神経発達症）に伴う行動特性との鑑別診断（行動評価）を受けることが重要です．その結果をもとに，発達障害（神経発達症）に対する特別支援教育が受けられるようにしていきます[17]．

　てんかんのある子どもが学校でほかの子どもと同じように勉強したり，友人とのかかわりを深めたりするためには，家族がてんかんの病気や障害を正しく理解し，学校と協働して子どもの成長を支えていくことが大切です．もし家族が子どもの病気や障害に対して理解が十分ではない場合には，主治医と連携して，子どもが学校生活で楽しく学べるようにするために，子どもの運動面や精神面の状況，生活面や行動面の状況を正確に理解してもらえるように家族を支えていくことが必要です．

（杉山　修，心理療法士）

症例 Q55 進学・復学の支援はどのように行うとよいですか？

症例 4歳1か月，男児．診断名：症候性局在関連てんかん（後頭葉てんかん）
進学（就学選択）を支援した症例

最終面接時の生活年齢は5歳8か月，教育歴は保育園年長です．てんかん診断は症候性局在関連てんかん（後頭葉てんかん），発病年齢は3歳4か月，てんかん発作は複雑部分発作（目がチカチカして急に意識がなくなる）と，二次性全般化発作（意識が途切れてから全身けいれんになる）がみられます．発作頻度は，複雑部分発作は週単位，二次性全般化発作は月単位です．抗てんかん薬は，カルバマゼピン（CBZ）とフェニトイン（PHT）の2剤を服用しています．家族歴は，父方祖母，父親，母親，症例，妹（2歳）の5人家族で，症例以外は健康です．

心理面接（就学相談）

4歳1か月時に薬物治療と並行して経過観察的指導（行動評価，両親への療育相談）を月に1回の頻度で開始しました．指導開始時の田中ビネー知能検査Vでは，生活年齢が4歳1か月，精神年齢が3歳1か月，IQ 76でした．複雑部分発作は日単位，二次性全般化発作は週単位でみられました．保育園の年少時には，友人との会話が三語文で成立していました．数概念は「2」まで獲得していました．縦線の模写はできましたが，円の模写は始点と終点が結べませんでした．両親は，てんかん発作がなくなれば正常に成長していくものと考えていました．5歳8か月の年長時には，薬物治療により発作頻度が複雑部分発作は週単位，二次性全般化発作は月単位に減少しました．田中ビネー知能検査Vでは，生活年齢が5歳8か月，精神年齢が4歳6か月，IQ 79でした．絵の呼称，明暗や軽重などの抽象概念の理解が通過しました．数概念は「6」まで理解できるようになりました．その一方で，円や三角形の模写は正確にできませんでした．2回の検査結果の比較では，語彙能力や反対類推などの抽象概念能力，数概念能力は向上しましたが，図形模写や欠所発見などの視知覚認知能力は変化しませんでした．行動観察では，自分の名前のひらがな文字を認識することは困難でした．母親から聴取した保育園での様子では，同年齢児との集団ごっこ遊びが20～30分間持続してできるようになりました．両親にてんかん発作の改善後に知的能力や保育園での適応能力が向上したことを説明したうえで，てんかん発作が日中に週単位でみられることや，教科学習に必要な基礎的能力である視知覚認知能力に弱さがみられることから，特別支援学級への就学が適当と伝えました．両親は症例が学校で楽しく学べることを期待し，特別支援学級への就学を納得してくれました．その後，両親には地域の教育委員会の就学指導担当者に，学校場面で想定される発作時の受傷の危険と，受傷を防ぐための対処方法，緊急時の家庭との連絡方法などについて相談していくことを助言しました[18]．

> **症例** 5歳4か月，女児．診断名：徐波睡眠時に持続性棘徐波を示すてんかん　復学を支援した症例
>
> 　最終相談時の生活年齢は9歳0か月，教育歴は通常小学校3年生です．てんかん診断は徐波睡眠時に持続性棘徐波を示すてんかん，発病年齢は3歳1か月，てんかん発作は単純部分発作（口元がピクピクする）と，二次性全般化発作（まばたきが繰り返された後で右半身のけいれんになる）がみられます．単純部分発作と二次性全般化発作はともに抑制されています．抗てんかん薬は，スルチアム（ST）とバルプロ酸（VPA）の2剤を服用しています．家族歴は，父親，母親，兄（小学2年生），症例の4人家族で，症例以外は健康です．

心理面接（教育相談）

　5歳4か月の幼稚園年長時に，入院中の薬物治療と並行して経過観察的指導（行動評価，母親への療育相談）を開始しました．てんかん発作は，単純部分発作が月単位，二次性全般化発作が2～3か月単位でみられました．母親の主訴は，母親や他児の気持ちが理解できにくいことや，自分の言いたいことを一方的に話してしまうことは，子育てによる問題か発達障害（神経発達症）による問題かを知りたいとのことでした．主治医と発達障害（神経発達症）の評価をする際に，てんかん発作や抗てんかん薬の副作用などの影響がみられにくい時期を考えて，てんかん発作が4か月間以上みられなかった年長の後半に，指導者が田中ビネー知能検査Ⅴと行動観察，両親からの生育歴聴取などを行った結果，主治医から自閉症スペクトラム障害（自閉スペクトラム症：ASD）の診断を受けました．その後4,5か月ごとの治療経過入院時に，経過観察的指導を行ってきました．二次性全般化発作後に構音障害と右半身の機能障害が認められ，OTやSTによる訓練を受けていました．小学1年生の冬休み時には，構音障害と右半身の機能障害は改善されましたが，書字の拙劣さと書字学習への強い拒否について母親から訴えがみられました．WISC-Ⅲ知能検査では，VIQ 106, PIQ 89, FIQ 98, 群指数間では「言語理解」106,「知覚統合」92,「注意記憶」115,「処理速度」83であり，視知覚認知および作業処理の弱さがみられました．K-ABCアセスメントバッテリーでは，認知処理過程尺度96，継次処理尺度111，同時処理尺度86，習得度尺度99であり，視覚的同時処理の弱さがみられました．家庭での宿題や漢字ノートのあらわれなどを総合して，主治医より学習障害（限局性学習症：LD，書字表出障害）と診断されました．母親には，担任と特別支援教育コーディネーターに指導者が説明したASDとLDの症状と対処法を報告してもらい，特別支援教育による校内支援を依頼していくことを助言しました．小学3年生時には，てんかん発作は抑制され，てんかん性の脳波異常の改善に伴って書字表出の困難さは軽減し，自分から漢字を書くことができるようになってきました．

　2症例の支援に共通していることは，てんかん発作の抑制状況と受傷の危険の有無を把握し，子どもの運動面や精神面の発達レベルと，行動面の状況をふまえたうえで，子どもが学校で楽しく学べて自己肯定感を高められる教育環境を選択するように心がけていることです．その際には，家族が子どものてんかん治療と発達面や行動面の特性を正しく理解し，将来の社会自立や参加に向けて「いま，ここ」で必要な支援を的確に選択できるように家族とともに考えていく姿勢が大切です．

（杉山　修，心理療法士）

Q56 就労支援はどのように行うとよいですか？

1｜てんかんのある人の就労

障害者雇用における精神障害者の雇用率はとりわけ低く，どのように働いてもらえばよいのかわからないという企業が多いのが実情です．特にてんかんはまだ一般に十分な理解が得られている疾患ではなく，疾患名だけで雇用を断られるケースが珍しくありません．

仕事には収入を得るための手段としてだけでなく，自己実現を達成する手段としての側面ももつため，就労はてんかんのある人のリカバリーを進める大切な要素の一つといえます．患者と支援者，企業がてんかんについての正しい知識を持ち，協力し合ってんかんのある人の就労を促進することが必要です．

本人に働きたいという希望があれば，発作がある状態でも就労をサポートすることが支援者の姿勢として求められます．発作があったとしても就労は可能であることを支援者が本人や家族に伝え，勇気づけていくことが大切です．

ただし同時に，就労により発作回数が増えるリスクがあることについても，本人や家族から了解を得ておくことが重要です．就労にはストレスがつきもので，それによりてんかん発作が増えたり，てんかん発作以外の心因性非てんかん性発作（PNES）が出現することもあります．仕事中に発作が起こるとどうなるか，どう対処すべきか，周囲の人にはどのような対処をしてもらう必要があるのかは，就労前の段階から本人と一緒に考えておくべきです．

2｜患者一人ひとりに応じた支援

就労支援と並行して発作コントロールのための治療を進める際には，患者を「仕事をもつ，一人の人」としてみる意識を忘れてはいけません．抗てんかん薬の副作用である眠気，だるさ，ふらつき，記憶力の低下などを抱えながら就労に励んでいる患者も多くいます．これらの副作用は，「不真面目だ」「やる気がない」と周囲から受け止められてしまう可能性があります．このように副作用により仕事に支障をきたしていると考えられる場合は，主治医に薬の調整を相談する必要があります．

医療者は発作を止めることをどうしても第一に考えがちです．しかし，患者の発作を止めるために強い薬を処方した結果，副作用で仕事に支障をきたしたという場合，たとえ発作は止まったとしても「仕事をもつ，一人の人」としてみたときには生活が大きく障害されたという結果が残るだけです．この場合は発作のリスクが高くなったとしても，眠気の出にくい薬を処方することが，その人にとっては有益かもしれません．日中に発作がある場合にも，適切な対処と職場の受容により，仕事を続けていくうえではさほど支障とならないことがあります．発作を持ちながら生活を送ることには一定のリスクが伴うので，主

治医と綿密に相談をしておくことは必要ですが，就労に際して薬を調整するという選択肢も考慮しておくとよいと思われます．

3｜患者のニーズに合わせた就労スタイルの選択

てんかんのある人が就労する際には，障害福祉サービスを利用した福祉的就労〔就労継続支援（A型，B型）事業所〕，障害者雇用促進法に基づいて設けられた一般企業の障害者枠での雇用，一般就労の3種類のいずれかの形態で雇用されることになります．このことを念頭におき，本人の望む就労スタイルや能力を生かせる職場を探していきます．

4｜企業と患者のかけはしとしての支援

ここからは障害者枠での雇用を想定した際に，支援者にできることの例を紹介します．患者を就労につなげるために支援者にできる方略の一つとして，企業側に就労に向けての訓練に取り組んでいる本人の様子を実際にみてもらう機会を設けることが挙げられます．なぜなら，その人の人柄や仕事への姿勢が伝われば，それが採用に結びつく可能性があるからです．採用の最終的な決め手となるのは，仕事への姿勢や，職場で周囲とうまくやれるかというところが大きいものです．並行して疾患についての正しい情報と対応の仕方を伝え，企業側の不安軽減を図ることで，てんかんのある人を採用することへの抵抗を和らげることにつながると考えられます．

採用が決まったら支援者が職場に出向き，職場で何が求められるのか，周囲は何を不安に感じているのかを職場の人と確認します．発作が起こることで事故につながるような業務や環境がないかどうかについても確認し，配慮が必要である場合には職場に伝えることも支援者の重要な仕事です．支援者として緊急時にどのような対応ができるのか，その際には連絡をどのように取り合うのかについて，企業側と共有しておくことも大切です．支援者が職場に出向き，職場の人と「てんかんのある人の雇用について考える仲間」として信頼関係を築いていると，その後の支援を職場と協力して行いやすくなり，何かあっても対応してもらえるという企業側の安心感を高めることができます．その安心感が基盤となり，職場がてんかんのある人を「障害者」としてではなく，「仲間」として受け入れる素地ができていくと，たとえてんかん発作があったとしても職場内で大事にならずに受け入れられていくケースが多くあることを実感しています．

残念ながら仕事に就いても長続きせず，自ら退職してしまう場合もあります．発作が原因ではなく，人間関係がうまくいかないという理由で辞めてしまうケースも多いようです．就職後も相談にのる機会を設け，職場の人と本人がうまくコミュニケーションが取れるように必要に応じて介入することで，仕事を継続する支えになるものと思われます．

就労支援を積み重ねていくことで，企業のてんかんに対する見方が変化し，次の求人につながることがあります．てんかんのある人への就労に向けた取り組みが，やがて日本全体のてんかんに対する見方を変えていくことになるかもしれません．

〔小山　愛，就労支援員／永田朝美，精神保健福祉士／福智寿彦，医師〕

症例 Q56 就労支援はどのように行うとよいですか？

> **症例** 30代，男性．診断名：側頭葉てんかん，てんかん性精神病
>
> 　高校中退後，一年半ほどアルバイトの経験がありましたが，20歳時に側頭葉てんかんを発症しました．その後，抗てんかん薬の服用により発作は抑制されたものの，てんかん性精神病を併発し，慢性的な意欲減退，焦燥感，幻聴のなか，10年以上もひきこもりの生活をするようになりました．精神科デイケアへの入所も拒否していましたが，院内に就労移行支援事業所が設置されたことをきっかけに，主治医と支援者に後押しされて渋々ながら就労支援を受けることになりました．

就労移行支援事業所への入所と転機

　通所を開始した当初は，身だしなみにも無頓着で，いつも伏し目がちで他者とかかわりを持とうとせず，投げやりともとれる短い応答しかなく，会話もなかなか成り立ちませんでした．そんな症例に対して，支援者としては就労に向けての支援というよりも，まず「生きることを楽しむ」ことができるようになってもらいたいと感じました．そこで，まずはプログラムの一環で好物を食べるという「楽しい体験」の機会を設けながら，次第に社会に目を向けてもらうかかわりを行いました．

　いま振り返ると症例にとって転機になったのは，施設外就労として参加した高齢者施設の清掃業務でした．この業務は就労移行支援事業所の利用者とペアで行うもので，症例のペアとなったのは世話好きでお喋り好きな女性利用者でした．ある日の帰り道，彼女のおもしろい話に思わず飲み物を噴き出した症例の姿に，支援者も含めその場にいた全員で大笑いをするという出来事がありました．そのときに彼は人前で初めて声を上げて笑ったのです．この出来事がきっかけとなり，少しずつ他者とかかわりをもつことができるようになっていきました．

就労プロジェクト

　身だしなみの点でまだ課題が残っており，見た目にも健康的とはいえませんでした．さらに，若い頃のことを想起することができず，履歴書も書くことができませんでした．このまま採用面接に臨んでもよい印象が与えられないことは目にみえています．それでも指示されたこと，依頼されたことに対して「いいっすよ」とぶっきらぼうながら引き受けてくれるという長所がありました．

　そんな症例が就職できるようにするためには，現時点の症例のよいところをしっかりと見極めてくれる企業を探す必要がありました．幸運なことに，ビルメンテナンスを行っている企業の協同組合の担当者とたまたま障害者就労について話す機会があり，先方が症例の就労サポートに興味をもってくれました．そこで就職に向けたプロジェクトが始動することになりました．

　就労プロジェクトは，3か月間は就労移行支援事業所内でビジネスマナーと清掃実技の

基礎を習得し，企業実習に2か月間参加するというもので，症例以外のメンバーも参加することになりました．それまで事業所内では激しい幻聴に悩まされ欠席しがちでしたが，就労プロジェクトには無遅刻無欠席で参加するようになり，さらに仲間を気遣ったり，人からの気遣いに対してお礼を言うといった自然なコミュニケーションが自発的にとれるようになっていきました．一度だけ，実習中に調子を崩して遅刻した際にも，普段よりも真剣に深々と頭を下げてしっかりと謝罪できたことで，企業の実習担当者からはむしろ好印象に受けとられたというエピソードがあります．その出来事を振り返って，「自分のせいで皆に迷惑をかけたと思い必死だった」と語りました．雇用を目的とした実習ではあったものの，それ以上に人として大きく成長できたことが，症例にとって収穫であったように思います．

症例の就職とその後

就労プロジェクトが終わり，症例の真面目さを評価した実習先企業に，そのままアルバイトスタッフとして就職することができました．現在は清掃担当の一般社員の人と合わせて三人体制で業務にあたっており，遅刻も欠勤もなく出勤しています．入所当初とは別人のように笑顔をみせ，相変わらずぶっきらぼうなところはあるものの口数が増え，同僚への気配りもできるようになった姿は，就労支援が症例の人生を大きく変えたことを物語っているように思います．本人は「作業中は幻聴がましになる」と語っており，仕事に就くことが病状の改善にもつながりました．これまでの人生の大半を他者とかかわらずに過ごしてきましたが，現在の部署で仲間として受け入れられたことにより，人と交わる心地よさも実感しているようです．症例の働きぶりは，企業から正社員を目指してほしいとも言われるほどですが，本人としては「現在の部署のスタッフと一緒に働いていたい」と新たな悩みも生まれているようです．

就労プロジェクトのその後

症例を就職させるために始めた就労プロジェクトは，企業側の好感触も得られ，その後は他の利用者を対象に「就労移行支援事業所と一般企業がタッグを組んで精神障害者の就労に取り組むプロジェクト」として続いています．プロジェクトは「リカバリーあいちプロジェクト」と名付けられ，多くの人の就職につながりました．てんかんのある人の就労に向けた取り組みが多くの人を動かし，大きな流れへとつながった好例といえます．

おすすめの参考文献

- 中山和彦 編著：てんかんの生活指導ノート—生活の質を高めるためにすべきこと，してはいけないこと．金剛出版，東京，2014．
- 「てんかんのある障害者の生活支援体制を構築するための事業」企画委員会 編著：てんかんとともに働き暮らすために てんかんのある人の生活支援マニュアル．社団法人日本てんかん協会，東京，2008．

（小山　愛，就労支援員／永田朝美，精神保健福祉士／福智寿彦，医師）

Q57 てんかんのある人は運転できますか？

1 | てんかんのある人の運転適性の基準

てんかんのある人も一定の条件を満たせば運転をすることができます．てんかんのある人が運転してよいか，つまり運転適性があるかの基準は道路交通法で規定しています．現在の基準では，意識や運動が障害されるような運転に支障をきたすてんかん発作が2年以上ないことが必要です．これがてんかんのある人に運転が認められるための基本となる基準です．さらに，運転に支障をきたすてんかん発作が2年以上ないことを前提として，1年間の経過観察において意識や運動が障害されない単純部分発作のみである場合，2年間の経過観察において発作が睡眠中のみである場合も運転は許可されます．ただし，大型免許や第二種免許については，日本てんかん学会は，服薬なしで5年以上てんかん発作がない場合以外，運転適性はないとしており，公安委員会もそれに準じた説明をしています．

すでに運転免許をもっている人がてんかんを発病した場合，運転免許の更新時に質問票を通して必ず病状を公安委員会に申告する必要があります．てんかんを発病した時点で公安委員会員に申告したり，運転免許証を返納したりすることを義務づける法律はありませんが，上記の基準を満たすまでは運転は禁止となります．

なお，原付やバイクも運転には運転免許が必要であり，自動車と同じ扱いになります．

2 | てんかんのある人の運転に関する法律

てんかんのある人の運転に関する法律は，道路交通法と自動車運転死傷行為処罰法があります．てんかんのある人による交通事故の報道が相次ぎ，2014年に道路交通法が改正され，自動車運転死傷行為処罰法が新たに施行されました．

1）道路交通法

2014年の改正から，以下のことが新たに規定されました．これらのことに関しても，てんかんのある人から尋ねられた時には正しく答える必要があります．

運転免許を取得するとき，あるいは運転免許を更新するとき，質問票に虚偽の回答をした場合，罰則が科せられるようになりました．質問票は病気の有無にかかわらず，すべての人が回答する必要があります．質問は過去5年間の症状を尋ねる内容で，それらに対して「はい」か「いいえ」で回答します．てんかんと関連する質問には，「過去5年以内において，病気を原因として，または原因は明らかでないが，意識を失ったことがある」「過去5年以内において，病気を原因として，身体の全体または一部が，一時的に思い通りに動かせなくなったことがある」があります．これらの質問に，「はい」と回答してもすぐに運転免許を失うわけではありません．運転適性相談を経て，主治医による診断書あるいは臨時適性検査を通して，公安委員会が運転適性を判断することになります．

てんかんのために運転免許を失っても，その後，発作がなくなり運転適性がある状態と認められれば，免許取り消しから3年未満の場合は学科試験と技能試験は免除され，少ない負担で運転免許を再取得することができます．

運転してはいけない病状にもかかわらず運転を続けている人がいる場合，医師は公安委員会に届け出ることができます．ただし，届け出は義務ではなく，あくまで任意です．届け出る際には，治療関係の悪化などの問題も考慮する必要があり，日本医師会や日本てんかん学会によるガイドラインが参考になります．

2) 自動車運転死傷行為処罰法

2014年，自動車運転死傷行為処罰法という新しい法律が施行されました．これは，てんかん発作が多く，発作が起こる可能性が高いことがわかっていながら，てんかん発作が原因で事故を起こし，人を死傷させた場合に適用されます．以前は自動車運転過失致死傷罪が適用されていましたが，死亡事故を起こしても罰則が7年以下の懲役でした．自動車運転死傷行為処罰法は，交通事故の遺族による厳罰化への要望に応える形でできたもので，死亡事故を起こした場合，15年以下の懲役と定められています．このような法律による厳罰化によって実際に病気が原因の交通事故を減らすことができるのか，今後の検討が必要です．

3｜今後に向けて

てんかんのある人の交通事故をなくすためには，法律による厳罰化だけではなく，てんかん医療の質の向上や，てんかんのある人の生活を守るために多方面からの対策や支援が重要です．医療者はてんかんのある人に対して適切な医療や正しい知識を提供し，福祉や行政は運転適性がない人の移動手段に対する支援を行う必要があります．また，自動運転などの科学技術の進歩が期待されます．

おすすめの参考文献

- 久保田英幹：てんかんと運転免許．Epilepsy，6：93-105，2012．
- 西田拓司：自動車運転とてんかんの新しい動き．Epilepsy，8：85-91，2014．
- 川合謙介 著：運転免許 てんかん白書（日本てんかん学会 編）．南江堂，東京，2016，pp115-117．

（西田拓司，医師）

文献

1) Faught E：Adherence to antiepilepsy drug therapy. *Epilepsy and behavior*, **25**：297-302, 2012.
2) Manjunath R et al：Association of antiepileptic drug nonadherence with risk of seizures in adults with epilepsy. *Epilepsy behav*, **14**：372-378, 2009.
3) Faught RE et al：Impact of nonadherence to antiepileptic drugs on health care utilization and costs: finding from the REASON study. *Epilepsia*, **50**：501-509, 2009.
4) Paschal AM et al：Factors associated with medication adherence in patients with epilepsy and recommendations for improvement. *Epilepsy Behav*, **31**：346-350, 2014.
5) 谷川原祐介，鈴木小夜：薬物治療モニタリング（TDM）．今日の治療指針2014年版（福井次矢・他編）．医学書院，東京，2014，pp1699-1713.
6) 日本てんかん協会，三島信行 監修：抗てんかん薬ポケットブック 改訂第5版．日本てんかん協会，東京，2014，p94.
7) Mockenhaupt M et al：Risk of Steven-Johnson syndrome and toxic epidermal necrolysis in in new user of antiepileptics. *Neurology*, **64**：1134-1138, 2005.
8) 厚生労働省：健康づくりのための睡眠指針．2014.
9) Wallace H et al：Age-specific incidence and prevalence rates of treated epilepsy in an unselected population of 2 052 922 and age-specific fertility rates of women with epilepsy. *Lancet*, **352**：1970-1973, 1998.
10) Dansky LV et al：Marriage and Fertility in Epileptic Patients. *Epilepsia*, **21**：261-271, 1980.
11) 東京都福祉保険局総務部総務課 編：社会福祉の手引き2017．http://www.fukushihoken.metro.tokyo.jp/joho/koho/tebiki2017.html（2018年2月閲覧）〔Q53〕
12) NPO法人日本医療ソーシャルワーク研究会 編：医療福祉総合ガイドブック 2017年度版．医学書院，東京，2017〔Q53〕．
13) 厚生労働省：事業主の方へ．http://www.mhlw.go.jp/stf/seisakunitsuite/bunya/koyou_roudou/koyou/shougaishakoyou/shisaku/jigyounushi/index.html（2018年2月閲覧）
14) 厚生労働省：障害者方への施策．http://www.mhlw.go.jp/stf/seisakunitsuite/bunya/koyou_roudou/koyou/shougaishakoyou/shisaku/shougaisha/index.html（2018年2月閲覧）
15) 杉山 修：保育者や教師への指導—保育園・幼稚園や学校での生活．小児てんかん診療マニュアル 改訂第2版 増補版（藤原建樹 監修）．診断と治療社，東京，2012，pp310-317.
16) 長尾秀夫：てんかん児の生活支援と看護．小児看護，**30**：178-185, 2007.
17) 杉山 修：発達障害を伴うてんかんの子どもの保育・教育指導．*Epilepsy*, **5**（1）：15-22, 2011.
18) 杉山 修：Q20病気のことを学校へどのように伝えればよいでしょうか？新てんかんテキスト—てんかんと向き合うための本—（井上有史，池田 仁 編），南江堂，東京，2012，pp121-122.

索引

あ
アウトリーチ　149
アドヒアランス　180
安全確保　70

い
医学用語　32
怒り　131
育児　185
維持量　51
遺伝性疾患　14
易怒性　124
医療者としての配慮　71

う
うつ状態　133
運転適性　200

え
エンパワーメント　8

か
外傷　75
介入　102
学習障害　91
覚醒時大発作てんかん　182
画像検査　42
家族支援　135, 139
学校　76
環境調整　7
環境の評価　87
患者教育　113
緩和的治療　65

き
記憶　85, 99
機能画像　42, 43
気分障害　26
希望ワークシート　170
教育環境　191
局在関連てんかん　21
棘波　40

く
クリニカルパス　160

け
ケアコーディネーター　169
形態画像　42
ケトン食　66

言語　84
言語発達障害　150
減量　54

こ
攻撃性　130
抗てんかん薬　50, 52, 56, 180
高齢初発てんかん　13
国際生活機能分類　160
呼称　153

さ
催奇形性　61
再発　54
作業療法　119, 146
参考域の血中濃度　45

し
自己肯定感　195
事故防止　109
自殺　131
指示　72
思春期　103
思春期心性　103
疾病教育　115, 128
自動車運転死傷行為処罰法　200
社会参加　6, 148
社会的役割　9
就学支援　98
就業支援　175
修正アトキンス食　67
就労支援　98, 107, 196, 198
就労支援機関　190
就労支援制度　190
障害者手帳　186
障害特性　87
障害年金　186
症候性てんかん　12, 22
小児　57, 146
自立支援医療　187
心因性非てんかん性発作　28, 174
進学・復学の支援　194
神経心理　100
神経心理学的症状　84
神経発達症　191
人材育成　164

心理教育的指導　91
心理検査　142
心理士の役割　142
心理社会的要因　134
心理社会面　52, 144
心理発達状況　91

す
ストレス対処　122

せ
生活　148
生活支援　173
生活指導　106
生活リズム　182
制限・制約　75
精神症状　25
精神病性障害　26
セカンドオピニオン　31
染色体異常症　15
全般てんかん　21
全般発作　16

そ
相互作用　59

た
大学病院　163
対処法リスト　122
多因子疾患　14
多職種チーム　98, 169
多職種連携　134, 163, 166, 172
たばこ　79
単一遺伝子疾患　14
断薬　52
談話　153

ち
チーム医療　160
知的障害　174
知能　99
中止　54
長時間ビデオ脳波検査　28, 41

て
デイケア　173
溺死　79
てんかん学習プログラム　115

てんかん患者の生活・心理・主観評価　115
てんかん患者用の神経学的障害うつ病評価尺度　130
てんかん外科治療　101, 108
てんかん児の生活指導表　192
てんかん症候群　20
てんかん症候群の分類　20
てんかん食　66
てんかん診療システム　31
てんかん診療ネットワーク　30
てんかん性不機嫌　124
てんかんの定義　3
てんかん病棟　105
てんかん発作の分類　16
てんかんリハビリ　6
てんかん類型　22

と
道路交通法　200
特発性てんかん　12, 22
トッドの麻痺　85

な
内側側頭葉てんかん　62

に
入院時　72
入浴　79
妊娠　184
認知行動療法　119
認知コミュニケーション障害　153

の
脳波検査　40
脳梁離断術　64

は
発達障害　104, 191
発達水準　87
発病率　2

ひ
評価　146
評価・検査　101
病状説明　29

ふ
副作用　50, 58
服薬カレンダー　127
服薬に関する教育　112
部分発作　16

へ
ヘッドギア　80

ほ
包括医療　5, 63, 166
包括的支援　3
帽子　80
訪問看護　139
保護帽　80, 109
補装具　158
発作観察　105
発作後の対応　77
発作時の対応　76
発作症状の観察　71
発作による危険を回避する方法　113
発作頻度　194
発作抑制率　50
母乳　185

ま
慢性頭蓋内脳波記録　62

め
迷走神経刺激療法　64

も
もうろう状態　110
モーゼス　115
モニタリングシート　119

や
薬剤選択　59
薬物血中濃度　45
薬物治療モニタリング　46

よ
用量依存性の副作用　60
用量に依存しない副作用　61
抑うつ　131
抑うつ状態　129
予防　72

ら
ランドー・クレフナー症候群　152

り
リカバリー　8
リスク管理　4
リスク評価　74
リハビリ　4, 156
リハビリ手帳　127
略語　32

わ
ワダテスト　86

C
CSWS　152
CT　42

I
ICF　160

M
MDT　169
MOSES　115
MRI　43
multidisciplinary team　169

N
NDDI-E　130

P
PESOS　115
PET　43
PNES　28, 174
PT　156

S
SPECT　44

てんかん支援Q&A
―リハビリ・生活支援の実践
ISBN978-4-263-26562-8

2018年6月1日　第1版第1刷発行

編 著　谷　口　　　豪
　　　　西　田　拓　司
　　　　廣　實　真　弓
発行者　白　石　泰　夫
発行所　医歯薬出版株式会社
〒113-8612　東京都文京区本駒込1-7-10
TEL.（03）5395-7628（編集）・7616（販売）
FAX.（03）5395-7609（編集）・8563（販売）
https://www.ishiyaku.co.jp/
郵便振替番号 00190-5-13816

乱丁，落丁の際はお取り替えいたします　　　印刷・あづま堂印刷／製本・皆川製本所
© Ishiyaku Publishers, Inc., 2018. Printed in Japan

本書の複製権・翻訳権・翻案権・上映権・譲渡権・貸与権・公衆送信権（送信可能化権を含む）・口述権は，医歯薬出版（株）が保有します．
本書を無断で複製する行為（コピー，スキャン，デジタルデータ化など）は，「私的使用のための複製」などの著作権法上の限られた例外を除き禁じられています．また私的使用に該当する場合であっても，請負業者等の第三者に依頼し上記の行為を行うことは違法となります．

JCOPY ＜（社）出版者著作権管理機構 委託出版物＞
本書をコピーやスキャン等により複製される場合は，そのつど事前に（社）出版者著作権管理機構（電話 03-3513-6969，FAX 03-3513-6979，e-mail : info@jcopy.or.jp）の許諾を得てください．